DIE SUPER VEGAN DIÄT

KLAUS OBERBEIL

DIE SUPER VEGAN DIÄT

SCHNELL SCHLANK:
4 KILO IN 1 WOCHE

 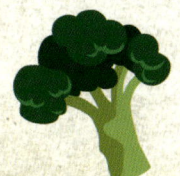 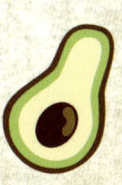

südwest

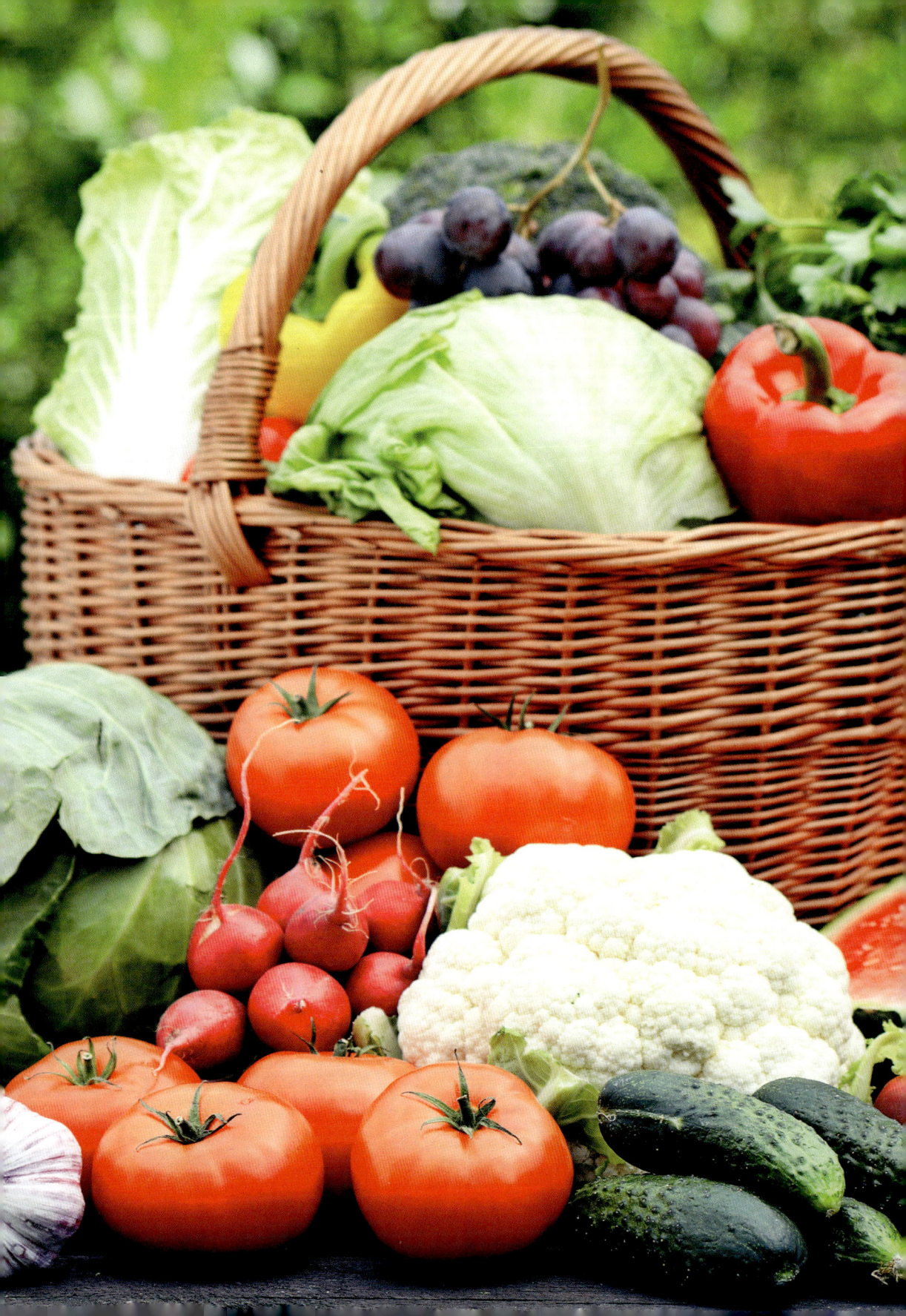

INHALT

**DAS GEHEIMNIS
DER SUPER-VEGAN-DIÄT**

- - - - - - - - - - - - -

1   8   INTERESSANTES ÜBER
            UNSEREN FETTSTOFFWECHSEL

        22   BIOLOGISCHE NÄHRSTOFFE - DIE
            BESTEN FATBURNER

        33   ESSEN, WAS SCHLANK MACHT

2   DIE SUPER-VEGAN-DIÄT

- - - - - - - - - - - - -

        64   DAS 7-TAGE-PROGRAMM

**3   SCHLANK WERDEN
        UND BLEIBEN:
        WAS MAN SONST NOCH
        TUN KANN**

- - - - - - - - - - - - -

        76   SNACKS KÖNNEN DICK ODER
            SCHLANK MACHEN

        94   DER DIÄTENWAHNSINN

**4   DIE HEILKRAFT VEGANER
        ERNÄHRUNG**

- - - - - - - - - - - - -

        104   VEGAN ALS MEDIZIN

        141   RICHTIG VEGAN LEBEN

        144 REZEPTVERZEICHNIS
        144 IMPRESSUM

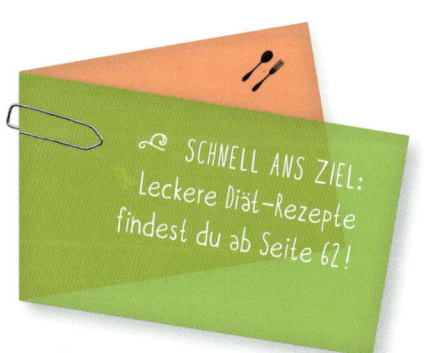

SCHNELL ANS ZIEL:
Leckere Diät-Rezepte
findest du ab Seite 62!

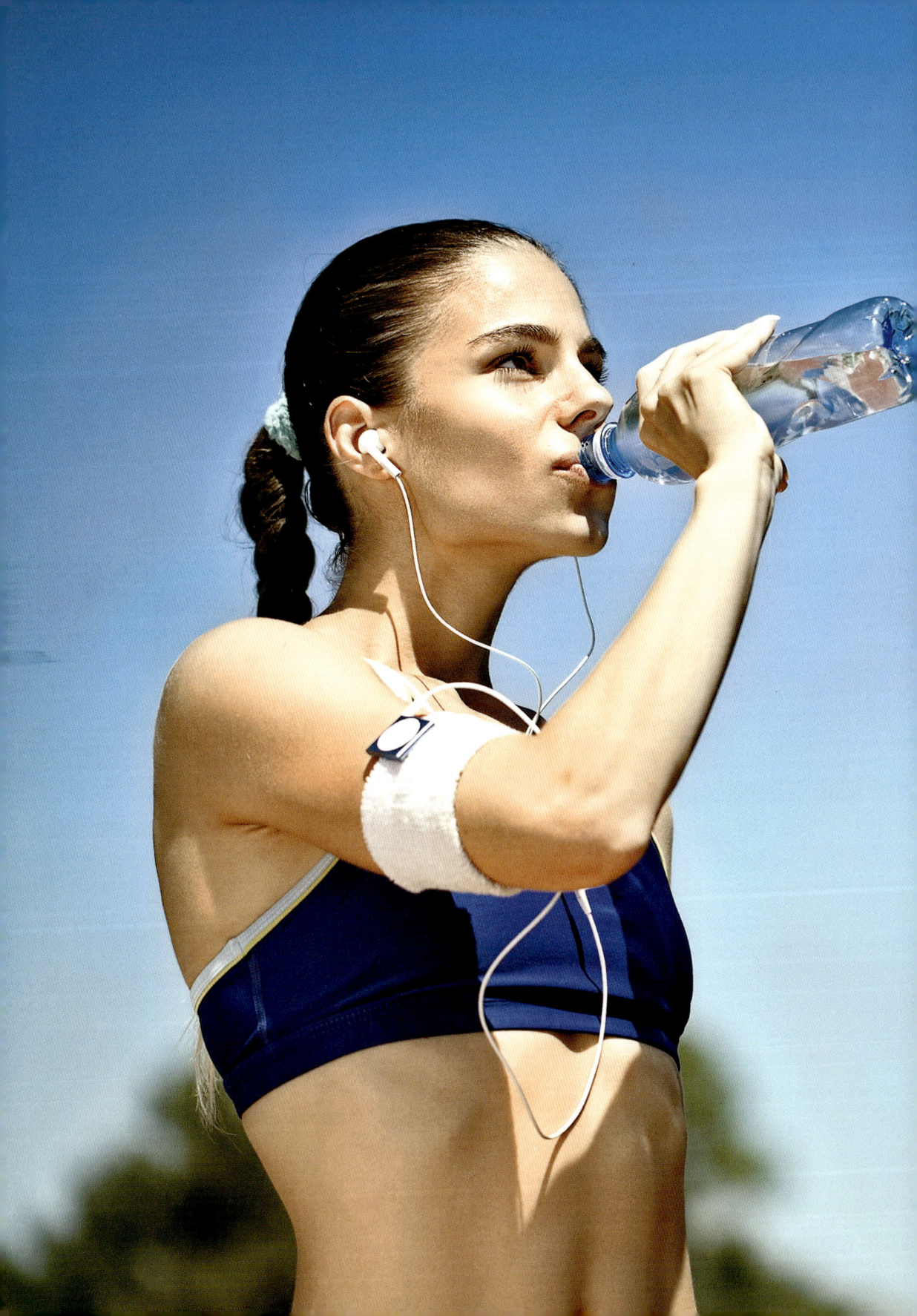

DAS GEHEIMNIS DER SUPER-VEGAN-DIÄT

1

INTERESSANTES ÜBER UNSEREN FETTSTOFFWECHSEL

Es ist schon erstaunlich, dass in Ländern, in denen sich die Bevölkerung weitgehend pflanzlich ernährt, Übergewicht oder Fettleibigkeit nahezu unbekannt sind. Das liegt ganz einfach daran, dass Pflanzen eine starke lipolytische (Fett schmelzende) Wirkung haben. Auch im Tierreich tun sich – ein optimales Nahrungsangebot vorausgesetzt – Pflanzenfresser leichter, ihr Idealgewicht zu halten, als Fleisch- und Allesfresser, wie man an der Vielzahl verfetteter Hunde und Katzen unschwer erkennen kann.

Wenn wir Menschen einen Rohkostteller verspeisen, kommt es schon rund vierzig Minuten später zum Fatburning, bedingt durch Fruchtsäuren, Hormone und Enzyme, die dynamisch in den Fettstoffwechsel eingreifen. Vegane Kost – also vegetarisch ohne Eier und Milchprodukte – bietet praktisch eine Garantie für konsequentes Abnehmen.

Also weg mit den Schwabbelpfunden! Überschüssige Triglyzeride (Fettmoleküle) haben in unserem Bauch- oder Hüftgewebe nichts zu suchen, ebenso wenig am Po und an den Oberschenkeln! Dabei ist es gar nicht schwer, sie loszuwerden, denn die Natur mit der Kraft ihrer Pflanzen unterstützt uns dabei. Wir müssen uns dazu noch nicht einmal anstrengen, sondern lediglich unsere Ernährung umstellen. Schließlich ist unsere gesamte Anatomie – Knochengerüst, Muskulatur, vor allem aber die Knorpel in den Gelenken – nicht dazu geschaffen, kiloweise überflüssiges Fett mit sich herumzuschleppen.

Die Fettzellen unseres Körpers, die sogenannten Adipozyten, sind alles andere als mit Fett vollgestopfte Säckchen. Sie haben ein ebenso betriebsames Innenleben wie alle anderen der rund 70 Billionen Zellen des menschlichen Körpers, nehmen unablässig Fettmoleküle auf oder geben sie ab, je nach den Bedürfnissen unseres Fetthaushalts. Sie sind also einerseits Depots, andererseits Auslieferungslager für Triglyzeride, die vor allem von den Muskelzellen zur Verbrennung und Energiegewinnung angefordert werden.

* Schlanke Menschen haben im Durchschnitt nur 20 Milliarden gefüllte Fettzellen, übergewichtige bzw. dicke Menschen hingegen bis zu 150 Milliarden und mehr.
* Nicht die Größe der Fettzellen entscheidet über unser Körpergewicht, sondern in erster Linie deren Anzahl.
* Die Masse der Adipozyten bildet sich bereits in der Kindheit bis hin zur Pubertät. Danach entstehen sie mit sinkender Tendenz noch bis etwa zum 25. Lebensjahr.

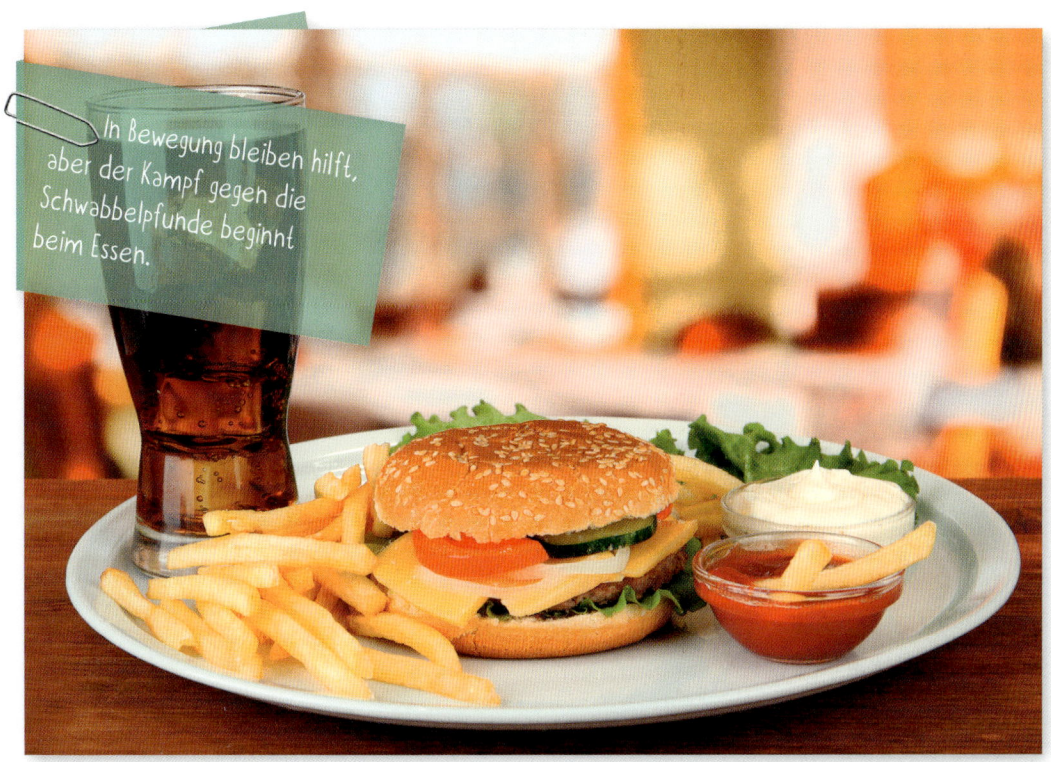

In Bewegung bleiben hilft, aber der Kampf gegen die Schwabbelpfunde beginnt beim Essen.

* Die schlimmste »Fettsünde« besteht in der Kombination von gesättigten Fettsäuren (z. B. in fettem Fleisch, Hackfleisch oder Wurst) mit hellen Teigwaren und raffiniertem Zucker, etwa in Desserts und künstlich gesüßten Getränken.
* Bei einer Fehlernährung füllen sich zunächst die Fettzellen bis zum Platzen auf, danach nimmt die Anzahl der Adipozyten erst so richtig zu.
* Fettzellen können dann bis zum 300-fachen ihrer ursprünglichen Größe aufquellen – typisch für Frauen und Männer mit mehr als 20 Kilogramm Übergewicht.
* Die gute Nachricht: krankhaft vergrößerte und übermäßig gefüllte Fettzellen kann man mit gesunder Kost wieder »wegessen«.

* Vegane Kost ist der beste Fatburner der Natur, die Diät, die alle anderen Schlankheitskuren endgültig ersetzt.

Eine Sonderrolle spielen sogenannte Präadipozyten. Dies sind noch leere Adipozyten im Fettgewebe. Bären oder Murmeltiere füllen sie in den Wochen vor Einbruch der frostigen Wintermonate, um in ihren Höhlen und Bauten zu überleben. Bei jahrelanger fetter und süßer Kost folgt der menschliche Stoffwechsel dem trügerischen genetischen Signal, dass eine Hungersnot bevorsteht – und füllt dementsprechend auch diese Leerzellen mit Fettmolekülen. Dann sammeln sich die Fettmassen an Bauch und Hüften so richtig an und addieren sich nicht selten bis zu einem Körpergewicht von 120 Kilogramm und mehr.

WIE DAS FETT IN DIE SCHWABBELDEPOTS GELANGT

Bereits während der ersten Bissen einer Mahlzeit wird unser Stoffwechsel in Alarmbereitschaft versetzt. Schließlich will er möglichst sämtliche im Nahrungsbrei enthaltenen Nährstoffe für sich nutzen, wie es ihm von den Genen vorgeschrieben wird. Solange wir uns vegan und damit gesund ernähren, ist dies ein willkommenes Verhaltensmuster. Denn eine rein pflanzliche Kost besteht nun mal ausschließlich aus schnell verwertbarem Eiweiß, gesunden Kohlenhydraten und Fettsäuren und reichlich

Vitaminen, Mineralien, Spurenelementen sowie viel lebenswichtigem Wasser. Da wird jedes Molekül in Magen und Darm sorgfältig geprüft und dann gleich an die Blutgefäße weitergereicht zum Abtransport zu den Körperzellen, die ja stets hungrig auf Nahrung warten.

Ganz anders sieht es aus, wenn die Ernährung weitgehend aus Currywurst mit Pommes, Pizza, Hamburgern, Fertig- und Mikrowellengerichten, Kuchen und süßen Snacks sowie ähnlichem Fast- und Junk-Food besteht. Dies stellt die Verdauung vor Probleme. Um die verwertbaren Nahrungsbestandteile herauszulösen, benötigen die Enzyme schon etwas mehr Zeit. Dies wiederum bedeutet: Darmträgheit. Der Nahrungsbrei

DIE »EINBAHNSTRASSE FETT«

Um den Zustrom an Nährstoffen aus Magen und Darm über das weitverzweigte Netz der Blutgefäße zu den Adipozyten sicherzustellen, weist unser Körper ein perfektes System der Fettverwertung auf.

* Bereits beim Kauen entsteht im Mundraum das Enzym Amylase, das Kohlenhydrate abbaut und über hormonelle Signalwege den Fettzellen meldet: »Aufgepasst, es gibt demnächst wieder Fett zum Einbau!«
* In den außerordentlich feinen Kapillarübergängen von Blutgefäßen zu Fettzellen öffnen bestimmte Fetteinbau-Enzyme (Malic-Enzym oder L-Type Pyruvat-Kinase) Millionen winziger Pforten für die Aufnahme von Triglyzeriden in die Zelle.

* Gleichzeitig erzeugt die Bauchspeicheldrüse Insulin und gibt es in die Blutbahn ab. Dieses Hormon ist maßgeblich daran beteiligt, Triglyzeride (sowie auch Fett und Eiweiß) in die Fettzellen zu schleusen.
* Solange die Insulin-Werte entsprechend erhöht sind, geben Adipozyten kein Depotfett ab, selbst wenn sich die betreffende Person nur von Kaffee und Kaugummi ernährt.

Auf diese Weise etabliert sich in unserem Innern hartnäckig eine »Einbahnstraße Fett«, die es nicht selten unmöglich macht, Übergewicht abzubauen. Selbst Fasten- oder Hungerkuren richten nichts aus, weil ihnen die lipolytischen (Fett schmelzenden) Enzyme fehlen, die nur in pflanzlicher Kost reichlich enthalten sind.

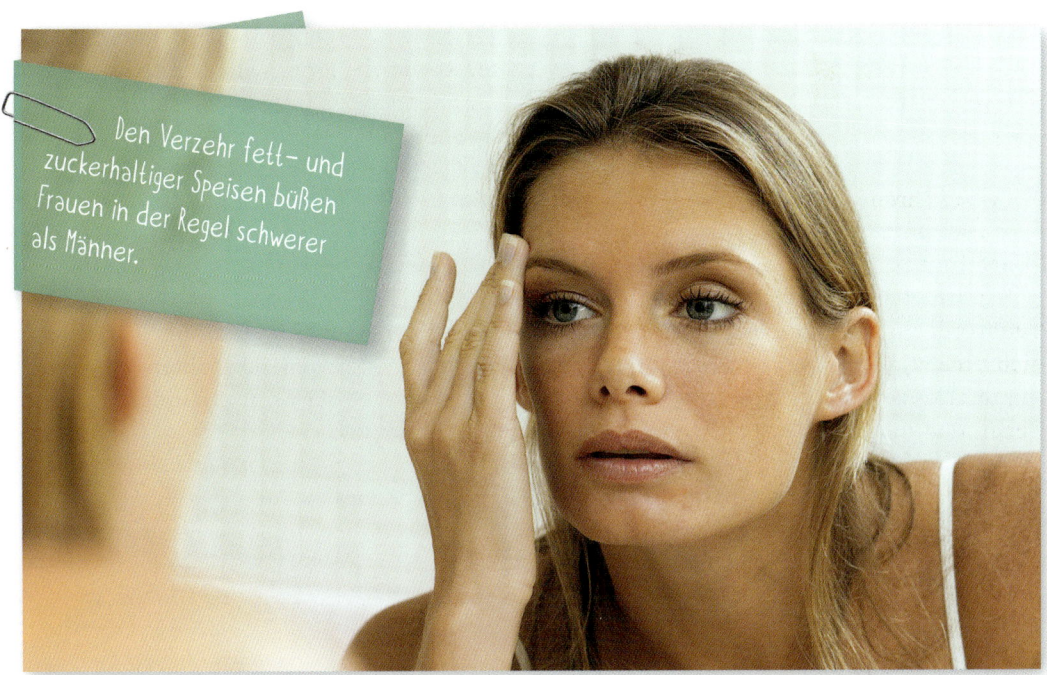

Den Verzehr fett- und zuckerhaltiger Speisen büßen Frauen in der Regel schwerer als Männer.

verweilt länger im Dünndarm, beginnt zu faulen oder zu gären, Durchfall oder Verstopfung können die Folge sein. Was an Nahrung nicht gleich verwertbar ist, wird im Stoffwechsel (z. B. in der Leber) in lagerfähige Depotware umgebaut, so etwa in Triglyzeride, die sich leicht in Fettzellen einbauen lassen. Die Natur schenkt nämlich nach Möglichkeit nichts her. Ob der Mensch hübsch schlank ist oder pummelig bzw. dick, spielt dabei eine untergeordnete Rolle.

PROBLEMZONEN: DER VISZERALE BAUCHSPECK

Die Personenwaage gibt mit ihrem Zeiger oder der digitalen Anzeige nur unzureichend Aufschluss über unser Körperfett. Da muss zusätzlich der Badezimmerspiegel herangezogen werden, der aufdeckt, wo die Problemzonen liegen. Oft geht es um Speckwülste im Unterbauch oder Fettpolster an den Hüften, die sich über speckverdickte Oberschenkel und einen viel zu schweren Po erstrecken. Im Gegensatz zum Unterhautfett, das als Bindegewebspolster zu einem jugendlichen Aussehen beitragen kann, ist zu viel Viszeral-Fett unerwünscht und auch völlig unnötig. Dieses Fettgewebe lagert sich im Bauchraum ein, vorwiegend um Organe wie Leber, Pankreas und um die Eingeweide. Es wird auch als aktives Fett bezeichnet, weil es nicht nur als Depotfett dient, sondern auf bedrohliche Weise unseren Hormonhaushalt beeinflussen kann. Mögliche Risiken sind Diabetes und Insulinresistenz, eine Stoffwechselentgleisung, bei der die Insulinwerte im Blut chronisch erhöht bleiben. Das

DAS WASSER IM BAUCH

Übergewichtige oder dicke Menschen klagen häufig darüber, dass sie selbst bei extrem kalorienreduzierter Kost nicht an Gewicht verlieren.

* Ursache sind oft zu hohe Wasseransammlungen im Bauch. Der Transfer von Nährstoffen aus dem Darm ins Blut funktioniert über mit Natrium gefüllte Kanälchen.
* Natrium (Hauptbestandteil in unserem Kochsalz) bindet Wasser. Eine salzreiche Ernährung — typisch für Fleisch- und Wurstfans — führt zwangsläufig zu einem massiven Wasserzustrom ins Bauchgewebe.
* Eine einzige salzreiche Mahlzeit (z. B. ein Schweinebraten mit salziger Sauce) kann dazu führen, dass sich ein halber Liter Wasser im Bauch ansammelt.
* Viele sehr dicke Menschen tragen drei oder mehr Liter Bauchwasser mit sich herum, in der irrtümlichen Annahme, es handele sich um Fett. Sie mögen zwar fasten und hungern, essen aber weiterhin salzreich, so etwa salzige Snacks wie Kartoffelchips oder Salzgebäck, und kommen auf diese Weise nie von ihrem Gewicht herunter.
* Vegane Nahrung schwemmt überschüssiges Wasser im Bauch und auch in den Beinen rasch aus. Pflanzen sind wahre Kalium-Bomben. Dieses Mineral ist der Gegenspieler des Natriums. Während Salz Wasser bindet und auch das Blutvolumen erhöht — mit allen Risiken eines hohen Blutdrucks —, wirkt Kalium entwässernd.

Die Bindung von Wasser im Gewebe durch Kochsalz ist einer der Hauptgründe, weshalb eine vegane Lebensweise ganz automatisch zu einer Normalisierung des Körpergewichts bis hin zur Idealfigur beiträgt.

Abnehmen wird dadurch oft deutlich erschwert, und es besteht ein erhöhtes Risiko für schwere und schwerste Krankheiten, wie z. B. Nierenleiden oder massive Durchblutungsstörungen. Auch ist bei Insulinresistenz-Patienten das Risiko für die Entwicklung von Darmkrebs deutlich höher.

FRAUEN SETZEN LEICHTER FETT AN

Während einer Schwangerschaft muss das heranwachsende Baby im Mutterleib ausreichend mit Fettpolstern gegen Stöße und Erschütterungen geschützt werden. Außerdem benötigt die werdende Mutter Nährstoffreserven für die Versorgung des Embryos. Aus diesem Grund hat die Natur es so eingerichtet, dass Frauen mehr und schneller Fett im Gewebe anreichern.

* Jungen setzen bis zur Pubertät rund acht Prozent ihres Körpergewichts in Form von Fett an.
* Bei Mädchen hingegen verläuft die Lipogenese (der Fetteinbau) dynamischer. Sie bekommen ihre erste Menstruation (die Menarche) meist erst dann, wenn Fett etwa 20 Prozent des Körpergewichts ausmacht.

* Während einer Schwangerschaft nehmen Frauen meist deutlich an Gewicht zu, und das nicht nur, weil der Fötus stetig wächst, sondern auch weil sich ihr Stoffwechsel auf den erhöhten Kalorienbedarf beim Stillen des Babys vorbereitet.
* Um gesund zu bleiben, benötigen Frauen einen Fettanteil von etwa zwölf Prozent des Körpergewichts, während Männer mit nur drei Prozent auskommen.
* Den übermäßigen Verzehr von fett- und zuckerhaltiger Nahrung müssen Frauen weitaus häufiger büßen als Männer. Bestimmte ob-Gene (von ob = Obesity, Fettleibigkeit) sorgen dafür, dass sie einen Überschuss an Kalorien besonders schnell in Form von Triglyzeriden in ihre Depotpolster einbauen.
* Dem entsprechend tut sich das weibliche Geschlecht meist erheblich schwerer, die verhassten Schwabbel- pfunde allein mithilfe von Schlank- heitskuren, Gymnastik oder Sport abzuschmelzen.
* Frauen leiden oft auch weitaus mehr als Männer unter ihrem Übergewicht. Fast drei Viertel aller Frauen über 40 Jahre erklären, dass sie zu viel wie- gen. Bei Männern sind es gerade mal 44 Prozent.

Für Frauen mit Gewichtsproblemen gibt es jedoch eine gute Nachricht: Je höher das Übergewicht, desto rascher funktioniert das Fatburning mithilfe von veganer Ernährung. Warum dies so ist, haben Biophysiologen noch nicht herausgefunden. Sie gehen jedoch davon aus, dass sich Frauen genetisch bedingt schneller an natürliche Einflüsse und da- mit an wechselnde Ernährungsumstände anpassen.

AUCH FETTZELLEN HABEN IHR IDEALGEWICHT

Und gleich noch eine gute Nachricht: Bei veganer Ernährung helfen die Fett- zellen eifrig mit, sich von kleinen gelben Fettmolekülen zu befreien. Sie haben nämlich – genauso wie alle anderen Zellen – ihr Idealgewicht und schätzen es keineswegs, wenn sie ständig mit Triglyzeriden vollgestopft werden und dabei dicker und dicker werden. Deshalb läuft die Freisetzung von Triglyzeriden aus dem Bauchspeck auch bis zu 4000- mal schneller ab als der entsprechende Einbau. Reichlich Bewegung unterstützt diesen Abbau. Denn wenn Muskelener- gie gebraucht wird, muss Energiebrenn- stoff unverzüglich zur Verfügung stehen. Das Auftanken der Fettdepots mit frischen Triglyzeriden wird bei aktiven Menschen also langsamer vonstatten gehen.

Adipozyten haben ein ausgesprochen betriebsames Innenleben. Sie bestehen – wie andere Körperzellen auch – aus Millionen Einzelteilen. Unter ande- rem enthalten sie viele Mitochondrien. Das sind winzige »Brennkammern«, in denen sie ihre eigene Zellenergie er- zeugen. Außerdem bestehen sie bis zu acht Prozent oder mehr aus Wasser. In unseren Fettzellen verbirgt sich auch das Geheimnis des Abnehmens. Sie registrieren wachsam die Bestandteile der Nahrungsaufnahme. Gesteuert vom Gehirn und kontrolliert von Hormonen setzen sie sorgfältig dosiert ihre Triglyze- ride frei und achten dabei auf ihr eigenes Idealgewicht, also die gesunde Balance von Lipogenese (Fetteinbau) und Lipo- lyse (Fettfreisetzung). Über hormonelle Signalwege erfahren sie, was wir soeben gegessen und getrunken haben und

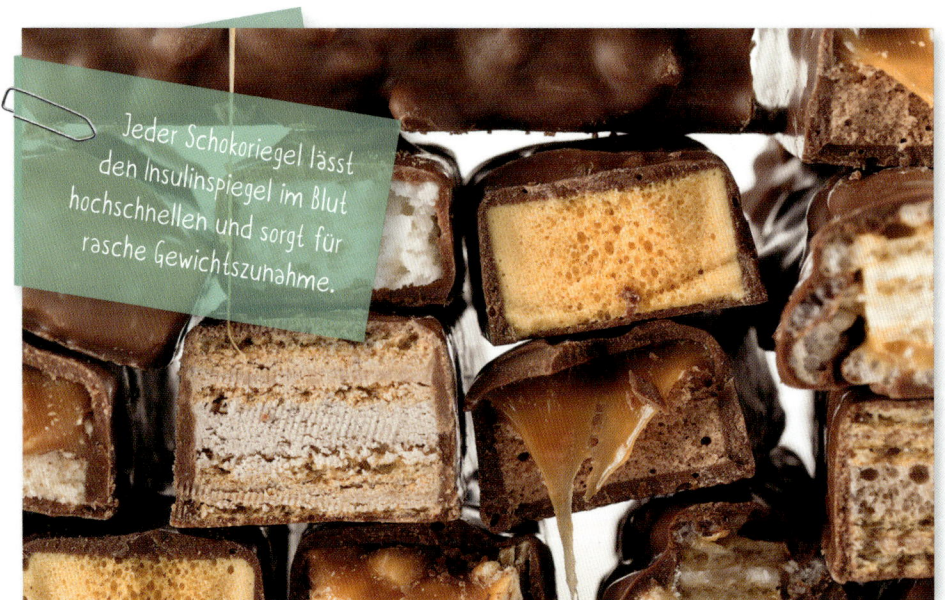

Jeder Schokoriegel lässt den Insulinspiegel im Blut hochschnellen und sorgt für rasche Gewichtszunahme.

wie viel Energiebrennstoff von unseren Muskeln angefordert wird. Je höher der Anteil an pflanzlicher Nahrung ist, desto bereitwilliger öffnen sie sich, um Fettmoleküle an die Blutgefäße abzugeben.

SCHLANK ODER DICK? DIE ROLLE VON INSULIN

Das Hormon aus dem Pankreas, der Bauchspeicheldrüse, ist der eigentliche Übeltäter im Körper vieler Dickerchen. Es öffnet die winzigen Rezeptorenpförtchen der Adipozyten, um Fettmoleküle einzuschleusen, verhindert aber deren Freisetzung ins Blut. Ein einziger süßer Candy-Riegel, eine Cola, eine Cremespeise, aber auch ein Teller Spaghetti sorgen für einen Sofortanstieg des Insulinspiegels im Blut und damit für eine Gewichtszunahme, die man im übelsten Fall schon eine Stunde später auf der Personenwaage ablesen kann.

Damit unsere rund 70 Billionen Körperzellen ausreichend mit Kohlenhydraten (sowie auch mit Fett und Eiweiß) aufgepäppelt werden, wird Insulin dringend benötigt. Das Problem ist jedoch: Wenn ständig aufgrund von Fehlernährung zu viel Insulin im Blut zirkuliert, schließen Zellen einen Teil ihrer Insulin-Rezeptoren, um sich gegen den Massenansturm des Hormons zu schützen. Dies wirkt sich erst recht fatal aus. Denn dann horten Adipozyten einerseits ihre Fettreserven – und die übrigen Zellen, vor allem Muskelzellen, warten vergeblich auf die Anlieferung von Energiebrennstoff über das Blut.

DAS INSULIN-DILEMMA

* Dieser Eiweißstoff wird auch als anaboles, also aufbauendes Hormon bezeichnet, weil es Aminosäuren (die Eiweißbausteine), Glukose (den

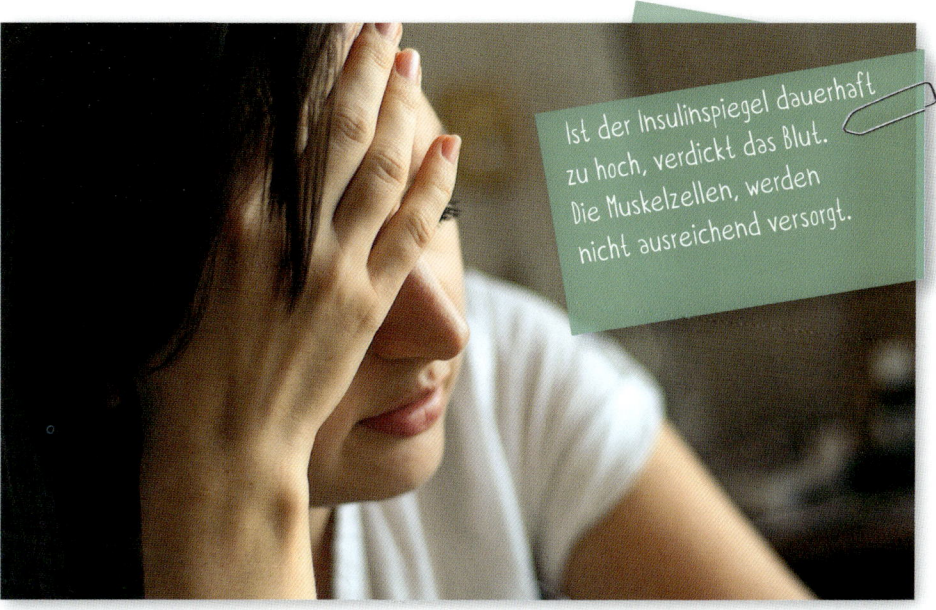

Ist der Insulinspiegel dauerhaft zu hoch, verdickt das Blut. Die Muskelzellen, werden nicht ausreichend versorgt.

Blutzucker) und Fett in die Zellen einschleust.

* Insulin reguliert den Blutzuckerspiegel auf einem gesunden Niveau – freilich nur solange wir uns gesund, z. B. vegan ernähren.

* Wenn sich Menschen über Jahre hinweg ungesund ernähren, also viel fette und stark zuckerhaltige Speisen verzehren, betrachtet der Stoffwechsel dies als Normalzustand – mit der Folge, dass die Bauchspeicheldrüse unermüdlich, Tag und Nacht, bis zur Erschöpfung Insulin bereitstellen muss.

* Dadurch ändert sich das Zusammenspiel bestimmter Proteine und Gene, die für die Produktion dieser Eiweißsubstanzen verantwortlich sind.

* Der Gesamtstoffwechsel im Körper schaltet jetzt von »schlank« auf »dick«. Die bereits erwähnte verhängnisvolle Insulinresistenz kann sich einstellen, ein Zustand, der massiv zur Fetteinlagerung beiträgt.

* Fettzellen verfügen normalerweise über rund 250 000 Rezeptoren für die Aufnahme von Triglyzeriden. Dies reicht bei gesunder Ernährung aus, um die im Blut schwimmenden Nährstoffteilchen aufzunehmen. Doch bei zu hohen Blutzuckerkonzentrationen schließen Fettzellen einen Teil ihrer Rezeptoren. Dadurch steigen zwangsläufig die Lipid-, also die Blutfettsowie die Blutzuckerwerte.

* Als Folge davon verdickt das Blut, der Blutfluss gerät ins Stocken. Körperzellen, speziell auch die Fett verbrennenden Muskelzellen, werden nicht mehr wie gewohnt mit Nährstoffen versorgt. Die Betroffenen reagieren mit Leistungsabfall, Müdigkeit, nervöser Erschöpfung, weil es ihnen ja an Energie fehlt.

* Was sich noch verhängnisvoller auswirkt: In den unendlich feinen Arteriolen, die sich um die Zellen schmiegen, kommt der Blutfluss oft nahezu zum Erliegen. Diese winzigen

Äderchen sind so hauchdünn, dass sich gerade mal ein rotes Blutkörperchen hindurchquetschen kann.

* Wenn das Blut wegen des hohen Insulinspiegels zu dick ist, werden vor allem Hände und Füße nicht mehr ausreichend durchblutet. Darunter leidet das Gewebe, z. B. in den Zehen. Womöglich droht sogar eine Amputation.
* Als weitere Stoffwechselstörung droht nun Diabetes – mit den damit verbundenen Gefahren von Nierenversagen, Herzinfarkt oder Schlaganfall.
* Die Schulmedizin sieht in diesem Fall den Einsatz synthetischer Arzneien vor. Doch die Natur hält die besseren Argumente und Medikamente bereit: die Heilkraft der Pflanzen in Form einer rein pflanzlichen Ernährung.

SUPER-VEGAN: ABNEHMEN IM EILTEMPO

Die vegane ist die konsequente Weiterentwicklung der vegetarischen Ernährung. Für viele Menschen bildet sie die unverzichtbare Grundlage für eine nachhaltige, ethische und moderne Lebensweise. Man entwickelt Liebe zu pflanzlichen Lebensmitteln und entdeckt die Geschmacks- und Aromenvielfalt von Obst und Gemüse.

WAS BEDEUTET EIGENTLICH VEGAN?

Im Gegensatz zu Vegetariern verzichten Veganer in ihrer Ernährung nicht nur auf alle Produkte vom toten Tier, also Fleisch und Produkte, die mit Gelatine oder Naturlab erzeugt werden, sondern auch auf Milchprodukte, wie z. B. Käse, Quark oder Joghurt, auf Eier und Honig, also Produkte vom lebenden Tier. Ethische Veganer oder Umweltveganer verzichten auch in anderen Lebensbereichen auf Gegenstände, die aus tierischen Produkten hergestellt werden, wie z. B. Ledertaschen, Schafwollpullover oder Textilien aus Seide, deren Faser aus den Kokons der Seidenraupe gewonnen wird. Auch Kerzen aus Bienenwachs werden von Veganern strikt abgelehnt. Allerdings gibt es vegane Gruppierungen, die bei bestimmten Erzeugnissen mehr Freizügigkeit erlauben.

Auch wenn die Liste der erlaubten Nahrungsmittel begrenzt erscheint, finden Veganer doch genügend Möglichkeiten, vielseitige Mahlzeiten zusamenzustellen. Daraus erklärt sich auch die beeindruckende Entwicklung der Bewegung: Immerhin spricht die Vegane Gesellschaft Deutschland inzwischen von 800 000 Personen, die sich bei uns vegan ernähren. Die Umsätze mit veganen Produkten stiegen im vergangenen Jahr um 19 Prozent. Als Folge der rasant steigenden Nachfrage entwickeln immer mehr Hersteller neue Lebensmittelprodukte auf rein pflanzlicher Basis, die sowohl vom Handel (Biogeschäfte ebenso wie Supermärkte) als auch von den Verbrauchern bereitwillig aufgenommen werden.

VEGAN ESSEN: WAS BIETET DIE SPEISEKARTE?

Favorit unter den Nahrungsmitteln sind Sojaprodukte als Ersatz für Fleisch, Fisch oder Geflügel, z. B. als Tofu oder Tempeh. Der Proteingehalt ist – je nach

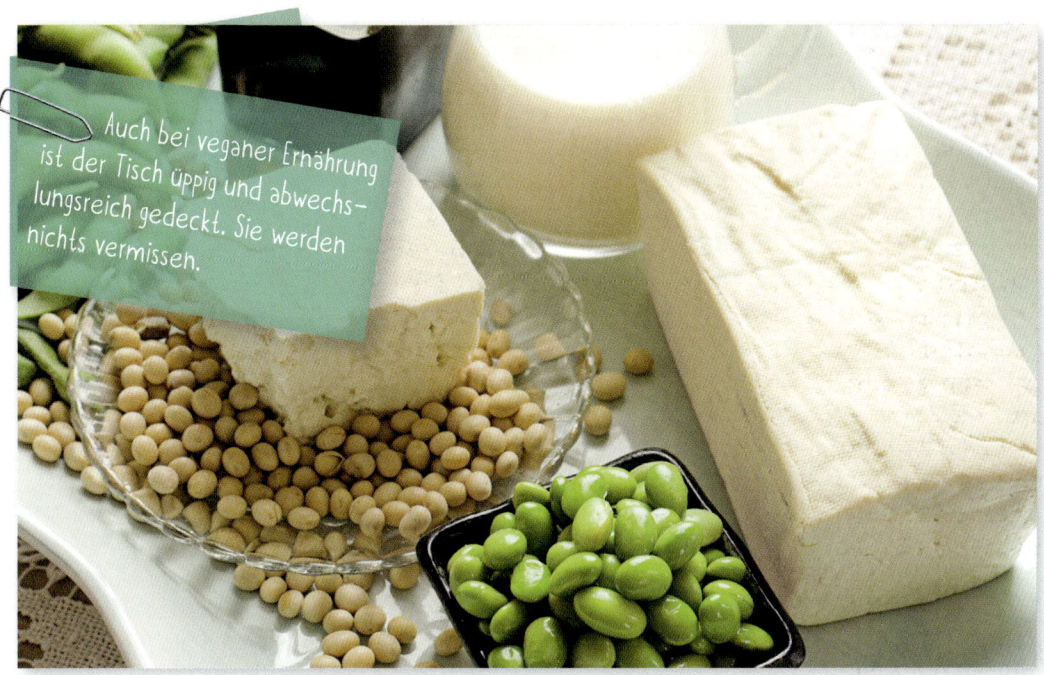

Auch bei veganer Ernährung ist der Tisch üppig und abwechslungsreich gedeckt. Sie werden nichts vermissen.

Konsistenz – gleich groß oder höher als jener von Fleisch. Tofu wird aus Sojabohnenteig hergestellt, der wiederum aus Sojamilch gewonnen wird. In asiatischen Ländern ist er neben Reis ein Hauptnahrungsmittel. Tempeh kommt aus Indonesien und besteht aus mit Pilzen fermentierten Sojabohnen. Alternativ werden aus Weizen hergestellte Produkte wie Seitan oder Gluten angeboten. Zusehends populärer werden auch Süßlupinen als Eiweißspender, die aber im Verdacht stehen, Allergien auszulösen. Milch vom Tier wird ersetzt durch Soja-, Hafer-, Mandel- oder Reismilch bzw. andere pflanzliche Milcherzeugnisse. Sojamilch enthält pro Tasse 7 Gramm Eiweiß, also fast soviel wie Kuhmilch, außerdem alle essenziellen Aminosäuren.

Inzwischen sind auch vegane, milchfreie Käsesorten auf dem Markt, Butter kann durch vegane Margarine ersetzt werden, wie Alsan. Basisnahrung bleiben natürlich Obst und Gemüse sowie Getreide oder alle Vollkornprodukte. Doch auch das Angebot an meist auf Tofubasis hergestellten Fertigprodukten ist inzwischen beeindruckend:

* Steaks, Schnitzel
* Würstchen
* Hamburger
* Gulasch
* Geschnetzeltes
* Maultaschen
* Chicken-Nuggets
* Scampi, Langusten
* Sauerbraten
* Königsberger Klopse
* Frühlingsrollen
* Sauce Bolognese
* Brotaufstrich
* Aufschnitt
* Käse, Milchprodukte

Noch vor wenigen Jahren galten derlei Pseudo-Fleischprodukte nicht unbedingt als Delikatessen. Inzwischen aber werden sie in Textur und Geschmack immer raffinierter aufbereitet. Verfeinert mit indischen oder generell asiatischen Gewürzen sind sie oft wahre Leckerbissen und nicht selten von fleischbasierten Nahrungsmitteln nur schwer zu unterscheiden.

WARUM VEGANES ESSEN DER BESTE SCHLANK-MACHER IST

Pflanzen enthalten nichts Überflüssiges, sie speichern kein Fett, keine Triglyzeride, kein Cholesterin, kein unnützes Eiweiß, keine Kohlenhydrate, die für ihren Stoffwechsel nicht unbedingt notwendig sind. Ihre Nahrungsauswahl treffen sie nicht wie wir am Fleisch- und Wurststand im Supermarkt, sondern im Erdreich, wo ihre fein verästelten Wurzeln unermüdlich, Tag und Nacht auf der Suche nach Nährstoffen sind, wie Mineralien, Spurenelemente oder Wasser.

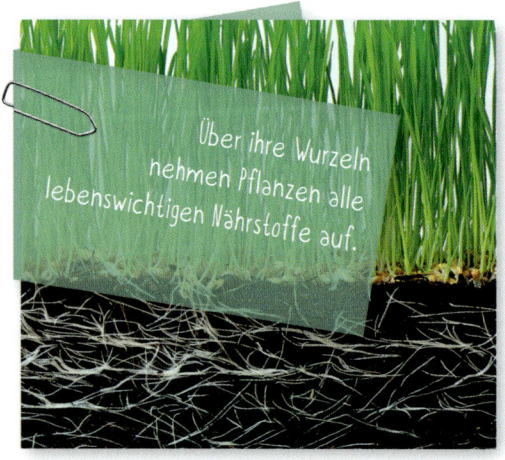

Über ihre Wurzeln nehmen Pflanzen alle lebenswichtigen Nährstoffe auf.

Wurzeln finden die lebensnotwendigen Elemente wie Kalium, Zink, Mangan oder Eisen im Erdreich, das sie umgibt. Was immer sie dort an Kostbarkeiten aufspüren, nehmen sie über das Wasser auf. Diese Nährflüssigkeit gelangt dann durch ein hochsensibles Venensystem in ihre Zellen.

Aus diesen biologischen Nährstoffen erzeugen sie anschließend Aminosäuren (die kleinsten Eiweißbausteine) und Vitamine. Dies geschieht allerdings nicht, um sie anschließend als Geschenk der Natur an uns weiterzureichen, sondern zum Selbstzweck. Pflanzen produzieren Vitamin C, um ihre eigenen Gefäße zu schützen, wertvolle ungesättigte Fettsäuren, um ihre Stängel oder Blätter, die Knospen und Blüten abzudichten, damit sie nicht austrocknen. Von größter Bedeutung als Fatburner für uns Menschen ist ihre hohe Nährstoffdichte. In Pflanzen steckt kein einziges unnützes Molekül. Was immer sich in ihrem Zellaufbau findet, ist von höchster Ökonomie. Mag die Natur auch sonst aus dem Vollen schöpfen – Pflanzen verschwenden nichts.

UNERMESSLICHER REICHTUM AN NÄHRSTOFFEN

Wir Menschen neigen dazu, Pflanzen zu unterschätzen. Nach landläufiger Meinung sind sie so etwas wie eine üppige Beigabe der Natur zur Welt der Lebewesen und Menschen. Kaum jemand hat eine Vorstellung davon, was selbst in einem kümmerlichen, verstaubten Unkraut am Straßenrand steckt.

Etwas Vitamin C? Kohlenstoff und Proteine als Zellgerüst? Magnesium als Kernmineral für den grünen

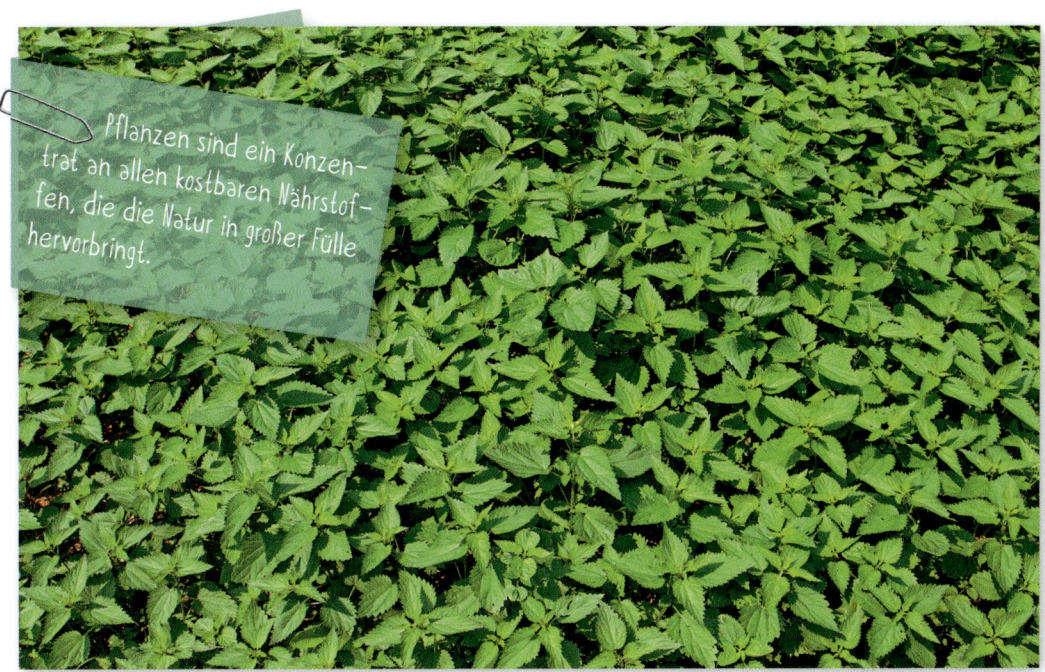

Pflanzen sind ein Konzentrat an allen kostbaren Nährstoffen, die die Natur in großer Fülle hervorbringt.

Pflanzenfarbstoff Chlorophyll? Dazu etwas Wasser, damit das Pflänzlein nicht verdurstet? Weit gefehlt. Pflanzen sind im Prinzip nichts anderes als ein Konzentrat an allen kostbaren Nährstoffen, die die Erde hervorbringt.

Von der Orchidee im Amazonasdschungel bis hin zum Farnkraut an unseren Teichen sind Pflanzen wahre Nährstoffbomben, vergleichbar mit den Kombipräparaten aus den Apotheken, in denen Vitamine, Spurenelemente und viele andere Nährstoffe zusammengemixt sind. Nur sind Präparate künstliche Gemenge aus isoliert zugefügten Substanzen. Die darin enthaltenen Mineralstoffatome oder Vitaminmoleküle stehen in keiner Beziehung zueinander, haben nicht die unvergleichliche synergistische Wirkung, das organische Zusammenspiel, wie es in lebenden Pflanzen stattfindet. Gemessen an den Inhaltsstoffen

einer Brennnessel, eines Buchweizenkorns oder eines Spinatblatts sind sie nichts weiter als ein ärmlicher Cocktail aus einigen Dutzend weitgehend synthetischer Substanzen.

BIOFLAVONOIDE ALS VEGAN-POWER

Pflanzen stehen – ähnlich wie Tiere und auch wir Menschen – unter einem enormen Existenz- und Konkurrenzdruck. Schon wenn ihr erstes zartes Grün aus dem Mutterboden ragt, werden sie von anderen Pflanzen bedrängt, die um ihren Lebensraum fürchten. Würmer, Insekten, Käfer und andere Fressfeinde, wie Vögel, Maulwürfe oder Wühlmäuse, trachten gierig nach ihren Blättern, Stängeln und Wurzeln. Deshalb erzeugen Pflanzen oft

Schutzstoffe zur Abwehr, die meist übelriechend oder auch giftig sind, die aber bei kundiger Anwendung als Vorbeugungs- und Heilmittel wirken. Pflanzenfressende Tiere haben in Jahrmillionen währenden Anpassungsprozessen ihren Stoffwechsel darauf eingestellt.

Die Biologie tut sich noch immer schwer, alle Geheimnisse der Pflanzen zu enträtseln. Mit modernen Hightech-Analysegeräten untersucht sie molekulare Strukturen von Pflanzen und wird dabei immer wieder von deren Diversität überrascht. Noch vor wenigen Jahren ging man davon aus, dass Pflanzen etwa 15 000 Schutzstoffe bilden und enthalten, inzwischen rechnen Experten mit 70 000 oder sogar mehr, die praktisch in jeder einzelnen Pflanze stecken. Hinzu kommt, dass Lauch, Sellerie, Kirschen

oder Avocados ihre Produktion an Flavonoiden ständig an äußere Einflüsse anpassen, so etwa an Temperatur, Lichteinwirkung, Feuchtigkeit, Bodenbeschaffenheit usw. In einer Gurke oder einer Stachelbeere funktioniert jedes einzelne Nährstoffmolekül in einer hormonellen Symbiose mit allen anderen enthaltenen Nährstoffen. Auch wenn unsere Zunge und unser Gaumen manchmal rebellieren, gilt doch die Regel: Alles, was sauer und scharf schmeckt, eignet sich besonders zum Abspecken. Dies gilt ganz besonders für Grapefruits, Zitronen, Kiwis, Johannisbeeren, saure Äpfel, Chilis, Zwiebeln, Knoblauch, Ingwer, Peperoni, Curry und andere Gewürze. Entscheidend dafür sind enthaltene Fruchtsäuren sowie Alkaloide und andere Stoffe aus dem Pflanzenreich.

 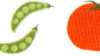

AUCH KARTOFFELN MACHEN DICK

Die beliebte Knolle ist zwar vegetarisch und vegan pur, hat aber einen so hohen glykämischen Index, dass sie ebenfalls zur Carbo-Bremse wird.
Selbst wenn man bei Biokartoffeln die dünne Schale mitisst, ist der Anteil der enthaltenen Stärke so groß, dass sie bei normalen Portionen eher zu den Dickmachern als zu den Fatburnern gehört.
Kartoffeln bestehen zu fast 80 Prozent aus Wasser und 15 Prozent aus Kohlenhydraten. Sie enthalten nur jeweils zwei Prozent hochwertiges Eiweiß und zwei Prozent Ballaststoffe. 100 Gramm Kartoffeln enthalten bis zu 75 Kalorien. Damit fehlt ihnen das lipolytische Potenzial der meisten Gemüse- oder Obstsorten, insbesondere der Anteil an Apfel-, Zitronen-, Glucon- oder

anderen Säuren, die in der Kombination mit pflanzlichen Enzymen und biologischen Nährstoffen erheblich zum Fatburning beitragen.
Nicht umsonst gehört die Kartoffel zum klassischen Futtermittel für Masttiere. Sie führt nach einer Mahlzeit zu einem relativ hohen Anstieg des Insulinspiegels, hat somit einen lipogenen (Fett einbauenden) Effekt und stört auf diese Weise die sensiblen Prozesse der Fettfreisetzung.
Dieser Mechanismus wird selbst von den meisten Entwicklern einer vegetarischen Diät nicht oder nicht genügend beachtet. Die Folge: Der erwünschte Fatburning-Effekt wird durch die Stärke-Carbos zumindest teilweise wieder aufgehoben.

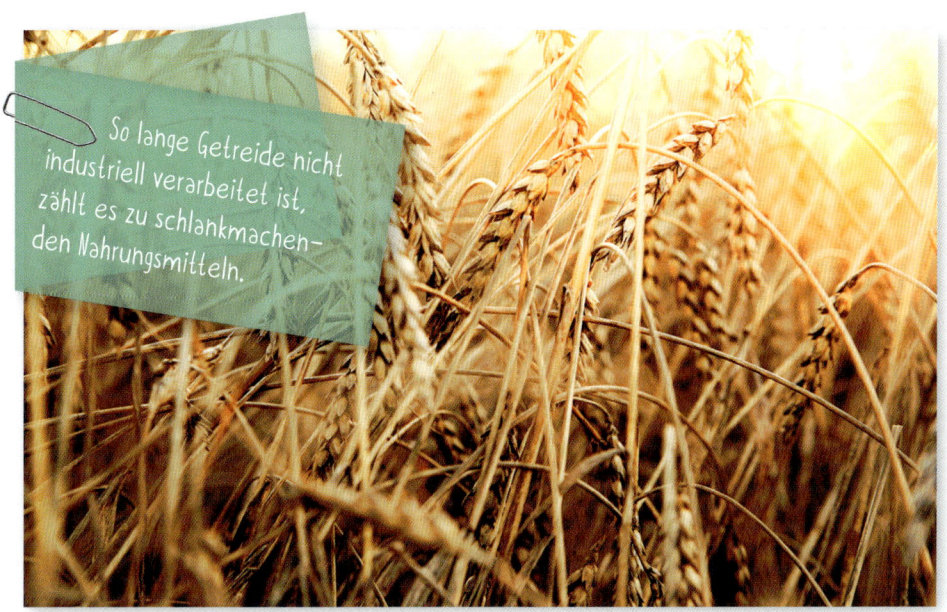

So lange Getreide nicht industriell verarbeitet ist, zählt es zu schlankmachenden Nahrungsmitteln.

VEGAN SCHLANK WERDEN OHNE CARBO-BREMSE

Abnehmen? Nichts leichter als das! Die Grundregel lautet: Alle ökologisch gezogenen, naturbelassenen pflanzlichen Lebensmittel machen grundsätzlich schlank, also alle Pflanzen, die in freier Natur, in Kleingärtnerbeeten oder bei Biobauern wachsen. Dazu zählen auch alle Getreidesorten, solange sie nicht industriell verarbeitet sind. Ein Korn aus Roggen, Weizen, Hafer, Gerste oder Dinkel enthält Stärke sowie den Keimling, in dem weitgehend alle Vitamine, Enzyme und andere kostbare Biostoffe stecken. Während der Keimling ein Power-Paket an lipolytischen (Fett schmelzenden) Substanzen ist, ist die Stärke der Energiespeicher, der Samen, Keime oder Körner über den Winter ernährt, damit im Frühjahr eine neue, kräftige Getreidepflanze heranwachsen kann.

In diesem monatelangen Überlebensprozess im nassen oder feuchten Erdreich wird die Kohlenhydratstärke nach und nach in kleinsten Mengen freigesetzt, um das Samenkorn zu ernähren. Ganz anders ist es, wenn wir Menschen helle Mehlprodukte essen, die von lipolytischen Keimsubstanzen befreit sind, wie Brötchen, Pasta, Kuchen, Süßigkeiten usw. Dann beherrscht die Verarbeitung dieser schnell löslichen Kohlenhydrate unseren Stoffwechsel und stört oder verhindert das Abnehmen. So kann eine einzige Scheibe Pizza oder eine Nussschnecke vom Bäcker den ganzen wundervollen Vegan-Plan eines Tages zunichtemachen. Die »Carbo-Bremse« ist der schlimmste Feind aller Übergewichtigen und Dicken, die ihre Extrapfunde an Bauch und Po loswerden wollen. Selbst die Super-Vegan-Diät, die wohl vollendetste Form natürlicher Gewichtsabnahme, wird durch die hellen Carbos zunichtegemacht.

BIOLOGISCHE NÄHR-STOFFE: DIE BESTEN FATBURNER

VITAMIN C – EINE WUNDER-WAFFE DER NATUR

Reich enthalten in allen Obst- und Gemüsesorten ist diese wunderbare Gabe der Natur. Besonders hohe Konzentrationen finden sich in Sanddorn-, Holunder- und Johannisbeeren, Kiwis, Südfrüchten, Himbeeren, Brombeeren und Äpfeln, aber auch in Rüben, Zwiebeln, grünem Blattgemüse, Kohl, Kohlrabi, grünen Erbsen, Tomaten und Artischocken.

Typische Warnzeichen bei Vitamin-C-Mangel sind Zahnfleischbluten, Krampfadern, Hämorrhoiden, Falten, Sehschwäche, Nervosität, häufige Erkältungen, Übergewicht. Personen mit derlei Symptomen ernähren sich meist ungesund und neigen so zu erhöhtem Fetteinbau. Vitamin C ist unabdingbar für die Verwertbarkeit von zwei extrem wichtigen Schlankmachern:

* Eisen, das als Bestandteil der roten Blutkörperchen den Fett schmelzenden Sauerstoff in die Zellen trägt.
* Karnitin, das als eine Art Stoffwechseltaxi Fettmoleküle in Mitochondrien schleust, die Brennkammern, in denen durch Oxidation Zellenergie entsteht.

VITAMIN D – DIE SONNE HILFT BEIM FATBURNING

Eigentlich ist es eher ein Hormon als ein Vitamin. Langfristiger Vitamin-D-Mangel scheint schwerste Krankheiten bis hin zum Krebs zu begünstigen.

Die Synthese dieses Vitamins wird in den Hautzellen durch die Photonen der Sonne stimuliert. Die winzigen, fleißigen Fatburning-Moleküle wandern dann geschwind übers Blut zu allen Zellen und schlüpfen auch sogleich durch die schützende Zellmembran sowie die innere Membran des Zellkerns. Hier lösen sie über sogenannte Transkriptionsfaktoren genetische Vitalimpulse aus, kurbeln auf diese Weise den Zellstoffwechsel an und damit auch die Fettverbrennung.

Dass Menschen in sonnenreichen Regionen eher schlank bleiben, liegt an diesem interessanten Mechanismus. Experten raten, sich täglich mindestens zwanzig Minuten lang im hellen Tageslicht aufzuhalten. Sonnenstrahlen dringen auch durch leichte Kleidung.

Vitamin D kräftigt Knochen, Zähne und Muskeln. Typische Warnsymptome bei Unterversorgung sind Schlafstörungen, Gereiztheit, Kurzsichtigkeit, Haarausfall, Muskel- und Antriebsschwäche sowie Osteoporose.

VITAMIN E SCHÜTZT ESSENZIELLE FETTSÄUREN

Diese Fettmoleküle sitzen in Pflanzen hauptsächlich in den Schalen bzw. Schutzschichten von Stängeln, Blättern, Blüten oder hoch konzentriert auch in Samen, Sprossen, Kernen, Keimen und Keimlingen. Hier schützen sie die extrem empfindlichen ungesättigten Fettsäuren vor Oxidation durch freie Radikale. Diese essenziellen, also absolut lebensnotwendigen Lipide spielen in unserem Fetthaushalt eine bedeutende Rolle. Das gilt ganz besonders für Linol- und Linolensäure, die hoch konzentriert in Avocados, Oliven, Nüssen, Mandeln und Pflanzenölen enthalten sind.

Vitamin E panzert unter anderem die Sauerstoff transportierenden roten Blutkörperchen auf ihrem langen Weg durch das Gefäßsystem und sorgt somit für eine optimale Zellatmung aller Muskeln, insbesondere des Herzmuskels. Wissenschaftler erklären uns, dass ein gesunder Herzmuskel bei veganer Ernährung ganz alleine einen Speckbauch abschmelzen kann. Vitamin E verbessert die Durchblutung und senkt Blutfett- und Cholesterinwerte, wirkt außerdem regulierend auf den Blutzuckerspiegel. Warnsymptome bei E-Mangel sind chronische Müdigkeit, Durchblutungsstörungen, Neigung zu Entzündungen, Übergewicht, welke Haut, allgemeine Leistungsschwäche, schlecht heilende Wunden, Altersflecken an den Händen sowie Konzentrations- und Gedächtnisschwäche.

KALIUM FÜR DEN WASSERHAUSHALT

Das neben dem Insulin-Dilemma vielleicht größte Problem aller Übergewichtigen ist eine fatale Wasserverteilung im Körper. Bedingt durch einen zu hohen Salzkonsum sind ihre Körperzellen ausgetrocknet, dafür steckt zu viel überschüssiges Wasser in der sogenannten

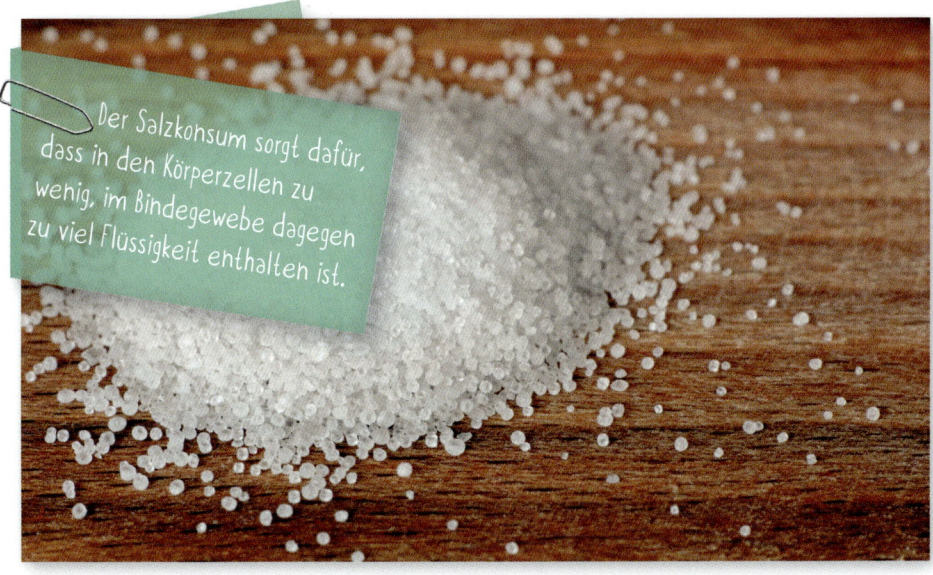

Der Salzkonsum sorgt dafür, dass in den Körperzellen zu wenig, im Bindegewebe dagegen zu viel Flüssigkeit enthalten ist.

extrazellulären Flüssigkeit, genauer genommen im Bindegewebe, wo es eigentlich gar nicht hingehört. Die Zellen selbst drosseln aus Wassermangel ihren Stoffwechsel und verbrennen deshalb weniger Triglyzeride aus den Fettdepots an Bauch, Hüften, Po und Oberschenkeln.

Das in der Super-Vegan-Diät reichlich zugeführte Kalium räumt mit dieser Entgleisung auf. Es entwässert das Bindegewebe, pumpt Wasser in die Zellen und kurbelt somit den Zellstoffwechsel an. Je nach Übergewicht registriert man den Erfolg schon am nächsten Morgen auf der Anzeige der Personenwaage. Pflanzen enthalten bis zu 90 Prozent Wasser, besonders reich daran sind Gurken, Zucchini, Kürbis, Tomaten, Spargel, Kohl, Kohlrabi, Spinat, Aprikosen, Kirschen, Beeren, Kiwi, Rhabarber oder Weintrauben. Symptome von Kalium- bzw. Wassermangel sind trockene Haut, Leistungsschwäche und Übergewicht.

MAGNESIUM – NOCH EIN VEGANER TRUMPF

Magnesium ist ein Bestandteil des Chlorophylls, des Blattgrüns, das mithilfe des Sonnenlichts in einem Photosynthese genannten Prozess aus dem Kohlendioxid der Luft Kohlenstoff in die Pflanzenzellen einbaut. Es bildet damit die Keimzelle allen Lebens auf der Erde. Interessant ist, dass die Konzentration des Minerals in unserem Blutserum konstant gehalten wird wie bei kaum einem anderen Nährstoff. Dies zeigt, dass dieses Leben spendende Element außerordentlich wichtig ist.

Als Enzymspender ist Magnesium direkt oder indirekt an praktisch allen energetischen Prozessen in unserem Körper beteiligt, so zum Beispiel auch an der Verwertung der Nukleotide, der Bausteine für den Neubau der Zellkerne, in denen unsere Chromosomen eingelagert sind. Magnesium hilft beim Aufbau von Muskeln und gleichzeitig bei der Fütterung dieser Bewegungsorgane mit Nährstoffen und Energie. Die Formel lautet auch hier: Grün macht schlank. Besonders reich an Magnesium sind – neben grünem Blattgemüse und Salat – Tofu, Hülsenfrüchte, Bananen (ein idealer Snack!), Nüsse und Samen. Magnesiummangel kann man u.a. in Form von Übergewicht an der Personenwaage ablesen, außerdem an Symptomen wie Herzproblemen, Durchfall, Übelkeit, Kribbeln in Armen und Beinen, Krämpfen, Nervosität, depressiven Verstimmungen, Zahnverfall und Muskelschwäche.

ZINK: DAS FATBURNING-SPURENELEMENT

Wenn hässlich-gelbe Fettmoleküle aus Schwabbelfett freigesetzt werden, ist Zink direkt oder indirekt beteiligt, und zwar als wichtiger Bestandteil von Enzymen, die für die Produktion von Stresshormonen benötigt werden, wie Cortisol, Schilddrüsenhormone, die Wach- und Weckhormone ACTH (adrenocorticotropes Hormon), Adrenalin, Noradrenalin usw. Unter mentalem oder körperlichem Stress aktiviert der Organismus den Kreislauf, die Herz- und Hirnleistung sowie den Zellstoffwechsel. Dafür wird – ähnlich wie bei einem Auto, das beschleunigt wird – zusätzlich Energie gebraucht, die aus dem Rohstoff der Triglyzeride generiert wird.

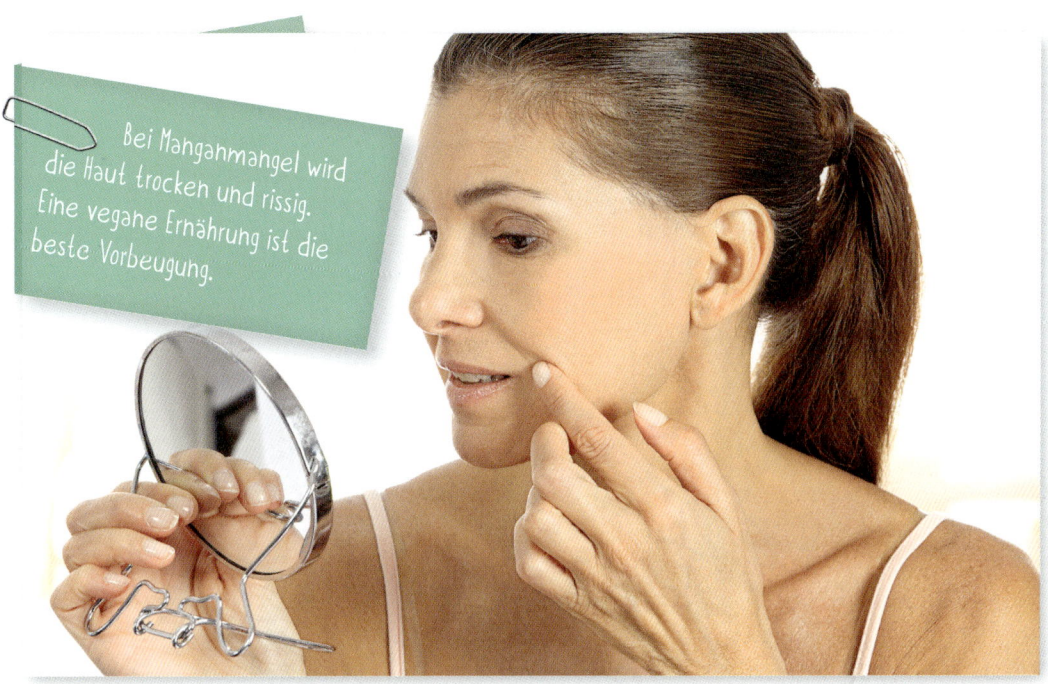

Bei Manganmangel wird die Haut trocken und rissig. Eine vegane Ernährung ist die beste Vorbeugung.

Maßvoller Stress ist also ein nützliches Element für das Fatburning.

Typisch für Zinkmangel sind Pessimismus, ein schwaches Bindegewebe mit Falten, Runzeln und Krähenfüßen, chronische Müdigkeit, Konzentrationsmangel, Anfälligkeit für Infektionen, Übergewicht, verzögerte Wundheilung, Libidomangel, Haarausfall, brüchige Nägel und generell Alterserscheinungen. Die Super-Vegan-Diät füttert den Organismus wie keine andere Kur mit dem kostbaren Spurenelement. Enthalten ist Zink hoch konzentriert in Naturreis und im vollen Getreidekorn – in diesen Lebensmitteln in vollendeter Kombination mit B-Vitaminen, welche die Wirkung des Zinks beträchtlich steigern. Ähnlich wie Magnesium ist Zink ein unersetzlicher Enzymlieferant. Ohne das Spurenelement dümpelt der Zellstoffwechsel auf Sparflamme dahin und verbrennt

kaum oder wenig Depotfett. Kein Wunder, dass stark übergewichtige Menschen fast immer zu niedrige Zink-Konzentrationen im Körper aufweisen.

MANGAN – MOTOR FÜR DEN STOFFWECHSEL

Je grüner, desto besser – diese Grundregel der veganen Ernährung gilt auch für dieses Spurenelement, das sich in hohen Konzentrationen in unseren Drüsen anreichert, speziell in Hirnanhangdrüse und Schilddrüse, deren Hormone unseren Zellstoffwechsel in Schwung bringen. Wenn unsere rund 70 Billionen Körperzellen 100 Prozent ihre Leistungsfähigkeit erreichen, wie dies bei Tieren in freier Natur meist der Fall ist, funktioniert die Fettschmelze

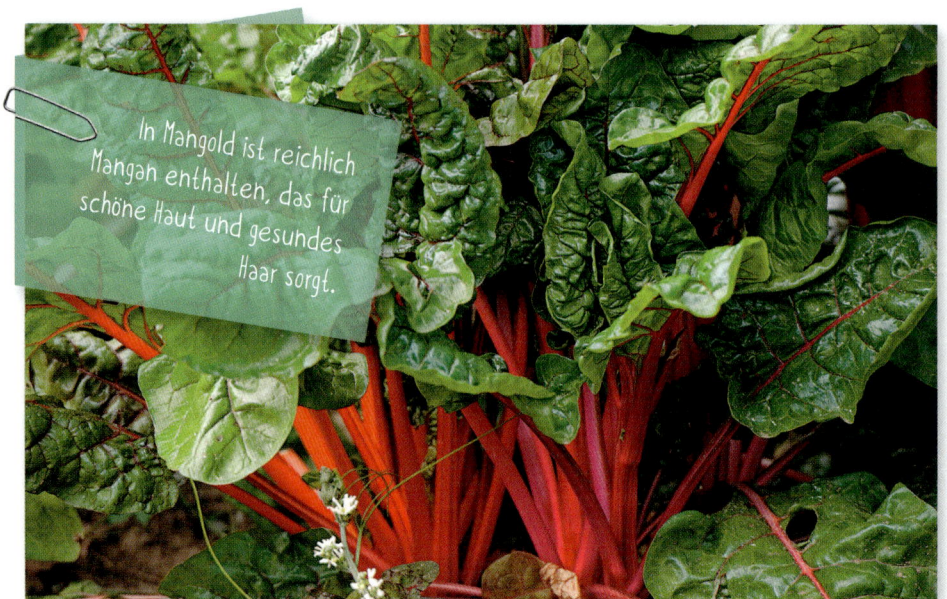

In Mangold ist reichlich Mangan enthalten, das für schöne Haut und gesundes Haar sorgt.

nach ihrem genetischen Code von ganz allein, ohne Zutun, ohne Schlankheitskur, ohne Fasten. Wissenschaftler sind immer wieder bestürzt darüber, wie gering die Mangan-Reserven bei vielen übergewichtigen Menschen sind. Oft lautet dann die Diagnose: »Schilddrüsenunterfunktion«. Doch schon sieben Tage veganer Ernährung können Schilddrüse und Fatburning wieder aktivieren.

Wenn Mangan fehlt, wird man schnell müde, die Haut neigt dazu, trocken und rissig zu werden. Man fühlt sich unruhig, verzagt, leidet unter Haarausfall und mangelnder Libido. Die Personenwaage liefert Tag für Tag neue Enttäuschungen. Dabei bietet sich eine ganz schlichte Formel für mehr Lebensfreude an: Im Supermarkt nicht immer gleich nach hinten zum Fleisch- und Wurststand eilen und hinterher Pizza und Fertiggerichte aus der Kühltruhe nehmen, sondern vorne beim Obst und Gemüse verweilen. Hier leuchten

die manganhaltigen Köstlichkeiten in den Regalen: Spinat, Mangold, Lauch, Brokkoli, Hülsenfrüchte, Nüsse. Am Brotstand zu Vollkornprodukten greifen, Wildreis anstatt des nährstoffarmen weißen, polierten Reises in den Warenkorb legen. Vegan einkaufen ist der erste Schritt auf dem Weg zur Idealfigur.

CHROM, DAS BIOWUNDER

Wie ein Störenfried zirkuliert der heimliche Dickmacher Insulin im Blutstrom vieler Pummelchen und notorisch Übergewichtigen. Das Hormon verschließt die Adipozyten (die Fettzellen) wie Fort Knox seine Goldreserven, sorgt dafür, dass Triglyzeride konsequent gespeichert bleiben und möglichst nicht in Muskelzellen zu Energie verheizt werden. Das Spurenelement Chrom macht Schluss mit diesem Missstand.

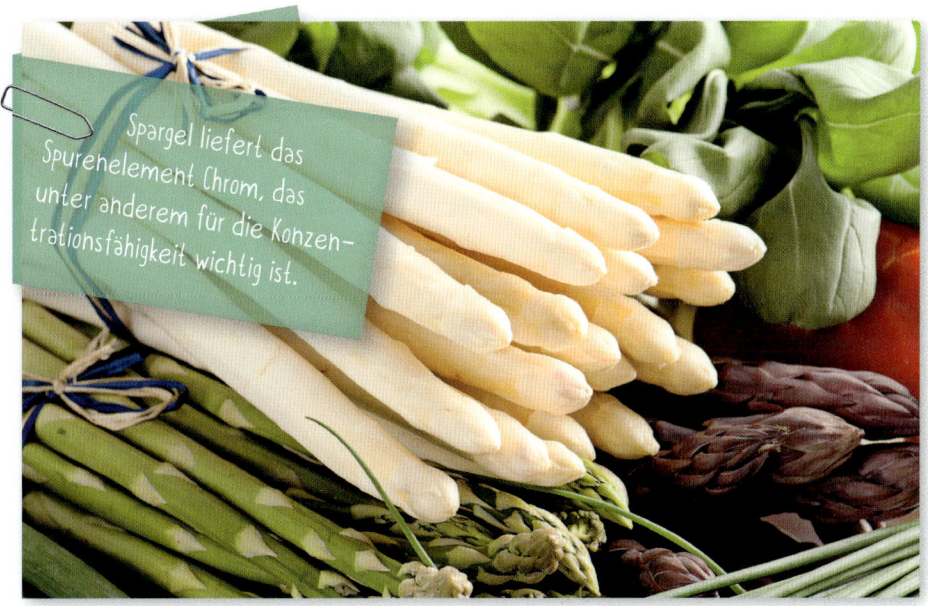

Spargel liefert das Spurenelement Chrom, das unter anderem für die Konzentrationsfähigkeit wichtig ist.

Es glättet einen aus der Balance geratenen Glukose-Haushalt, sorgt also für geordnete Blutzuckerwerte. Die Folge: Die Bauchspeicheldrüse darf sich auch mal ausruhen, muss nicht so viel Insulin bereitstellen – und es wird wieder reichlich Fett verheizt und Schwabbelspeck abgeschmolzen.

Chrom ist so etwas wie vegan pur, eine Art Erfindung der Natur, um Tiere (und später uns Menschen) schlank zu erhalten. Warum behalten Rehe, Fische, Flamingos oder sogar Elefanten ein Leben lang ihr Idealgewicht? Weil sie von dem leben, was die Natur für sie bereitstellt, und nicht von Currywurst mit Pommes oder Fischstäbchen mit Mayonnaise. Und statt Limonade oder Cola trinken sie Wasser. Schon das erste Kilo zu viel könnte ein Symptom für Chrommangel sein. Auch ständige Müdigkeit und Gereiztheit sind Warnzeichen, außerdem Konzentrationsstörungen, Schlafprobleme – und vor allem die verhängnisvolle Dauersucht nach Süßem. Reich enthalten ist das verjüngende und schlank machende Spurenelement in Vollkornprodukten, Naturreis, Nüssen, Samen, Pilzen, Artischocken, Spargel und Rosinen. Wahre Chrom-Bomben als Nahrungsergänzungsmittel sind Bierhefe und Melasse, der sirupartige Rückstand bei der Zuckergewinnung.

ESSENZIELLE FETTSÄUREN, DIE OMEGA-POWER

Diese Lipide zählen zu den empfindlichsten Molekülen der Natur. Sie sind extrem verletzlich, weil sie aus langen Ketten von Kohlenstoffatomen bestehen, bevorzugtes Angriffsziel freier Radikaler. Deshalb hat die Natur mit Vitamin E einen speziell auf sie zugeschnittenen Schutzstoff entwickelt. Die Kombination von Vitamin E und essenziellen

Fettsäuren, wie Alpha- oder Gamma-linolensäure oder Arachidonsäure, steckt vor allem in den Schalen und Blättern von Pflanzen, also dort, wo sich Äpfel, Kirschen, Bohnen oder Tomaten vor einer zu starken Sonneneinstrahlung und Austrocknung schützen müssen. Essenzielle, mehrfach ungesättigte Fettsäuren kurbeln den Kreislauf an und machen Schluss mit verdicktem Blut, das die Nährstoffzufuhr zu den Zellen drosselt. Also raus aus der Küche mit gesättigten Fettsäuren, wie sie in Butter, Käse, Hackfleisch oder Wurst enthalten sind, und dafür Pflanzenöle verwenden (z. B. Olivenöl).

Das Prinzip des Fatburning ist sehr einfach: viele gesunde Nährstoffe im Nahrungsbrei, keine durch Salz verengten Adern, ein lebhafter Blutfluss. Dabei helfen essenzielle Fettsäuren tatkräftig mit. Sie senken Blutfett- und Cholesterinwerte, kräftigen den Kreislauf und die Herzfunktion, und sie wirken stimulierend auf die körpereigene Synthese von Stress- und anderen Hormonen. Im

Gegensatz zu den typischen Fleischfetten, die lediglich als Depot-Triglyzeride im Bauchspeck landen, zählen sie im Stoffwechsel zu den aktivsten Substanzen, stets betriebsam, unternehmungslustig und ehrgeizig, vor allem auch dann, wenn es darum geht, den Organismus von trägem, belastendem Fett zu befreien. Sie ergänzen sich beim Fatburning ideal mit dem Wasserreichtum und der hohen Nährstoffdichte von Pflanzen.

UNSCHLAGBAR: PFLANZLICHES EIWEISS

Was immer in unserem Stoffwechsel geschieht, wird durch Proteine in Gang gesetzt. Alle anderen Nährstoffe – wie Vitamine oder Mineralien – sind dabei lediglich Hilfsmittel. In unseren Körperzellen finden in sogenannten Ribosomen Tag für Tag Trillionen Eiweißsynthesen statt, also eine ganze Menge. Da wird schon klar, dass unser Organismus viel Eiweiß braucht. Nahrungsproteine werden in Magen und Darm zu Aminosäuren abgebaut. Allerdings dauert es oft erschreckend lang, bis so ein zäher Bissen Schweineschnitzel endlich durch Enzyme zersetzt wird. Oft funktioniert dies nur unzureichend. Dann fehlt dem Körper Eiweiß, das anstatt verwertet zu werden sogar noch anfängt, im Dickdarm zu faulen und Durchfall oder Verstopfung zu verursachen.

Pflanzliches Eiweiß wird bis zu 60 Prozent schneller und kompletter verwertet als tierisches Protein. Dies liegt vor allem daran, dass Fenchel, Kohl, Auberginen oder Paprika bereits in reichem Maße jene Enzyme und Fruchtsäuren enthalten, die für mehr Magensäure sorgen. Ein saurer Magensaft ist

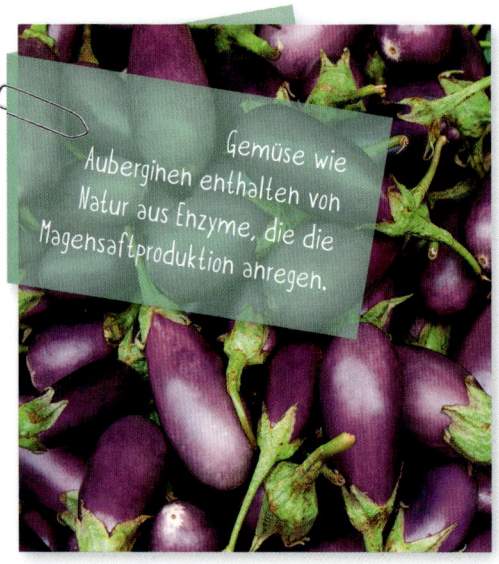

Gemüse wie Auberginen enthalten von Natur aus Enzyme, die die Magensaftproduktion anregen.

BIO: DAS BESTE VEGAN, DAS ES GIBT

* Die in unseren Supermärkten angebotenen Obst- und Gemüsesorten bieten schon eine enorme Nährstoffdichte an Vitaminen und Spurenelementen. Sie enthalten weitaus mehr gesunde, kostbare Biostoffe als so ziemlich alles, was in Kühltruhen und an Fleisch- und Wursttheken angeboten wird.
* Allerdings handelt es sich meist um Importware, um Pflanzen, die in südlichen Ländern unter dem reichlichen Einsatz von Wachstumsbeschleunigern, Pestiziden, Insektiziden, Kunstdünger, Konservierungsstoffen und anderen chemischen Problemsubstanzen gezogen werden.
* Sie werden oft schon vor oder während der Reifephase geerntet, wenn sie gerade erst damit beginnen, ihre wertvollen Biostoffe zu bilden und büßen dann auf langen Transportwegen auch noch den Rest ihrer Vitamine ein.

* Da besteht dann so manche schöne Tomate aus Andalusien oder aus holländischen Gewächshäusern fast nur noch aus Wasser – und sie schmeckt auch danach.
* Bio-Science-Wissenschaftler haben ausgerechnet, dass so manche unscheinbare, kleine Tomate aus Omas Garten bis zu 70 Mal mehr von dem lebensnotwendigen B-Vitamin Folsäure enthält als viele Tomaten aus konventionellem Anbau. Man müsste demnach 70 »Fabriktomaten« essen, um genauso viel Folsäure aufzunehmen wie mit einer heimischen Kleingärtnerfrucht.
* Die Super-Vegan-Diät lässt sich in ihrer Wirkung noch potenzieren und beschleunigen, wenn erstklassige Bioware auf den Tisch kommt. Ökologisch angebautes Obst und Gemüse sind nämlich die besten Fatburner, die es gibt.

Voraussetzung für die Vorverdauung von Eiweiß, außerdem für eine optimale biologische Verwertbarkeit von Kalzium, das wichtig ist für Knochen und Zähne, sowie Eisen, dem belebenden Sauerstoffträger im Organismus. Das Eiweiß in der Nahrung muss auch deshalb dringend zu Aminosäuren abgebaut werden, weil diese kleinen Eiweißbausteinchen als Transportschiffchen die Spurenelemente über die Blutbahnen zu den Zellen und ins Gewebe tragen. Pflanzeneiweiß führt so bereits zwanzig Minuten nach einer Mahlzeit zu einem stimulierenden Proteinschub im Stoffwechsel und kurbelt somit automatisch das Fatburning an.

MIT KLEINEN PORTIONEN SCHNELLER SATT

Früher, als unsere Urgroßmütter noch in den Küchen regierten, wurden darin fast ausschließlich naturbelassene Nahrungsmittel verarbeitet, meist aus dem eigenen Garten. Schließlich gab es noch keine fest verpackten und in Supermarktregalen oder -kühltruhen feilgebotenen Suppen, Salate, Fertiggerichte oder Wurstwaren. Alle Gerichte wurden frisch zubereitet, und so kam meist gesundes Essen mit hoher Nährstoffdichte auf den Tisch. Dass dabei noch niemand daran dachte, an Fett und Zucker zu sparen, war nicht weiter bedenklich, da die meisten Menschen harte körperliche Arbeiten verrichteten und damit viele Kalorien verbrauchten. Außerdem sorgte häufig schon das knappe Budget, das für Lebensmittel zur Verfügung stand, für überschaubare Portionen.

In Ländern der Dritten Welt legen die fürsorglichen Mütter ihren Kindern heute noch eine Zitronenscheibe auf den Tellerrand, weil sie aus der Überlieferung wissen, dass das in der Nahrung enthaltene Eiweiß dann besser verwertet wird und die Portionen kleiner sein dürfen. Kein Wunder, dass Übergewicht in früheren Jahrzehnten in den arbeitenden Schichten der Gesellschaft weitgehend unbekannt war.

Die Super-Vegan-Diät ist die Schlankheitskur mit dem Kompaktangebot an Biostoffen aus der Natur. Vitamine, Mineralstoffe, Eiweiß, Kohlenhydrate, hochwertige Fettsäuren, Phyto-Enzyme und -Hormone ergänzen und potenzieren sich in ihrer Wirkung gegenseitig. Da bleibt kein einziges Molekül unverwertet. Schnell lösliche Kohlenhydrate, gesättigte Fettsäuren oder Zucker müssen nicht erst in komplizierten Stoffwechselprozessen neutralisiert oder ausgeschieden werden, ehe endlich die Nährstoffversorgung der Zellen beginnen kann. Schon nach dem ersten Vegan-Frühstück registriert man die Wirkung:

* Man bleibt bis in den späten Vormittag hinein gesättigt,
* hat kein Verlangen nach Snacks, wie etwa nach Süßigkeiten.
* Der häufig unausweichliche Durchhänger, mentaler Leistungsabfall bei Stress, macht sich nicht bemerkbar.
* Weil das Frühstück leicht und nährstoffreich war, fühlt man sich vital und unternehmungslustig.

Der hohe Anteil an Ballaststoffen in veganer Kost bringt die Darmpassage in Schwung. Wie positiv die Verdauungsorgane reagieren, merkt man an dem neutralen Stuhlgeruch. Alles im Körper reagiert geradezu freudig auf den neuen Ernährungstrend. Bereits das Frühstück organisiert die hormonellen Signalwege für die Freisetzung von Triglyzeriden aus dem Bauchspeck. Das Fatburning kommt in Schwung.

EIN BISSCHEN STATISTIK

Für viele Übergewichtige ist der Umstieg von der typischen Fleisch-, Wurst- oder Fastfood-Kost auf eine vegetarische Ernährung der erste Schritt zu einem umweltbewussten Ernährungsverhalten. Der Vegetarierbund Deutschland und das Institut für Demoskopie in Allensbach erklären übereinstimmend, dass sich bei uns rund sieben Millionen Menschen fleischfrei ernähren. Das entspricht sieben bis acht Prozent der Gesamtbevölkerung. In den vergangenen zwanzig Jahren hat sich die Anzahl der Vegetarier verzehnfacht. Immer mehr Frauen lassen beim Einkauf den Fleisch- und Wurststand links liegen. Vor allem bei den jungen Frauen zwischen 18 und 24 Jahren ist die fleischfreie Ernährung populär. Laut Robert-Koch-Institut beträgt in dieser Bevölkerungsgruppe der Anteil dieser erfreulichen Trendsetter 16 Prozent.

Die ovo-lacto-vegetarische Kost verzichtet nur auf Produkte vom toten Tier, erlaubt also den Verzehr von Eiern und Milchprodukten, die lacto-vegetarische Ernährungsform verzichtet auch auf Eier und umfasst neben Pflanzenkost nur Milch, Käse und andere Milchprodukte.

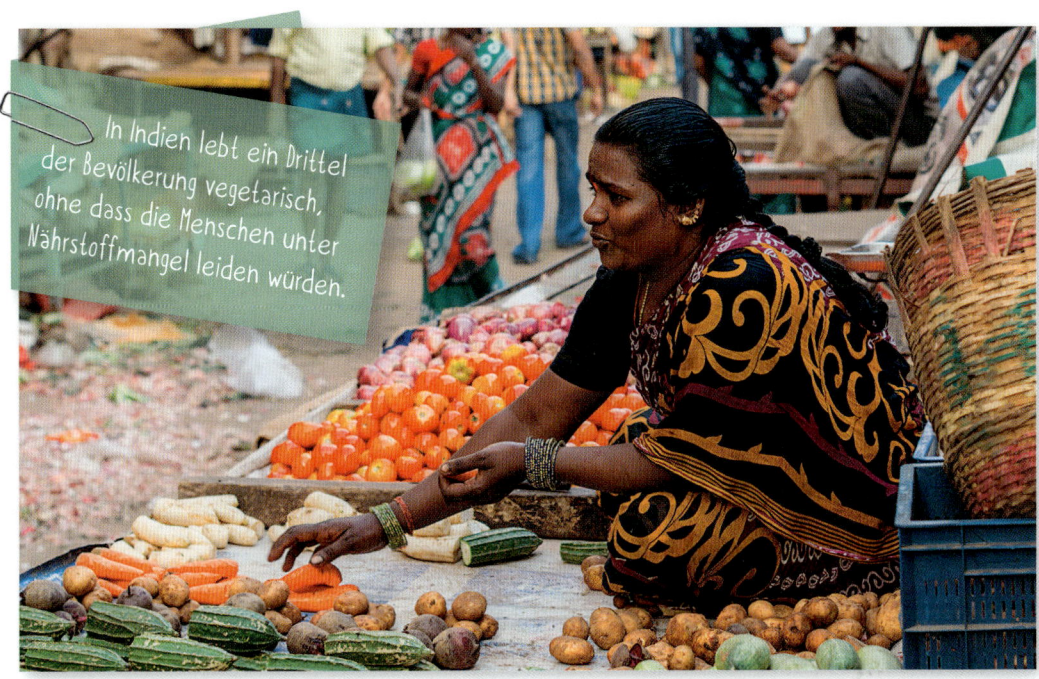

In Indien lebt ein Drittel der Bevölkerung vegetarisch, ohne dass die Menschen unter Nährstoffmangel leiden würden.

In Indien lebt rund ein Drittel der Bevölkerung vegetarisch. Das Argument, dass diesen Menschen das ausschließlich in tierischen Produkten vorkommende Vitamin B12 fehle, wird dort widerlegt. Von diesem Cobalamin genannten Spurenelement benötigt der Mensch in seinem Leben nicht mehr, als ein Linsenkorn wiegt. Winzige Insekten, die im Getreidekorn nisten, liefern der Bevölkerung ausreichend Vitamin B12, und deshalb hat die indische Landbevölkerung nie an Cobalamin-Mangel gelitten.

VEGAN BESSER ALS VEGGIE

Ein ovo-lacto-vegetarischer Speiseplan bietet zweifelsfrei eine breitere Palette an Möglichkeiten der Ernährung: Feine Eierspeisen vom Rühr- oder Spiegelei

bis zum Omelett, Dutzende Käsesorten vom Roquefort bis zu Weichkäsedelikatessen, Butter und Sahne, Joghurt, Dickmilch und vieles mehr. Wer jedoch seine Extrapfunde an Bauch und Hüften abschmelzen will, ist mit einer veganen Ernährung besser dran. Nur die vegane Lebensweise führt quasi automatisch zu einer schlanken Linie. Sie ist der schnellste Weg zurück zur Idealfigur.

Hühnereier sind reich an Proteinen, Fett, Vitaminen und Spurenelementen, die dem Embryo bis zum Schlüpfen als Nahrung dienen. Sie enthalten aber nicht mehr Nährstoffe als etwa Blattgemüse oder Beerenobst. Eier entwickeln ihren Wohlgeschmack durch die Beigabe von Salz oder Zucker, z.B. in Gebäck oder Kuchen. Dadurch sind sie bereits mit Genussstoffen belastet, die den Fettstoffwechsel stören. Ähnliches gilt für Käse, der meist salzreich ist, was die Blutgefäße verengt und den Fett schmelzenden Nährstofftransport zu den Zellen beeinträchtigt. Außerdem ist Käse oft sehr fett und weist hohe Anteile an gesättigten Fettsäuren auf, die – genau wie Butter – den Adipozyten exakt jene Triglyzeride liefern, die sie eigentlich loswerden sollten.

Milch trägt kaum zum Fatburning bei, und Joghurt taugt lediglich als Durst stillendes oder auch sättigendes Getränk. Eine vegetarische Schlankheitskur ist also stets nur der erste Schritt zum optimalen Abspecken. Abnehmen im Eiltempo funktioniert nur nach den genetischen Regeln der Natur – durch eine vegane Ernährung.

WAS WIR VON TIEREN LERNEN KÖNNEN

Wir Menschen sind zwar die Lebewesen mit den höchstentwickelten intellektuellen Fähigkeiten, aber trotzdem sind uns Tiere in vielen Belangen überlegen. Sie leben – ein intakter Lebensraum vorausgesetzt – gesünder, bleiben bis an

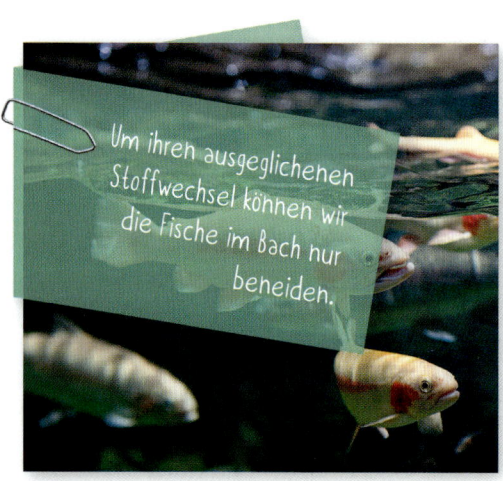

Um ihren ausgeglichenen Stoffwechsel können wir die Fische im Bach nur beneiden.

ihr Lebensende relativ vital, halten ihr Idealgewicht, ihr wunderschönes Fell, Schuppen- oder Federkleid und ihre unversehrte Zellstruktur. Doch anstatt sie um derlei Eigenschaften zu beneiden und ihnen in ihrer physiologisch vorbildlichen Lebensweise nachzueifern, halten wir sie gerade für gut genug, um sie in Massentierhaltungen aufzupäppeln, zu schlachten und zu verspeisen.

Wenn Biologen die Körperzellen eines älteren Fuchses mit denen eines Jungtiers vergleichen, finden sie kaum einen Unterschied: jugendlich, reich an Mitochondrien (Energiebrennkammern) oder leistungsfähigen Ribosomen (den Proteinwerkstätten).

Das Gewebe einer kleinen Nachtigall ist stets durch ein perfektes Immunsystem geschüzt, Fische in unseren Bergbächen verfügen über einen geradezu beneidenswerten Stoffwechsel, ohne jemals zum Arzt zu gehen oder Tabletten zu schlucken. Was alle diese Tiere Tag für Tag zu sich nehmen, macht sie nicht nur satt, sondern wirkt gleichzeitig wie eine Medizin, bewährt über eine Jahrtausende fortschreitende Evolution.

Ganz anders hingegen wir Menschen. Laborbiologen sind immer wieder bestürzt darüber, wie kränklich ausgedörrt und kümmerlich die Körperzellen selbst junger Zeitgenossen aussehen. Wenn sie dann noch die Ausdrucke der Blutanalysen in die Hand bekommen, können sie vielfach nur bedenklich den Kopf schütteln: kaum Folsäure, viel zu wenig Kalzium und Zink, gerade mal ein paar dürftige Restbestände an Immunsubstanzen. Eine vegane Diät macht unser Blut innerhalb von Tagen oder gar Stunden zu einem Paradies zirkulierender Nährstoffe, ist Fatburner Nr. 1 und zugleich Muntermacher – dank der reichen Gärten der Natur.

ESSEN, WAS SCHLANK MACHT

Dicke essen, was dick macht. Schlanke Menschen ernähren sich meist von Lebensmitteln, die weniger Fett und Süßes enthalten, oder sie essen ganz einfach weniger. Wer sich ausschließlich von Blattgemüse und Rohkost ernährt, wird kaum Schwabbelpfunde ansetzen. Denn beim Abspecken geht es schlicht und einfach nur darum, alle lipogenen (Fett einbauenden) Nahrungsmittel wegzulassen.

DAS GEHEIMNIS DER CARBO-BREMSE

Kohlenhydrate, auch gerne als Carbos bezeichnet, sind unsere wichtigsten Grundnahrungsmittel. Nach Abbau und Zersetzung im Verdauungstrakt entsteht Glukose, die aus dem Darm ins Blut gelangt und fortan auch als Blutzucker bezeichnet wird. Glukose ist

FINGER WEG: DIESE LEBENSMITTEL MACHEN DICK!

* Zucker, Süßigkeiten
* Torten, Kuchen, Gebäck
* Cremespeisen
* künstlich gesüßte Getränke
* Pasta, helle Teigwaren
* weißer Reis
* Pommes frites
* Wurstwaren, fetter Schinken
* fettes Fleisch, Hackfleisch
* Pizza
* Hamburger
* Mayonnaisen, fette Saucen oder Dips

* Butter
* fetter Käse

Besonders verhängnisvoll wirkt sich der gleichzeitige Verzehr von Fett und hellen Mehlprodukten aus, wie z. B. in Käsespätzle oder Schinkennudeln. Noch schlimmer ist die Kombination von Fett, Zucker und Weißmehlprodukten wie in Kaiserschmarrn, Sahnetorten oder Schokoriegeln. Kartoffeln mit ihrem hohen Stärkeanteil an Amylose und Amylopektin, oder auch Mais, der zu rund 65 Prozent aus Kohlenhydraten besteht, eignen sich nicht für die Super-Vegan-Diät.

ein Pflanzenprodukt, das mithilfe von Sonneneinwirkung und Photosynthese aus Wasser und Kohlenstoffdioxid gebildet wird. Das Molekül ist relativ einfach aufgebaut und deshalb im Stoffwechsel vielfältig verwertbar. Es wird von Gehirn- und Nervenzellen als Energielieferant ebenso dringend gebraucht wie als Motor für die Zelltätigkeit oder als Energiespeicher in Muskeln. Diese vielseitige und genetisch determinierte Nutzbarkeit ist für die Natur Anlass, möglichst kein einziges Glukose-Partikel aus der Nahrung herzuschenken und damit ungenutzt zu lassen. Es wird im Blut eingefangen, in der Leber umgebaut und in Form von Triglyzeriden im Fettgewebe deponiert. Nach einer Mahlzeit dauert so ein Vorgang oft nur eine Stunde.

Solange der Zustrom an Triglyzeriden in die Fettzellen anhält, geben diese keine Fettmoleküle ab. Carbos sind so der natürliche Feind jeglicher Art von Schlankheitskur. Selbst die subtilen lipolytischen Abläufe bei der Super-Vegan-Diät, der sicherlich effizientesten Fatburning-Methode, werden durch ein Übermaß an Kohlenhydraten leicht aus dem Gleichgewicht gebracht.

Der Anteil an Blutzucker im Serum beträgt normalerweise etwa 0,1 Prozent. Ideal sind Konzentrationen von 85 bis 105 Milligramm Blutzucker pro Deziliter Blut. Zahllose Menschen, die endlich von ihrem Übergewicht herunterkommen wollen, scheitern letztlich an der Carbo-Bremse. Die Glukose bleibt in den Fettzellen gehortet, anstatt in den Muskeln zu erfrischender Energie verheizt zu werden und auf diese Weise neue Schlankheitsimpulse auszulösen. Das wirkt sich verhängnisvoll aus: Gehirn- und Nervenzellen fehlt nun ihr Energiefutter, sie rufen verzweifelt nach ihrem begehrten Lieblingsstoff, machen damit krankhaft süchtig nach Süßem und kurbeln den Fetteinbau weiter an. Ein Teufelskreis!

WENN SÜSSIGKEITEN ZUM TYRANN WERDEN

Heißhunger nach Süßem kann sehr quälend sein. Unwiderstehlich treibt es die Betroffenen dann an ihre kleinen Depots von Schokolade, Marzipan, Pralinen oder Zuckergebäck, die sie in Schränken oder Schubladen unterhalten. Die Sucht nach Süßem entsteht im Gehirn durch das Absinken der Blutzuckerwerte:

* Bei Konzentrationen zwischen 85 und 105 Milligramm Glukose pro Deziliter Blut fühlen wir uns wohl.
* Wenn die Werte zwischen 75 und 85 liegen, empfinden wir innere Unruhe und Gereiztheit.
* Bei 65 bis 75 verstärken sich die Symptome zu Nervosität, Verzagtheit und Angstempfindungen.
* Wenn die Blutzuckerkonzentrationen weiter absinken, auf Werte zwischen

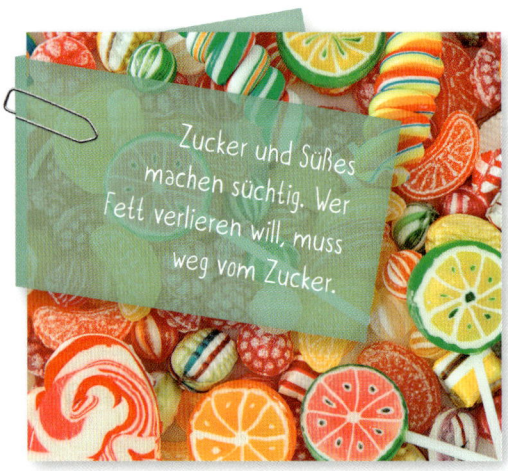

Zucker und Süßes machen süchtig. Wer Fett verlieren will, muss weg vom Zucker.

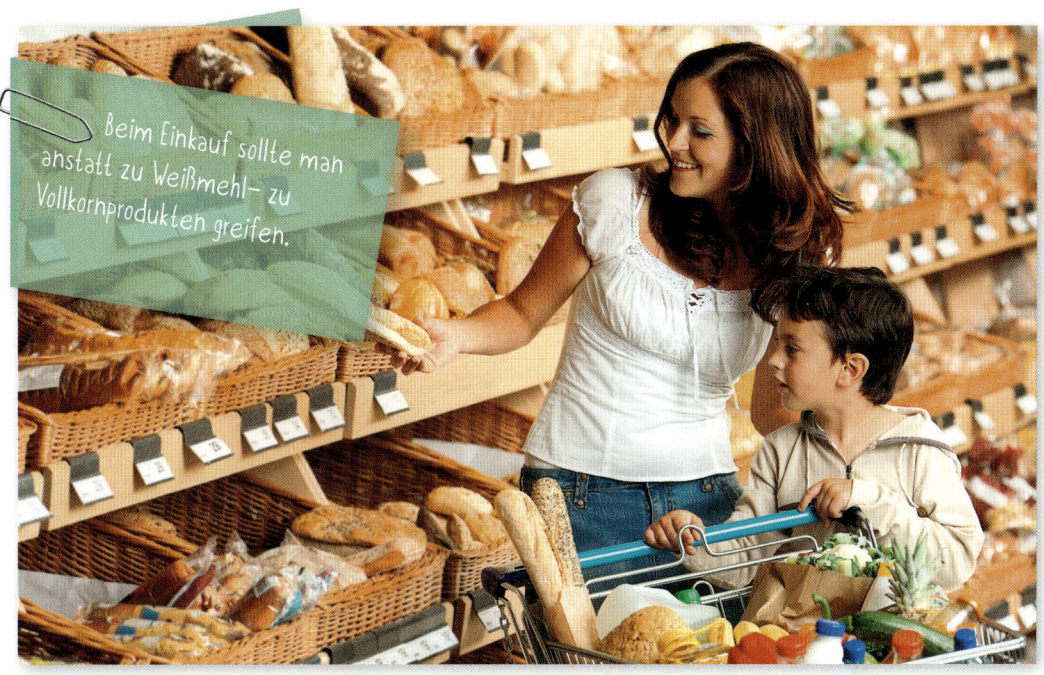

Beim Einkauf sollte man anstatt zu Weißmehl- zu Vollkornprodukten greifen.

55 und 65, machen sich Depressionen bemerkbar, möglicherweise auch ein Gefühl von Verlassensein und Ausweglosigkeit.

* Bei 45 bis 55 kommt es zu schweren psychischen Störungen. Jetzt saugen Gehirn- und Nervenzellen noch die letzten Glukosemoleküle aus dem Blut. Die Sucht nach Süßem als rettender Nervennahrung wird übergroß.
* Bei Konzentrationen von 35 bis 45 sind Panikattacken und Nervenzusammenbrüche die Folge.

Die Blutzuckerbalance spielt eine entscheidende Rolle bei Lipolyse und Lipogenese. Sie entscheidet über Erfolg oder Misserfolg einer jeden Schlankheitskur. Erste Voraussetzung für einen konsequenten Abbau von Triglyzeriden im Bauchspeck ist die dauerhafte Rückregulierung der Glukose-Konzentrationen im Blut auf gesunde Referenzwerte, wie sie seit Jahrmillionen genetisch für alle Lebewesen vorgegeben sind.

UMSTEIGEN AUF KOMPLEXE KOHLENHYDRATE

Schon beim Einkauf sollte man anstatt zu Weißmehlnudeln, Spätzle, weißem Reis, Weißbrot, Brötchen usw. zu Vollkornprodukten greifen. Diese werden in Magen und Darm nicht sofort zu Glukose abgebaut und plagen auch die arme Bauchspeicheldrüse nicht, die dann riesige Mengen von ihrem Hormon Insulin bereitstellen muss, um den Massenansturm an Blutzucker zu bewältigen. Komplex bedeutet, dass die Glukose-Moleküle in Pflanzenzellen und Keimlingen eingekapselt sind und nur nach und nach unter der Einwirkung von Verdauungsenzymen freigesetzt und ans Blut abgegeben werden. Dadurch steigt der Blutzuckerspiegel nicht so steil an, sondern es kommt zu einem steten Zustrom an Glukose, vor allem in die Gehirn- und Nervenzellen. Diese sind in der Folge über viele Stunden hinweg mit ihrer Lieblingsnahrung Blutzucker versorgt, und das garantiert uns, dass wir mental ausgeglichen und gut gelaunt sind.

Die Super-Vegan-Diät garantiert diese Dauerversorgung und macht Neuronen den ganzen Tag über vergnügt und leistungsfähig. Sie hält die Blutzucker-Referenzwerte konsequent auf dem Idealniveau zwischen 85 und 105 mg/ml. Bereits nach 24 Stunden wird man feststellen, dass es nicht mehr zu den lähmenden Müdigkeitsphasen und zu nervlicher Erschöpfung kommt, unter denen Stressgeplagte meist schon am Vormittag und dann oft wieder am Nachmittag

leiden. Die neuen Veganer fühlen sich befreit, erleichtert, reagieren nicht mehr bei kleinster Gelegenheit gereizt oder gar aggressiv. Und die Personenwaage spielt bei der »Aktion Lebensfreude« mit: Die schwarzen Zahlen auf der Anzeige tendieren deutlich nach unten und kündigen eine Ende der unerwünschten Gewichtszunahme an.

ÖFTER MAL ROHKOST!

In freier Natur sind Pflanzen praktisch nie höheren Temperaturen als 40 °C ausgesetzt, und da muss die Sonne im Sommer schon ganz schön sengen. Im Laufe der biologischen Evolution hatten unser Obst und Gemüse Jahrmillionen Zeit, sich in ihren genetischen Strukturen auf derlei gemäßigte Temperaturen einzustellen. Übergroße Hitze mögen sie ohnehin nicht, da verschließen sie unter

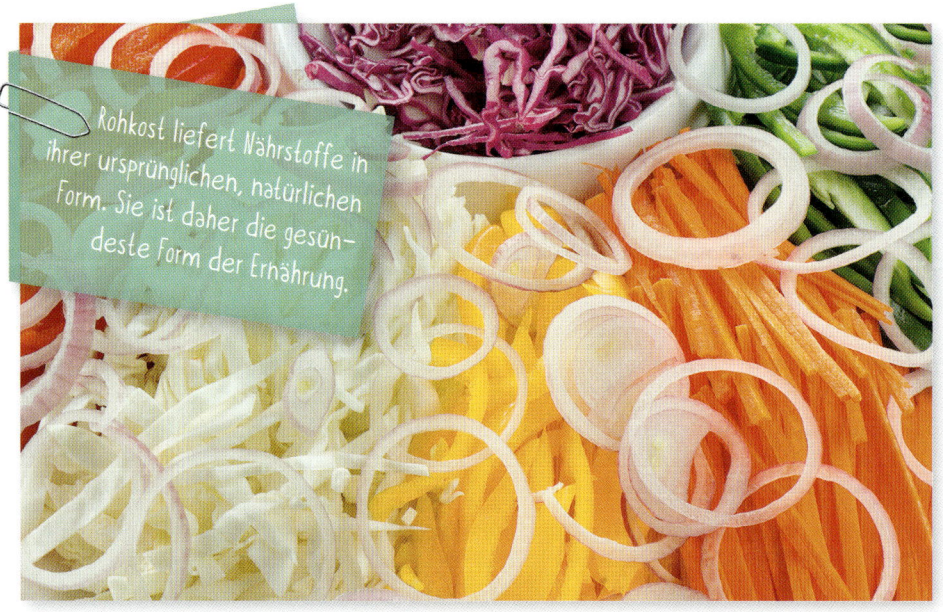

Rohkost liefert Nährstoffe in ihrer ursprünglichen, natürlichen Form. Sie ist daher die gesündeste Form der Ernährung.

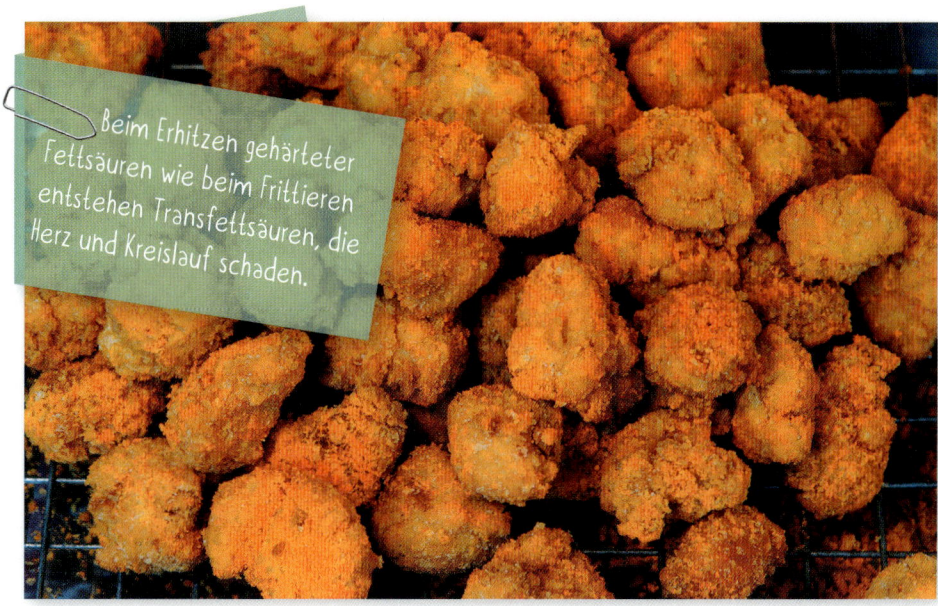

Beim Erhitzen gehärteter Fettsäuren wie beim Frittieren entstehen Transfettsäuren, die Herz und Kreislauf schaden.

dem Gebot ihrer sensiblen Hormone ihre Knospen und Blüten. Sie wenden sich von der Sonne ab und fahren ihren Stoffwechsel auf ein Minimum herab. Sie verhalten sich auf ihre Weise ähnlich wie die Tiere, die sich in der Mittagshitze ins Unterholz verkriechen oder ins Erdreich eingraben.

Rohkost erhält die ursprüngliche, natürliche Struktur von Nährstoffen und ist demnach die gesündeste Form der Ernährung. Vor allem Hitze, wie sie bei der industriellen Verarbeitung, beim Kochen oder Braten auf die Pflanzen einwirkt, führt zu Veränderungen in den Molekülen – und damit zu einer Minderung der biologischen Qualität:

* Nukleinsäuren, die verjüngenden Bausteine unserer Chromosomen, denaturieren schon bei Temperaturen um die 80 °C.
* Auch Proteine verändern unter Hitzeeinwirkung ihre molekulare Struktur

und verlieren damit einen Teil ihrer biologischen Verwertbarkeit.
* Durch Erhitzen von Fetten entstehen künstliche Transfettsäuren, die bei Dauerverzehr Herz und Gefäße schädigen können. Derlei Säuren finden sich in praktisch allen Pommes frites sowie allen anderen Gerichten aus der Fritteuse, in Grillhähnchen, Chicken Nuggets usw.
* Vitamine sind extrem empfindlich gegenüber Hitze. Dies gilt speziell für Folsäure, die schon bei 70 °C zerstört wird.
* Auch viele pflanzliche Enzyme und Hormone vertragen große Hitze nicht. Sie werden dann abgebaut, und die Pflanze verliert dabei einen Teil ihres biologischen Potenzials.

Als Faustregel für die Zubereitung gilt: Gemüse nur bei mäßiger Hitze und stets nur kurz garen, am besten im Wasserdampf, und dann schnell von der Kochstelle nehmen. Bei starkem Übergewicht öfter mal einen Rohkosttag einlegen. Obst und Gemüse nicht zu lange lagern, denn auch dadurch – z. B. durch Lichteinwirkung – werden kostbare Inhaltsstoffe zerstört.

SÜSSEN ERLAUBT – ABER NICHT MIT ZUCKER

Veganes Essen soll schmecken, und zu einem vielseitigen Speiseplan gehören natürlich auch Süßspeisen oder süße Backwaren. Weil aber Zucker ein bedenklicher Dickmacher ist, wird er von der Zutatenliste gestrichen. Für den engagierten Veganer ist auch Honig tabu – wie viele andere Lebensmittel und Erzeugnisse tierischen Ursprungs. Trotzdem muss man auf den verführerischen Gaumenreiz nicht verzichten. Denn die Natur produziert die süße Verführung in Hülle und Fülle. Es gibt gleichwertige Alternativen:

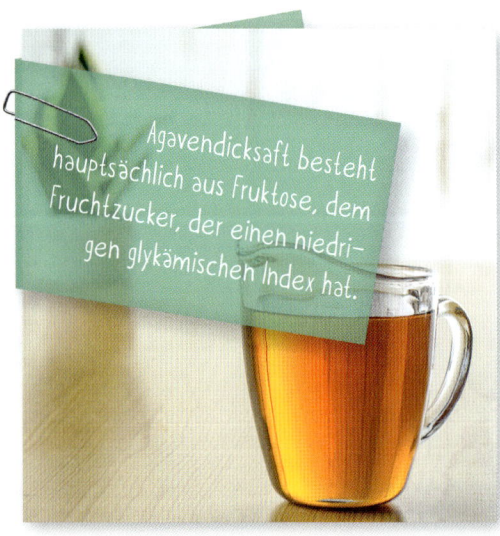

Agavendicksaft besteht hauptsächlich aus Fruktose, dem Fruchtzucker, der einen niedrigen glykämischen Index hat.

AHORNSIRUP

Dieser köstliche eingedickte Saft des Zuckerahornbaums enthält die Süßungsmittel Glukose, Fruktose und Saccharose, den Bestandteil unseres weißen Zuckers in hohen Konzentrationen, und ist frei von Cholesterin, Gluten, Milcheiweiß und Histamin. Nach dem Winter beginnen die Bäume damit, die in ihren Wurzeln gespeicherten Nährstoffdepots in flüssiger Form zu den Knospen zu transportieren. Um diesen Saft zu gewinnen, wird der Stamm angebohrt, der auslaufende Saft aufgefangen und eingedickt. Für einen Liter Ahornsirup werden rund 50 Liter Saft benötigt. Dies macht den Ahornsirup zu einem kostspieligen, dafür aber sehr gesunden Süßungsmittel mit hoher Süßkraft.

AGAVENDICKSAFT

Der vorwiegend in Mexiko produzierte Sirup wird aus Agaven gewonnen, einer Pflanzenart aus der Familie der Spargelgewächse, die im subtropischen Klima bis zu zwölf Meter hoch wachsen kann. Bei den Pflanzen wird der Kern entfernt, und aus der entstandenen Öffnung werden monatelang täglich mehr als ein Liter Saft entnommen. Dieser wird anschließend erhitzt, wodurch enthaltene Mehrfachzucker (Polysaccharide) in Einfachzucker umgewandelt werden. Der so entstandene Sirup besteht hauptsächlich aus Fruktose mit einem Anteil an Glukose. Weil Fruktose, der Fruchtzucker, einen niedrigen glykämischen Index hat, ist der Dicksaft ideales Süßungsmittel für die vegane Diät.

MELASSE

Bei der Herstellung von Zucker aus Zuckerrohr und Zuckerrüben werden die wertvollsten Pflanzenanteile abgetrennt, sodass nur noch der begehrte

* Der aus der Stevia-Staude gewonnene Süßstoff hat eine 300-fach höhere Süßkraft als Zucker, ist deshalb seit Langem Geheimfavorit ernährungsbewusster Menschen.
* Stevia ist in Südamerika daheim, seit Jahrtausenden beliebtes Süßungsmittel bei den Ureinwohnern, sowie auch als Medizin gegen Diabetes und andere Stoffwechselkrankheiten.
* Die Süßkraft der Stevia-Produkte stammt von Steviolen wie z.B. Steviosid, Stevia weist – je nach Verwendung – einen bitteren Beigeschmack auf, der nicht immer erwünscht ist.
* Der Süßstoff wirkt in geringem Maß gefäßerweiternd, dadurch entspannend und Nerven beruhigend. In Südamerika wird er bevorzugt auch als Schlafmittel Kräutertees beigegeben.
* Stevia ist in Reformhäusern, Biogeschäften und über das Internet in Form von Streusüße, Pulver, Tropfen oder Granulat erhältlich und erfreut sich zunehmender Beliebtheit.

weiße Kristallzucker übrig bleibt. Die Abfallstoffe mit ihrem Reichtum an Vitaminen, Mineralstoffen, Fettsäuren und Eiweiß landen meist als Futtermittel in Massentierhaltungen, als Mastmittelbeigaben für Rinder oder Schweine, die mehr fressen, wenn das Angebot süß ist. Melasse färbt Speisen dunkel und hat einen speziellen Eigengeschmack, eignet sich aber ausgezeichnet als Brotaufstrich. Melasse ist außerdem geradezu Medizin, liefert sie doch reichlich Vitamine, Eisen, Zink und andere Spurenelemente. Der Süßstoff wirkt regulierend und damit lipolytisch (Fett verbrennend) auf den Blutzuckerspiegel.

OBST

Auch süßes Obst oder Fruchtsäfte lassen sich zum Kochen oder Backen verwenden. Ideale Süßmacher sind

* Datteln
* Feigen
* Papaya
* Mango
* Ananas
* Mandarinen
* Süßkirschen
* Pflaumen
* Erdbeeren
* Weintrauben
* Rosinen

Der enthaltene Fruchtzucker führt – im Gegensatz zum raffinierten Zucker – nicht zu einem so massiven Ausstoß von Insulin aus der Bauchspeicheldrüse mit all den damit verbundenen Risiken einer Gewichtszunahme.

Der handelsübliche braune Zucker oder Rohzucker ist ein Zwischenprodukt bei der Zuckerherstellung. Er ist noch nicht gänzlich von seinen gesunden Inhaltsstoffen befreit, trotzdem für die vegane Diät nicht empfehlenswert, ebensowenig wie synthetisch hergestellte Süßstoffe wie Saccharin oder Aspartam.

DIE EXOTISCHE WELT DER KRÄUTER & GEWÜRZE

- - - - - - - - - - - - - -

Die abenteuerliche Ernährungsreise über die vegetarische bis hin zur veganen Kost öffnet unvorstellbare Perspektiven für unser Geschmacks- und Geruchs- empfinden. Längst hat uns die Lebens- mittelindustrie nicht nur zu Sklaven der verführerischen Zuckerkristalle gemacht, die inzwischen in nahezu sämtlichen industriell hergestellten Produkten enthalten ist, vom Dosengulasch bis zum Fischsalat, vom Aufschnitt bis zum Sauerbraten. Noch mehr aber schädigt ein weiteres weißes Genussgift unsere von der Natur so unendlich fein konstru- ierten Geruchs- und Geschmacksorgane: das Salz. Es besteht aus Natrium und Chlor, zwei Substanzen, die Blutgefäße verengen. Dadurch steigt der Blutdruck leicht an, was eine geringfügig erregende oder sogar euphorisierende – und damit süchtig machende – Wirkung zur Folge haben kann.

Bei Menschen mit hohem Salzkon- sum sind die entsprechenden Rezeptoren an Gehirn- und Nervenzellen so sehr auf das aufputschende Gewürz program- miert, dass sie ohne Salz nicht auskom- men. Sie greifen bei Tisch bereits zum Salzstreuer, ohne das Gericht überhaupt erst gekostet zu haben. Als Folge davon leben sie beständig mit dem Risiko eines erhöhten oder gar hohen Blutdrucks und der damit verbundenen Gefahr eines Herzinfarkts oder eines Schlaganfalls. Allen Salzsüchtigen wird empfohlen, sich ein kleines Blutdruckmessgerät (das gibt es schon ab 12 Euro) zuzulegen, um mehrmals täglich die entsprechenden Werte zu kontrollieren. Wenn der Blut- druck vor einer salzreichen Mahlzeit noch bei 95 zu 135 mm/Hg liegt, kann

er nach dem letzten Bissen innerhalb einer halben Stunde schon auf 110 zu 155 hochschnellen – und damit in lebensbedrohliche Regionen. Eine der erfreulichsten Begleiterscheinungen der Super-Vegan-Diät besteht darin, dass ein erhöhter Blutdruck innerhalb weniger Tage absinkt und danach in einem ge- sunden Referenzbereich verharrt.

THYMIAN, ROSMARIN & CO. – GESCHENKE DER NATUR

So wie jeder Mensch seine eigene Phy- siognomie hat, weist jedes Kraut sein ureigenes unverkennbares Aroma bzw. seinen unverwechselbaren Geschmack auf. Salz verdeckt diese individuelle Eigenart und überlagert alles mit seinem dominanten Geschmack. Vegan leben bedeutet, die Natur wiederzuentdecken, und zwar in ihrer schönsten Form – der Mannigfaltigkeit verlockender duftender und geschmacklicher Reize. Kräuter und Gewürze ergänzen sich auch zu immer neuen Arrangements. Mit Kreativität ho- len wir die blühenden Wiesen und duf- tenden Gärten in unsere Küche. Vegan kochen bedeutet gleichzeitig, ein neues Bewusstsein beim Einkauf zu entwickeln und die paradiesische Vielfalt sowie die Liebe zu den Produkten der Natur zu entdecken.

Beliebte Küchenkräuter sind:
* Bärlauch
* Basilikum
* Bohnenkraut
* Brennnessel
* Brunnenkresse
* Dill
* Estragon
* Holunder
* Kapuzinerkresse
* Liebstöckel
* Lorbeer

* Löwenzahn
* Majoran
* Oregano
* Petersilie
* Pfefferminze
* Ringelblume
* Rosmarin
* Salbei
* Schnittlauch
* Thymian
* Wermut

Als köstliche Gewürze verwenden wir:
* Anis
* Berberitze
* Curry
* Fenchel
* Ingwer
* Kardamom
* Kerbel
* Koriander
* Kümmel
* Muskat
* Paprika
* Pfeffer
* Safran
* Schlehe
* Senf
* Vanille
* Wacholder
* Zimt

Angesichts einer solch beeindruckenden Vielfalt von natürlichen Geschmacksspendern ist es wahrlich ein Armutszeugnis, jede Mahlzeit mit dem Gleichmacher Salz zuzudecken, das ja ohnehin Standard für jedes Fleisch-, Fisch- oder Geflügelgericht ist. Echte Veganer verwenden hin und wieder etwas Meersalz, um ihren Organismus mit dem darin enthaltenen Spurenelement Jod zu versorgen, das für die Produktion der anregenden Schilddrüsenhormone erforderlich ist. Ansonsten gibt es gar

nichts Aufregenderes als eine exotisch-kulinarische Reise durch das weltweite Angebot an Kräutern und Gewürzen. Vegane Ernährung bedeutet gleichzeitig Erfindungsreichtum bei der Küchenarbeit nach dem Motto: Entdecke die Natur in ihrer schönsten Form.

GEMÜSE & SALAT – BASIS DER VEGANEN ERNÄHRUNG

Im Laufe von vielen Jahrtausenden haben Menschen essbare Pflanzen kultiviert, und so entstanden die vielen Gemüsesorten. Ob Grünkohl oder Spargel, Zwiebeln oder Zucchini, in ihnen steckt trotz aller Zuchtformen noch immer ein genetisches Potenzial, das sich seit Urzeiten nicht verändert hat. In jedem Sellerie, jeder kleinen Erbse schlummert noch eine Spur von der Lebenskraft der Wildpflanze, von der Dynamik, mit der sie sich in ihrem Umfeld behauptet hat, den Abwehrstoffen gegen Fressfeinde oder dem Bollwerk ihres Immunsystems, das sie ausgebildet hat. Typische Fleischesser nehmen nichts wahr von dem ungeheuren Potenzial, das selbst in den unscheinbaren Samen von Pflanzen steckt. Sie schieben ihren Einkaufswagen schnurstracks an den Gemüseregalen vorbei und betrachten die Ansammlung an grünen, roten oder blauen Köstlichkeiten bestenfalls mit Geringschätzung.

Es scheint fast, als räche sich die Natur für diese Missachtung, die ihre Pflanzen ja keineswegs verdient haben. Ein Defizit an veganer Ernährung – also ein Verzicht auf Obst und Gemüse – führt zwangsläufig zu Befindlichkeitsstörungen, Beschwerden und Krankheiten. Dies ist auch durchaus einleuchtend, denn der Mensch mit seinen rund 30 000 aktiven Genen ist evolutions-biologisch für die Aufnahme von Pflanzenkost ausgelegt. Von der Entstehung der ersten Säugetiere vor etwa 400 000 Jahren bis hin zur Entwicklungsstufe der Schimpansen und schließlich zum Endbild des Menschen haben sich unsere Chromosomen und Gene auf pflanzliche Ernährung programmiert.

Als Omnivore – Allesfresser – hat der Mensch freilich die Wahl zwischen pflanzlicher und tierischer Nahrung. Entscheidet er sich konsequent für die erste Alternative, tut er nicht nur seinem Körper etwas Gutes, sondern auch der Umwelt, die durch die Produktion tierischer Lebensmittel weitaus stärker belastet wird als durch den Anbau von Obst und Gemüse. Insoweit ist die vegane Ernährung zwar keine genetische Prädestination, wohl aber eine große kulturelle Leistung.

30 GEMÜSESORTEN MIT VEGAN-POWER

ARTISCHOCKEN

Im Mittelmeerraum ist die distelähnliche Pflanze mit ihren hübschen Blütenköpfen der erklärte Liebling der einheimischen Köche. Sie enthält mehr Cynarin als jede andere Pflanze, einen Bitterstoff, der verjüngend wirkt und Leber und Galle schützt. Artischocken sind außerdem reich an Carotinen, B-Vitaminen und Vitamin C, sowie an Eisen und Magnesium – eine Kombination, die belebt und vitalisiert. Artischocken entwässern, senken den Cholesterinspiegel, regulieren den Blutzuckerspiegel, wirken entzündungshemmend und fördern die Verdauung.

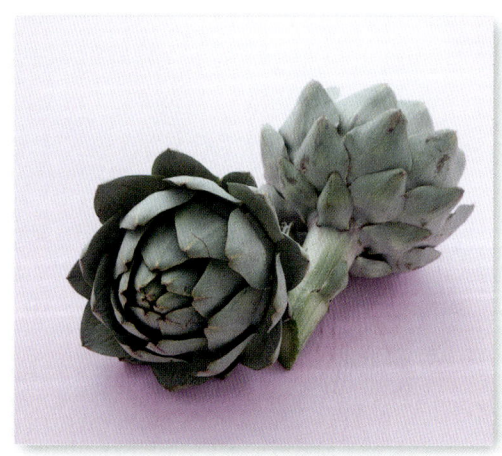

Artischocken sind nur sehr kurz lagerfähig. Man sollte sie am besten im Regal abtasten und nur die festen, prallen Früchte mitnehmen. Von bester Qualität sind große, runde und grüne Artischocken, Früchte mit bräunlichen oder schon braunen Blättern sollte man lieber liegen lassen. Eine Delikatesse sind die Artischockenherzen. Dieses Blüten- und Knospengemüse ist eine Bereicherung für jeden Speiseplan, außerdem ein echtes Arzneimittel aus der Apotheke der Natur. Artischocken eignen sich aber auch als dekorative Zierpflanzen für Wohnräume.

BLUMENKOHL

Dieses Kohlgemüse mit seinem dickfleischigen Blütenkopf ist arm an Kalorien und somit ein idealer Bestandteil einer erfolgreichen Super-Vegan-Diät. Es ist enorm reich an Folsäure, dem B-Vitamin, das fast allen stressgeplagten Menschen fehlt. Blumenkohl wirkt entwässernd und hilft somit bei Nieren- und Blasenproblemen. Er senkt den Blutdruck und baut eine gesunde Darmschleimhaut und -flora auf. Außerdem kräftigt Blumenkohl das Immunsystem,

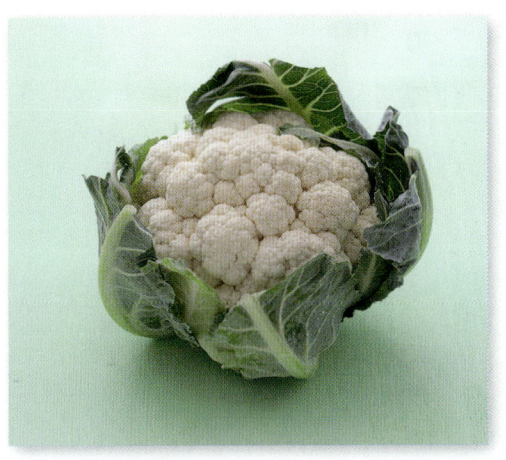

Blumenkohl, der im Spätherbst oder im Winter in den Regalen liegt, kommt meist aus Südeuropa, ist aber oft sehr preisgünstig. In den Sommermonaten beherrscht unser heimischer Blumenkohl das Angebot. Dann sollte das wertvolle Gemüse öfter mal auf den Tisch.

BOHNEN

Bohnen sind wahre Nährstoff-Bomben und versorgen den Organismus vor allem mit schnell verwertbarem pflanzlichem Eiweiß und Nukleinsäuren bzw. Nukleotiden – Bestandteil der Chromosomen und Gene in unseren Zellkernen, die vor allem nachts immer wieder neu aufgerüstet und versorgt werden müssen. Zellen sind wie kleine Babys, die ständig mit ihren Lieblingsspeisen gefüttert werden wollen. Bohnen enthalten außerdem viel von dem Spurenelement Mangan, einem Motor für den Gesamtstoffwechsel, und Molybdän, das für Energieprozesse von Bedeutung ist. Bohnen kräftigen Herz und Kreislauf, helfen bei Leber-,

stimuliert die Blutbildung und wirkt regulierend auf den Blutzuckerspiegel.

Kaum ein Gemüse sättigt so gut und liefert doch so viele wertvolle Nährstoffe wie der Blumenkohl. Beim Einkauf sollte man darauf achten, dass er weiß oder sehr hell ist und sich fest anfühlt. Welke, weiche Ware ist oft übergelagert oder hat weite Transportwege hinter sich. Der

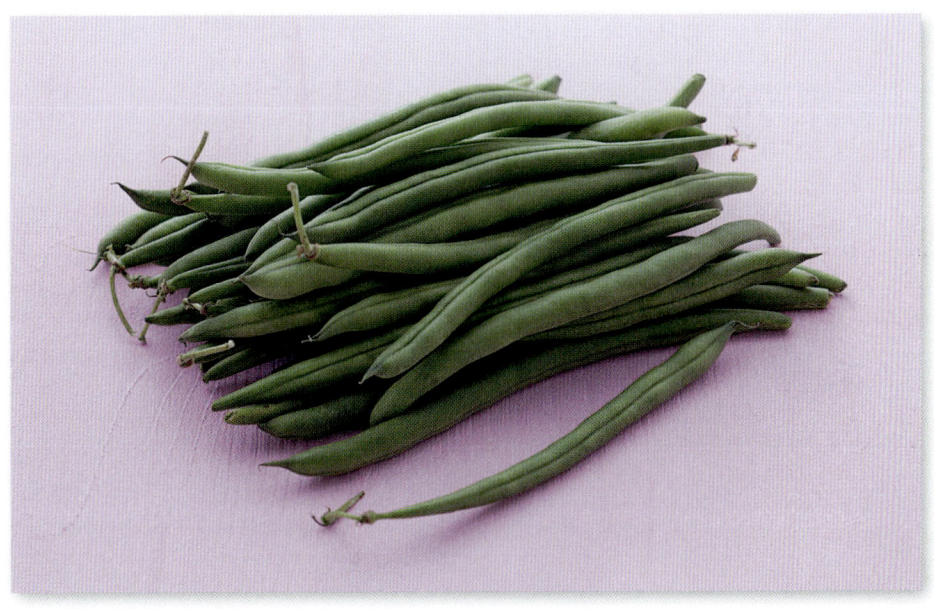

Nieren- und Blasenleiden und sättigen bereits in kleinsten Portionen.

Die Hülsenfrüchte stammen ursprünglich aus Mittelamerika. Es gibt sie als kleine Delikatessbohnen, dickfleischige Brechbohnen oder als lange grüne Schnittbohnen. Allen gemeinsam ist der Reichtum an Nährstoffen. Fadenfreie, junge grüne Brechbohnen gibt es im Sommer. Sie eignen sich nicht nur als Gemüse, sondern auch für Salate und Suppen, vertragen aber keine langen Lagerzeiten, weil sie sonst Vitamine verlieren und sich schlechter garen lassen. Bohnen können Blähungen verursachen. Je öfter sie gegessen werden, desto besser werden sie allerdings vertragen.

BROKKOLI

Das beliebte Grüngemüse gehört zur Familie der Blumenkopfgewächse, ist aber zarter und von feinerer Struktur. Wie alles, was in Feldern und Gärten so herrlich grün heranwächst, ist Brokkoli ein bedeutender Spender des Lebensminerals Magnesium, das für ein kräftiges Herz, Zellverjüngung, Muskeltätigkeit, Nervenreizübertragung und Leben spendende Hormone unverzichtbar ist.

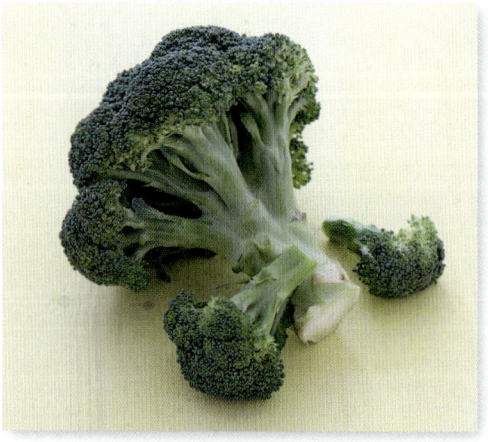

Mit seinem hohen Anteil an Ballaststoffen reinigt Brokkoli den Darm und stimuliert die Darmflora. Brokkoli fördert die Aufnahme von Eiweiß und Kohlenhydraten aus dem Nahrungsbrei, sodass wir mit kleineren Portionen auskommen – das ideale Nahrungsmittel also für die Super-Vegan-Diät.

Der nördlich der Alpen erhältliche Brokkoli ist oft Importware aus Italien. Er ist schlecht lagerfähig und wird deshalb gerne tiefgefroren. Die holzigen Stiele werden entfernt, eignen sich aber gut für eine Suppe – also nicht gleich in den Küchenmüll damit. Den Kopf mit den zahlreichen Seitentrieben und Blütenknospen gut waschen und abtropfen lassen. Brokkoli ist empfindlich, deshalb sollte man ihn stets nur kurz garen, damit die kostbaren Vitamine nicht zerstört werden und der hohe Anteil an Kalium nicht verloren geht. Kalium wirkt entwässernd – gut gegen dicke Beine –und kurbelt den Stoffwechsel an, was wiederum Voraussetzung für ein effektives Fatburning ist.

BUCHWEIZEN

Ein getreideähnliches Knöterichgewächs, das früher Grundnahrungsmittel armer Leute war, inzwischen aber von Ernährungsexperten und auch innerhalb der Gourmetszene hoch gelobt wird. Buchweizen wächst auf den dürftigsten Heide- und Steppenböden. Er muss sich gegen Sonne und widriges Wetter sowie gegen Fressfeinde behaupten und reichert deshalb ein üppiges Arsenal an Biostoffen an. Die dreikantigen braunen Früchte zählen zum Besten, was die Natur an sättigenden und kerngesunden Nahrungsmitteln hervorbringt. Kein anderes Lebensmittel ist reicher an Rutin, das Adern festigt, Krampfadern und Besenreisern vorbeugt und heilt.

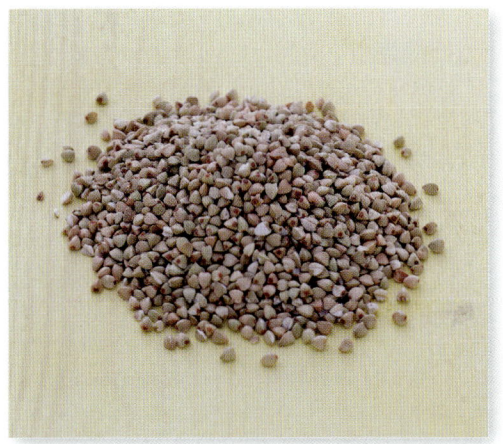

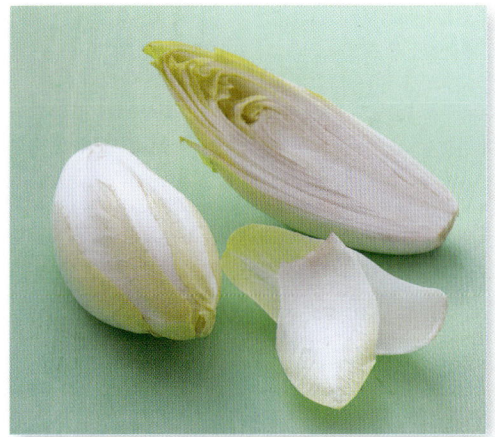

Buchweizen regt die Durchblutung an, kräftigt Bindegewebe und hilft gegen Zahnfleischbluten.

Buchweizen gibt es als Mehl, Grieß oder Schrot. Er lässt sich wie ein Getreide verarbeiten, z. B. als Müsli, Brei, Brot, in Form von Nudeln oder Pfannkuchen. Er sättigt bei kleinen Portionen, ist stark basisch und eignet sich deshalb gut zum Entsäuern. Er ist erstaunlich reich an wertvollen ungesättigten Fettsäuren, die aktiv beim Fatburning mitwirken, außerdem an Kalzium für starke Knochen, Kalium für einen betriebsamen Stoffwechsel und an B-Vitaminen, die verjüngend und vitalisierend wirken.

CHICORÉE

Schon der knackige Biss beim Genuss der delikaten Chicorée-Sprossen deutet darauf hin, dass diese Pflanze reich an Ballaststoffen und deshalb einer der Favoriten für die Super-Vegan-Diät ist. Von den Zichorienrüben werden die Blätter abgetrennt, bevor sie ohne Lichteinwirkung kultiviert werden. Daher können die Pflanzen kein grünes Chlorophyll entwickeln, sondern behalten die erwünschte weiße bzw. hellgelbe

Farbe. Chicorée senkt Cholesterin- und Blutfettwerte sowie den Blutdruck, er wirkt entgiftend, sorgt für eine gesunde Darmpassage, baut eine verkorkste Darmflora neu auf, wirkt entwässernd und ist einer der besten Fatburner, die man sich denken und wünschen kann. Das Sprossengemüse ist auch ideal für eine Chelat-Therapie, es stimuliert im Darm die sogenannte Kationenbindung von Schwermetallen wie Kadmium, Blei und Quecksilber, die dann über den Stuhl ausgeschieden werden.

Beim Kauf sollte man darauf achten, dass die Sprossen fest sind, und die weichen liegen lassen. Der bitter schmeckende Wurzelkeil wird ausgeschnitten, danach werden die Sprossen mit klarem Wasser gewaschen. Chicorée lässt sich vielseitig verwenden und verarbeiten, z. B. für Salate und Rohkostteller. Man kann ihn auch auch als Gemüse zubereiten oder überbacken. Das Kochwasser ist immer noch reich an Vitaminen und Mineralien und gekühlt ein köstliches Sommergetränk. Der bittere Geschmack lässt sich durch süße Beigaben wie Ananas-, Avocado- oder auch Birnenstückchen raffiniert ergänzen.

ERBSEN

Dieses traditionelle Gemüse aus Omas Garten ist Grundlage verschiedener gesunder Gerichte. Einzigartig an dieser Hülsenfrucht ist die Kombination von Nukleinsäuren mit Magnesium, das mit seiner Enzym-Kraft als dynamischer Katalysator für den Abbau von Nukleinsäuren bzw. Nukleotiden im Darm dient, den Bausteinchen für den Bau von DNS (Desoxyribonukleinsäuren), also unserer Chromosomen, auf deren Fadenmolekülen die Gene aufgereiht sind. Die DNS muss täglich regeneriert, repariert und verjüngt werden, damit wir den Alltag meistern können. Erbsen wirken verjüngend, kräftigen Nerven und Immunsystem, helfen gegen Verstopfung und senken die Blutfettwerte.

Die höchste Nährstoffdichte weisen die jungen grünen Sommererbsen auf. Vorverarbeitete Erbsen, z. B. aus der Dose, haben oft schon 80 Prozent ihrer Vitamine verloren. Trockenerbsen (Schäl- und Kichererbsen) behalten aber ihren hohen Eiweißanteil, auch zu tiefgefrorener Ware darf man als Veganer greifen. Frische Erbsen aus den Schoten herauslösen und schnell zubereiten,

bevor sie austrocknen. Kurz mit Wasser garen. Das in Erbsen reich enthaltene Thiamin (Vitamin B_1) ist äußerst empfindlich. Es wird durch Lagern oder Erhitzen rasch zerstört.

FELDSALAT

Was diesen Salat so wundervoll grün macht, ist der hohe Chlorophyll-Anteil mit seinem Kernatom Magnesium, einem der essenziellen Stoffe, die jeder Organismus braucht. Feldsalat wird auch als Ackersalat oder Rapunzel bezeichnet, es gibt ihn im Herbst und sogar im Winter, wo er zu einer gesunden, nährstoffreichen Kost beiträgt. Vom Herbst an bis in den März hinein wird er im Gewächshaus kultiviert. Magnesiumpräparate kann man natürlich auch in der Apotheke kaufen, aber niemals erhält man dieses Element in so hoher Kombinationsdichte mit Vitamin A, Folsäure und Eisen, Spurenelementen, hochwertigen ungesättigten Fettsäuren und Eiweiß. Feldsalat hilft nicht nur dynamisch beim Abnehmen, sondern kräftigt auch Herz und Kreislauf. Er wirkt damit vorbeugend gegen Risiken wie Herzschwäche und Schlaganfall.

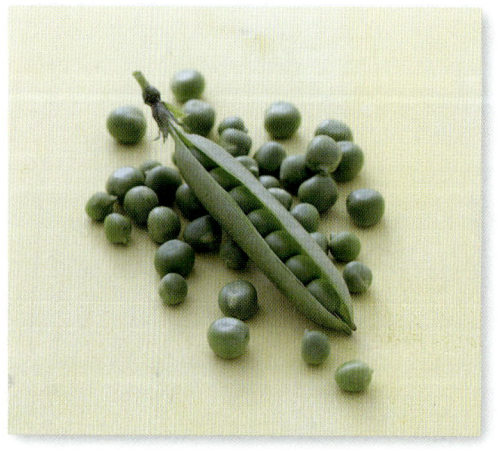
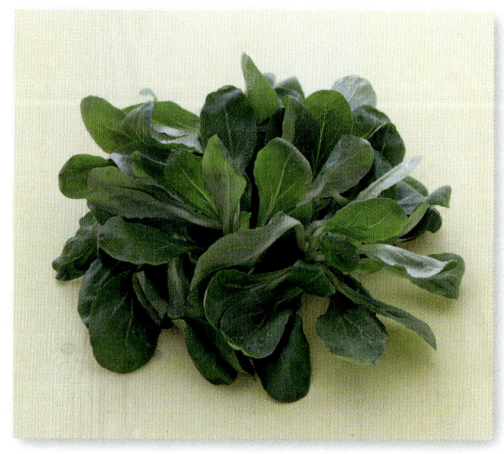

Feldsalat wird in Handelsklassen angeboten. Erzeugnisse aus dem Gewächshaus sind oft chemisch behandelt, deshalb sollte man bevorzugt beim Biobauern oder im Naturkostladen einkaufen. Die faulen Teilchen werden abgetrennt, der Salat wird gewaschen, danach lässt man ihn gut abtropfen. Feldsalat soll möglich rasch nach dem Einkauf zubereitet werden, damit er beim langen Lagern nicht zu viele Vitamine verliert und seinen Biss behält. Dem Dressing kann man etwas Zitronensaft beigeben. Das darin enthaltene Vitamin C schützt die sensiblen Inhaltsstoffe vor Zerstörung durch freie Radikale.

FENCHEL

Heilkraft und Aroma der fleischigen Knolle waren schon zu Cäsars Zeiten im alten Rom berühmt – die Feldfrucht stammt schließlich auch aus dem Mittelmeerraum. Wer übergewichtig ist und zusätzlich noch chronisch an Verdauungsstörungen wie wechselweise Verstopfung und Durchfall leidet, für den ist das sonnenverwöhnte Doldengewächs Nahrung und Medizin zugleich. Die reichlich enthaltenen Ballaststoffe

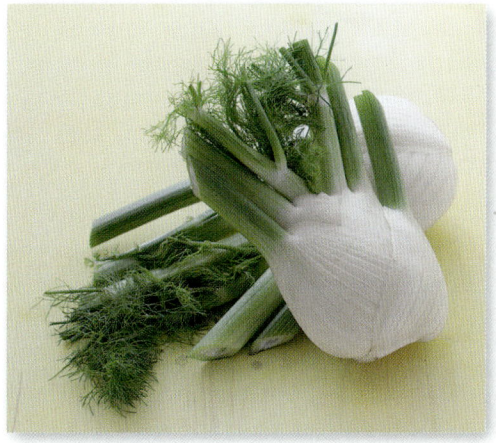

binden Cholesterin, Fettbestandteile und Giftstoffe im Darm. Sie sind ein Segen für jede aus der Balance geratene Darmflora. Fenchel ist reich an Kalium, hilft wirksam beim Fatburning und entspannt die Nerven.

Fenchel wird bei uns vorzugsweise im Herbst und im Winter aus südlichen Regionen, etwa Griechenland und der Türkei,t importiert und bietet sich in den nasskalten Monaten als sättigender Nährstoffspender an. Ursprünglich ein Mauerblümchen unter den Knollengemüsen, wird Fenchel zusehends populärer. Nach dem Waschen wird das Grün entfernt und für die weitere Verwendung als Würzkraut für Salate, Gemüse oder als Garnitur aufbewahrt. Die Stängel werden abgetrennt. Der intensive Eigengeschmack des Fenchels harmoniert fein mit Olivenöl, Zitronensaft, Koriander, Pfeffer oder mit Apfelstückchen.

GRÜNKOHL

Ein Klassiker unter unseren Gemüsesorten! Früher als Arme-Leute-Essen geschmäht, ist er inzwischen selbst in den Töpfen unserer Sterneköche zu Hause. Grünkohl, auch als Kraus- oder Winterkohl bezeichnet, widersteht selbst klirrender Kälte und schmeckt eigentlich erst nach dem ersten Frost so richtig gut. Die hohe Konzentration von Carotinen (Rohstoff für Vitamin A) gehört eigentlich ins Guinness-Buch der Rekorde. Grünkohl ist auch enorm reich an den Vitaminen C und E sowie an Ballaststoffen, Eisen, Zink, Mangan, Magnesium und dem entwässernden Kalium. Mit dieser Kombination reinigt Grünkohl den Darm und kräftigt das Immunsystem, stoppt Altersprozesse und senkt Cholesterinwerte.

Noch ein Vorteil: Grünkohl sättigt mit wenig Kalorien. Beim Einkauf darauf

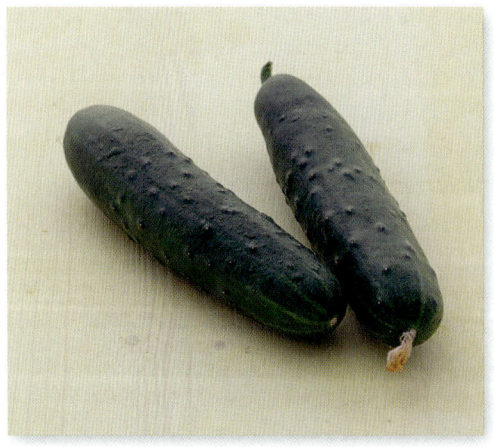
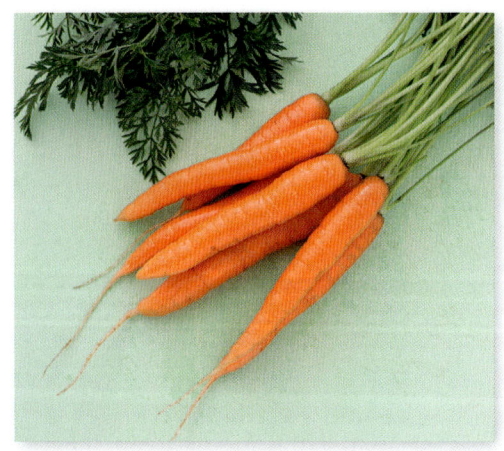

achten, dass der Kohlkopf fest und knackig ist und keine welken Blätter hat. Im Gegensatz zu Importware ist der heimische Grünkohl von unseren Feldern nicht gespritzt oder anderweitig chemisch behandelt, hat zwangsläufig auch keine langen Transportwege und Lagerzeiten hinter sich. Es gibt ihn als Ernteprodukt von August bis März oder auch tiefgefroren aus der Kühltruhe.

GURKEN

Mit seinem außergewöhnlich hohen Wassergehalt (bis zu 95 Prozent) und extrem hohen Kalium-Konzentrationen ist dieses grüne Fruchtgemüse ideales Nahrungsmittel für die Super-Vegan-Diät. Gurken bringen jeden eingeschlafenen Zellstoffwechsel auf Trab, als Folge davon fordern Zellen mehr Energietreibstoff an – und den liefert das Triglyzerid-Fett aus den Speckdepots an Bauch, Hüften, Po und Oberschenkeln. Wichtiger Bestandteil ist das Enzym Erepsin, das im Verdauungstrakt Mikroben tötet und den Darm reinigt. 100 Gramm Gurken enthalten nur 14 Kalorien – dies ist wirklich ein weiteres Argument für schnelles Fatburning. Das Nährwasser in

Gurken ist fast so etwas wie ein üppiges Kombipräparat an Vitaminen, Spurenelementen, Bioflavonoiden und anderen Phyto-Substanzen – Heilmittel für Blasen- oder Nierenleiden.

Der Markt liefert frische Salatgurken das ganze Jahr über, vom Frühjahr bis in den Herbst hinein heimische Ernteware, von Gemüse-, Delikatess-, Senf- bis hin zu Zuckergurken. Freilandgurken enthalten meist mehr Bitterstoffe als ihre Verwandten aus Treibhäusern, sie müssen sich schließlich energischer mit Abwehrstoffen gegen Feinde aller Art wehren, wie z. B. Insekten oder Wühlmäuse. Gurken werden gründlich gewaschen, fäulnisfreie Schalen können mitverzehrt werden. Geschält wird von der Blüte in Richtung Stiel. Gurkensalat sollte rasch verzehrt werden, weil er Wasser zieht.

KAROTTEN

Seit jeher Standardgemüse in unseren Küchen, schmackhaft, vielseitig und gesund. Karotten sind robust und widerstandsfähig, deshalb können sie das ganze Jahr über angebaut werden, und sie bieten sich als preisgünstiges Gemüse in den Regalen an. Die Farbe Orange kennzeichnet die Vorstufe für Vitamin A, den besten schützenden Verbündeten unserer Schleimhäute. Karotten (die gelben Rüben oder Möhren) sind außerdem besonders reich an Selen, einer der wichtigsten Immunsubstanzen, Kernstück des Abwehrmoleküls Glutathion-Peroxidase, das alle unsere Zellen panzert. Karotten bringen den Stoffwechsel in Schwung, wirken verjüngend, sind natürlicher Beitrag für schöne Haut, gesundes Haar und Nägel. Vitamin A ist unerlässlicher Rohstoff für den Sehpurpur Rhodopsin, damit beste Medizin gegen Sehschwäche.

Die frühen Sorten, die es als Bundkarotten mit Laub gibt, sind nicht so lange lagerfähig, sollten demnach rasch auf den Küchentisch. Die Nährstoffe dieses erstaunlichen Wurzelgemüses sind fest in den harten, zellulosehaltigen Pflanzenzellen eingepackt, werden erst durch Kochen, am besten mit der Beigabe von etwas Fett oder Öl, freigesetzt. Die enthaltenen Carotine – Vorstufe von Vitamin A – sind als fettlösliches Vitamin auch auf Lipide als Transportmittel im Stoffwechsel angewiesen. Karotten lassen sich vielseitig verwenden: als Kochgemüse, Salat oder als Rohkost. So eignen sie sich ideal für leckere Gerichte der Super-Vegan-Diät.

KOHLRABI

Viele Kunden im Supermarkt lassen dieses Kohlgemüse links liegen, weil sie sich davon keine Bereicherung für ihre Küche versprechen. Doch neuerdings erlebt der Kohlrabi selbst in den exquisiten Esstempeln der Sterneköche eine Renaissance. Nun zeigt sich, wie vielseitig sich die grüne Knolle verwenden lässt. Kohlrabi wird das ganze Jahr über im Garten, auf dem Feld oder im Gewächshaus kultiviert und ist deshalb praktisch zu jeder Jahreszeit erhältlich. Da gibt es keine langen Transportwege und stets frische Ernteware. Der Kohlrabi ist eine Kalziumbombe. Er ist ebenso reich an dem Knochenmineral wie Käse und

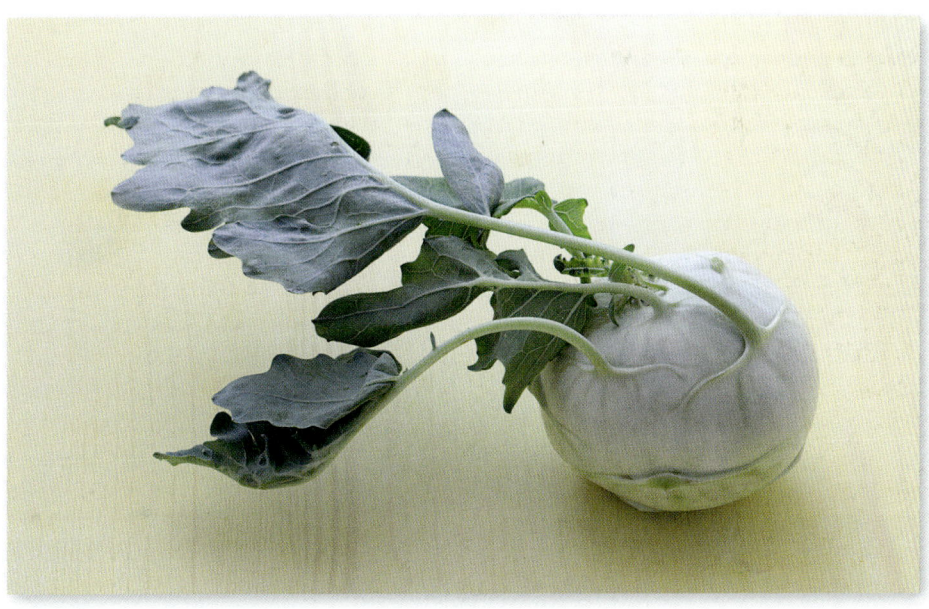

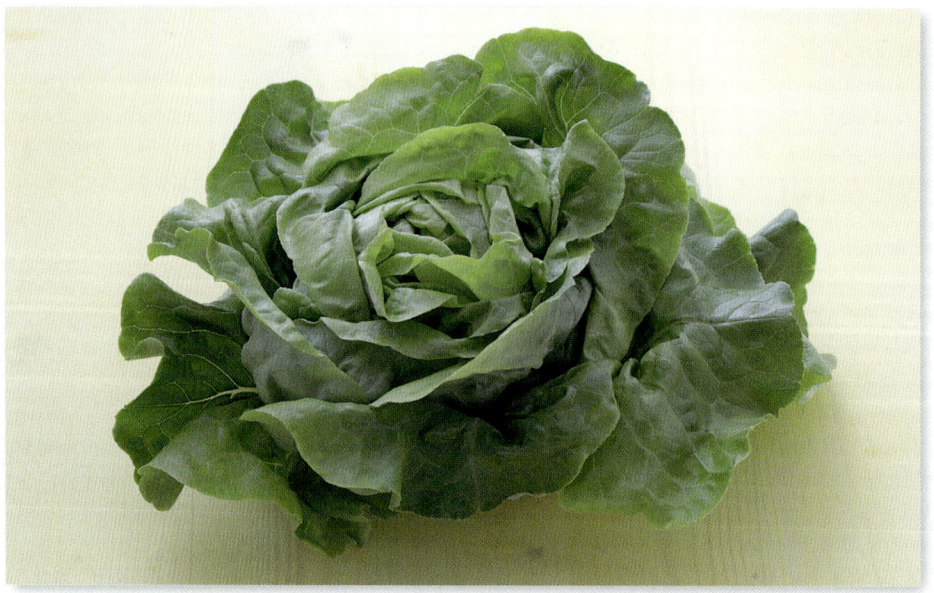

dazu vollgepumpt mit B-Vitaminen, einem Motor für den Stoffwechsel, und Vitamin C, der Immunwaffe Nummer eins. Kohlrabi ist einer der besten Fatburner, wirkt verjüngend auf die Zellen und entspannend auf das Nervensystem. Außerdem hilft er, überschüssiges Wasser aus Beinen und Bauch auszuschwemmen.

Kohlrabi zeigt seine individuelle Geschmacksvielfalt bei jeder Mahlzeit aufs Neue, je nach Art der Zubereitung: als köstliches Gemüse, als Rohkost oder gepresst als Saft – im Sommer gut gekühlt ein herrlich erfrischendes Getränk. Die Knolle kann allerdings holzig sein und muss dann großzügig ausgeschnitten werden. Die feinen Blättchen werden abgeschnitten, gehackt und dem Gericht wieder beigegeben. Die delikatesten Kohlrabi gibt es im Frühjahr, also noch vor den Sommermonaten, in denen die Knolle an Wasser und damit an Qualität verlieren kann. Kohlrabi sollte man nur kurz in wenig Flüssigkeit dünsten.

KOPFSALAT

Dies ist ein weiterer Klassiker aus Uromas Garten. Die schnell wachsenden, großen grünen Blätter sind ein wahrer Schatz an Vitamin C und B-Vitaminen, die als produktive Einheit unseren Stoffwechsel in Schwung bringen und halten. Kopfsalat enthält schließlich viel Folsäure! Bemerkenswert ist auch der hohe Anteil an Kalium in diesem wasserreichen Salat. Das Mineral befreit Bindegewebe, z. B. im Bauch oder in den Extremitäten, von ungesund hohen Wassereinlagerungen, die übrigens viele Betroffene für Fett halten. Bemerkenswert ist auch die beträchtliche Konzentration an Magnesium, das die Zelltätigkeit beflügelt, uns fit, vital und wach macht und positiv auf Herz, Kreislauf und Muskeln wirkt.

Kopfsalat gibt es ganzjährig in unterschiedlichen Sorten, z. B. als Eisberg- oder Batavia-Salat. Im Sommer landen die grünen Köpfe frisch vom Beet in unseren Küchen, zwischen Herbst und

Frühjahr kommen sie aus dem Treibhaus. Beim Einkauf sollte man die Ware mit den Händen prüfen. Je kompakter sich der Salatkopf anfühlt, desto besser ist die Qualität. Nach dem Putzen werden die gesunden Blätter abgebrochen, der Länge nach geteilt, gewaschen und gründlich gespült. Danach lässt man sie abtropfen und schüttelt das Restwasser aus. Kopfsalat sollte nach der Ernte rasch verzehrt werden, weil Vitamin C und Folsäure sonst verloren gehen.

KÜRBIS

Diese opulent wachsende Gurkenart eignet sich besonders für die Super-Vegan-Diät, weil sie extrem wasserreich ist und trotzdem nachhaltig sättigt. Der Kürbis kam aus Nordamerika zu uns und wurde zunächst in Kleingärten kultiviert. Heute ist er aus unserem Gemüseangebot nicht mehr wegzudenken. Das Fruchtfleisch ist reich an Ballaststoffen, die verdauungsfördernd wirken, Cholesterin und Lipide im Darm binden und ausscheiden. Eine besondere Kostbarkeit sind die Kürbiskerne. Sie enthalten hohe Konzentrationen an mehrfach ungesättigten Fettsäuren für Hormone, starke Nerven und schöne Haut, reichlich Zink für ein jugendliches Bindegewebe, Eisen für die Sauerstoffversorgung und Kalium zum Entwässern. Die gelbe Farbe des Kürbis stammt von Carotinen, der Vorstufe von Vitamin A, das unsere Schleimhäute schützt.

Beim Einkauf sollte man darauf achten, dass die harte Schale möglichst unversehrt ist. Kleinere Kürbisse sind feiner im Geschmack und enthalten mehr an wertvollen Nährstoffen. Die Kürbisse werden gespalten und geteilt, das Fruchtfleisch herausgeschnitten oder -geschabt. Die glitschigen, flachen Kerne sollte man auf keinen Fall in den Müll geben, sondern aus dem Kerngeflecht herauslösen, waschen und trocknen oder rösten. Eine Handvoll Kürbiskerne macht ebenso satt wie ein Schokoriegel, ist natürlich viel gesünder und schmeckt auch besser, wenn man den köstlich nussigen Geschmack erst einmal für sich entdeckt hat.

LAUCH

Dieses Gemüse ist auch als Porree bekannt. Der scharf-würzige Geschmack rührt – ähnlich wie bei Bärlauch oder

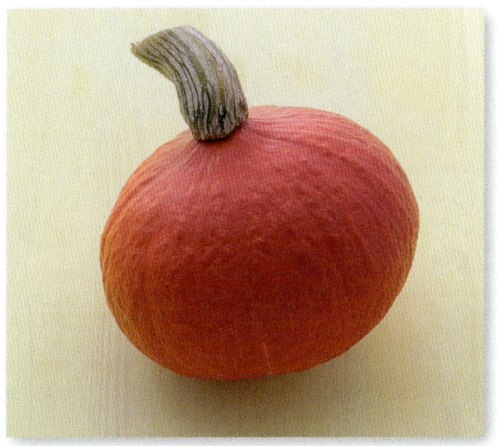

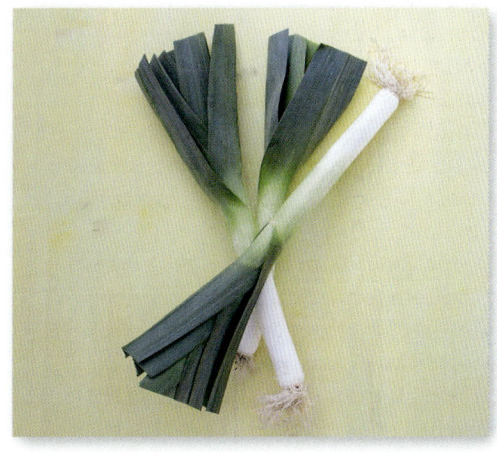

Knoblauch – von schwefelhaltigen Inhaltsstoffen her, speziell von Allizin, mit dessen Aroma sich die Pflanze vor Fressfeinden schützt. Die Würzstoffe sind in den Schaftblättern konzentriert, aus denen man ein schmackhaftes Gemüse zubereiten kann. Die Schärfe des Lauchs desinfiziert Mund- und Rachenraum und reinigt den Darm von Bakterien und Pilzen. Lauch ist nicht nur ein exzellenter Fatburner, sondern senkt auch Cholesterin- und Blutfettwerte, macht das Blut dünnflüssiger – wichtig für Menschen mit erhöhtem Blutdruck – und macht Schluss mit Verdauungsbeschwerden wie Durchfall oder Verstopfung. Außerdem ist Lauch ein natürliches Vorbeugungs- und Heilmittel gegen Krampfadern und Venenbeschwerden.

Beim Einkauf sollte man darauf achten, dass die fleischigen Blätter noch geschlossen sind und sich fest anfühlen. Die Blätter werden aufgeschlitzt und gründlich gewaschen. Faulende Blätter werden vorher abgeschnitten. Lauch sollte man nur kurz in wenig Flüssigkeit garen, damit die Vitamine erhalten bleiben. Erst kommen die grünen Blätter in den Topf, danach die hellen, erdgebleichten Wurzelstücke. Der im Winter erhältliche Lauch ist weniger reich an Aromastoffen, aber trotzdem ein sehr empfehlenswertes Gemüse für die Super-Vegan-Diät.

LINSEN

Wozu eigentlich Fleisch essen, wenn die Natur praktisch vor der Haustür so großartige Nahrungsmittel in unseren Gärten und auf unseren Feldern wachsen lässt? In früheren Jahrhunderten, als es noch keine Supermärkte mit ihrem üppigen Lebensmittelangebot gab, waren Linsen ein billiges Grundnahrungsmittel, mit dessen Hilfe die ärmsten Menschen überleben konnten. Inzwischen haben

auch Sterneköche die feinen Aromen dieser Hülsenfrüchte entdeckt. Linsen gibt es in den verschiedensten Sorten: weich- oder festkochend, grün, gelb oder rot, sehr klein oder größer. Linsen enthalten bis zu 30 Prozent Eiweiß – ein gutes Argument gegen alle Fleisch- und Wurstfans, die beharrlich behaupten, sie bräuchten Proteine aus dem Schnitzel, um bei Kräften zu bleiben.

Außerdem sind sie kleine, natürliche Kombipräparate aus Vitaminen und Spurenelementen, vor allem Eisen und Zink. Eine Linsenmahlzeit bringt den ganzen Stoffwechsel in Schwung: Kreislauf, Muskeln, Nerven, Verdauung. Schon eine kleine Portion Linsen macht satt und kurbelt das Fatburning an. Je kleiner die Linsen, desto mehr Eigengeschmack haben sie, denn die Aromastoffe stecken vorwiegend in den Schalen. Linsen sollte man nach dem Sortieren über Nacht in kaltem Wasser einweichen, damit die harte Pflanzenzellulose ihre Nährstoffe freigibt, und die Linsen sich gut kochen lassen.

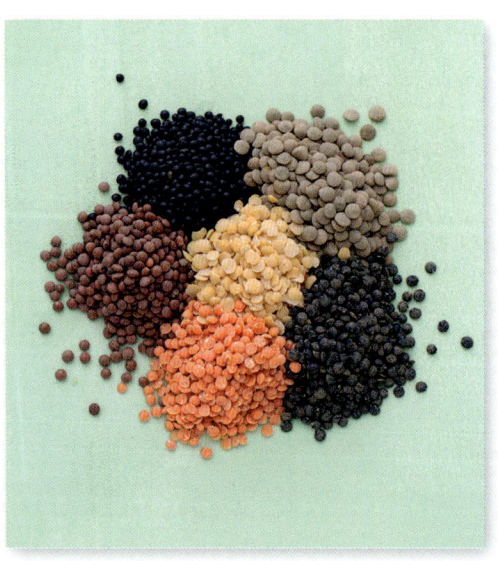

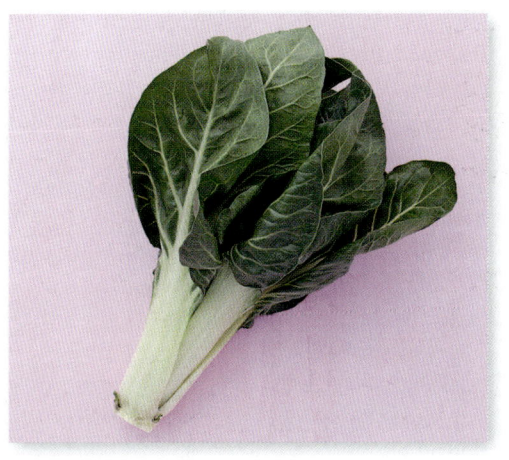
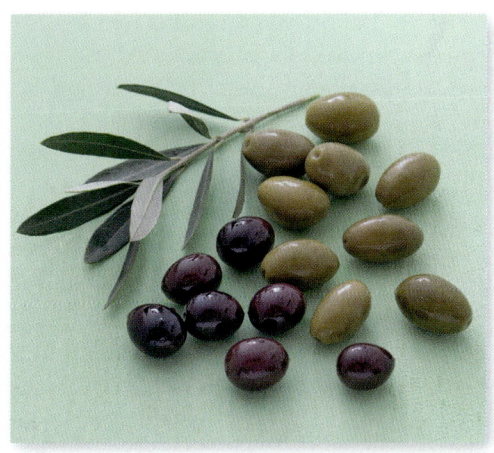

MANGOLD

Ein Geschenk der Natur an alle Fein-
schmecker ist dieses großartige grüne
Blattgemüse. Mangold führte lange Zeit
nur ein Schattendasein in unserem Ge-
müsehandel, gewinnt jetzt aber rapide an
Popularität als willkommene Alternative
zu Spinat oder Brokkoli. Das Gänsefuß-
gewächs ist ein Stängelgemüse, reich an
Ballaststoffen, die den Darm säubern,
entgiftend und entfettend wirken und
auf diese Weise dafür sorgen, dass der
Transport an Triglyzeriden ins Fettgewebe gedrosselt wird. Mangold ist auch
eine pflanzliche Kalzium-Bombe für
starke Knochen und Zähne und weist
hohe Konzentrationen an Eisen auf, das
mithilft, belebenden Sauerstoff aus der
Lunge zu allen Zellen zu tragen. Bemerkenswert sind auch die hohen Vitamin-
C-Werte. Denn dieser Nährstoff schützt
als Immunsubstanz Blut und Zellen und
ist ebenfalls potenter Verbündeter beim
Abnehmen.

Die Stiele werden geputzt, von faulenden Blättern oder Flecken gereinigt,
das holzige Stielende wird abgetrennt.
Nach dem Waschen werden die Blätter
in wenig Flüssigkeit und bei schwacher
Hitze gegart, damit keine kostbaren Inhaltsstoffe verloren gehen. Das Blattgrün
lässt sich ähnlich wie Spinat zubereiten.
Das Kochwasser nicht wegschütten. Es
enthält immer noch reichlich Mineralien
und Spurenelemente.

OLIVE

Was diese Frucht so einzigartig macht,
ist die extrem hohe Konzentration an
einfach ungesättigten Fettsäuren. Diese
haben einen höheren Rauchpunkt als
die noch empfindlicheren mehrfach
ungesättigten Fettsäuren (die in Oliven
allerdings ebenfalls enthalten sind).
Olivenöl kann man also in der Küche
zum Kochen und kurzen Braten verwenden, ohne dass zu viele Fettsäuren in der
Hitze oxidieren und zerstört werden.
Oliven wachsen überall dort, wo es son-
nig und frostfrei ist, so z. B. im gesamten
Mittelmeerraum und speziell in der Tos-
kana, aus der die besten Öle kommen.
Oliven bestehen bis zu einem Viertel aus
Lipiden, die viele Kalorien liefern. Die
etwa zwei Zentimeter großen Früchte
sind deshalb idealer Snack für alle, die
sich gesund ernähren und dabei auch
noch schnell abnehmen wollen.

Oliven wirken Entzündungen entgegen, sorgen für eine gute Durchblutung und stärken somit Herz und Kreislauf. Sie sind außerdem eines der besten natürlichen Mittel gegen einen vorzeitigen Alterungsprozess, denn sie kurbeln die körpereigene Bildung von Hormonen an, so etwa auch von Phyto-Östrogenen, die ein Absinken der Östrogen-Produktion zumindest teilweise ausgleichen können. Im Handel gibt es große, fleischige grüne oder schwarze Oliven, z. B. in Salzwasser oder Essiglake eingelegt. Sie sind eine ideale Beigabe für praktisch alle pikanten Gerichte, für Salate, Rohkostteller oder Gemüse.

PAPRIKA

Noch ein Beispiel dafür, welche Köstlichkeiten die Super-Vegan-Diät bereithält. Paprika bringen Farbe in den Speiseplan: Rot, Grün oder Gelb. Die frischen Farben verdanken sie ihrem hohen Gehalt an Carotinen, aus denen unser Stoffwechsel, vornehmlich die Leber, Vitamin A bilden kann, das unser Immunsystem stärkt und als Transportmittel für die feinen ungesättigten Lipide dient, die geheimen Mitarbeiter

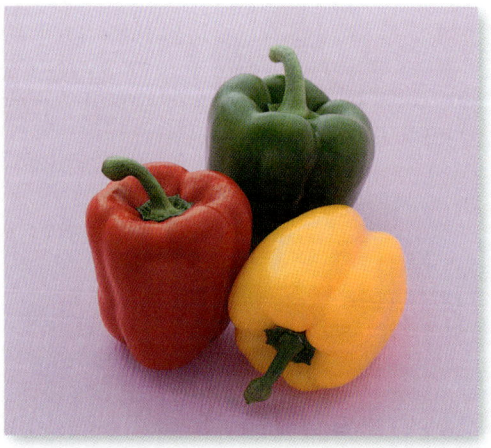

eines funktionierenden Stoffwechsels. Paprika produzieren auch erstaunlich viel Vitamin C – ihre zelleigene Abwehrwaffe gegen freie Radikale. Ihr Potenzial an Ballaststoffen, Zink, entwässerndem Kalium sowie nährstoffreichem Wasser machen Paprika zu einem der besten natürlichen Schönheitsmittel.

Importierte Ware liegt bei uns das ganze Jahr über in den Regalen. Grüne Paprika sind nicht ganz reif, die roten weisen die höchsten Werte an gesunden Nährstoffen auf. Nach Größe und Sorte gibt es unterschiedliche Handelsklassen. Am besten schmecken dicke, üppigpralle Früchte. Die Schoten werden gewaschen, die Stiele abgetrennt, Kerne und Trennhäute entfernt. Die Schoten werden dann nach Belieben in Ringe, Streifen, Würfel oder kleine Stücke geschnitten.

RADIESCHEN

Wer liebt sie nicht, die kleinen roten, würzigen Kugelfrüchte? Sie bringen Farbe auf jeden Teller und bereichern vor allem Salat- und Rohkostteller mit einer pikanten Note. Jedes Radieschen ist ein gesunder Bissen aus dem Garten der Natur, reich an Senfölen, die antibakteriell und antimykotisch auf die stets schutzbedürftigen Schleimhäute des Mund- und Rachenraums sowie des Verdauungstrakts wirken.

Was scharf schmeckt, hilft auch dynamisch mit, Triglyzeride aus Fettpolstern zur Verbrennung und Energiegewinnung freizusetzen. Außerdem macht Scharfes das Blut dünnflüssiger, Nährstoffe werden dann ungehindert zu den Körperzellen transportiert. Ein einziges Radieschen kann dafür sorgen, dass der Nahrungsbrei einer Mittagsmahlzeit wesentlich besser im Stoffwechsel verwertet wird.

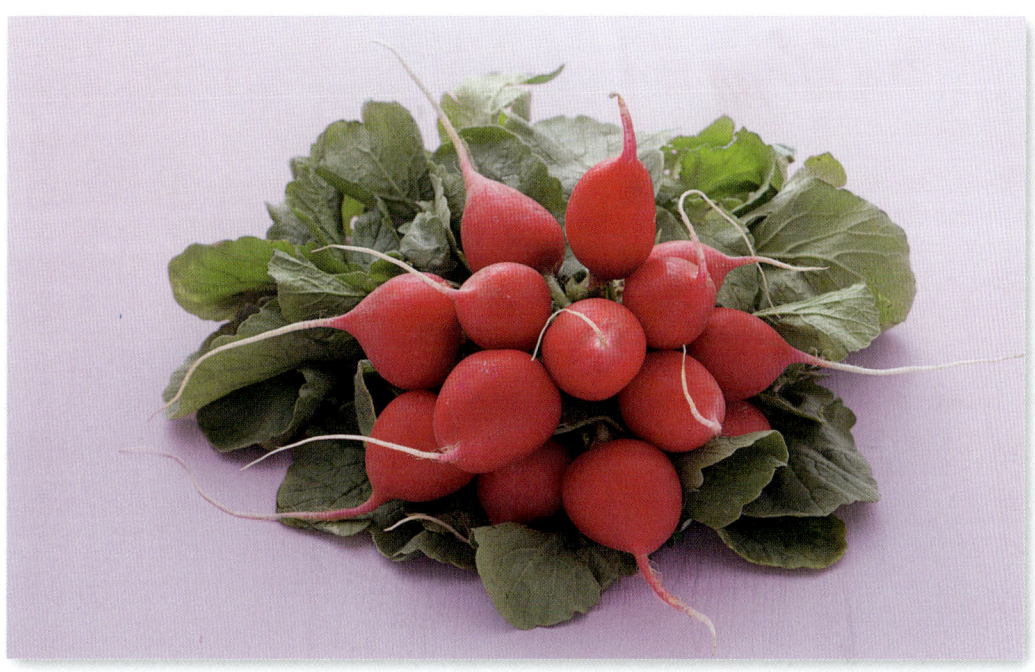

Radieschen gibt es fast das ganze Jahr über, meist gebündelt mit Laub. Die Handelsklassen werden nach Größe eingeteilt. Beim Einkauf sollte man die Knollen zwischen Daumen und Zeigefinger nehmen und prüfen, ob sie auch fest sind. Wenn sie während ihrer Reifezeit zu wenig Wasser haben, werden sie holzig und verlieren ihr Aroma. Radieschen kauft man am besten im Naturkostgeschäft oder beim Biobauern. Importware ist häufig schadstoffbelastet. Radieschen stets unter fließendem kaltem Wasser gründlich waschen, um die Schalen von Schmutz und chemischen Rückständen zu reinigen.

RETTICH

Er ist gewissermaßen der große Bruder des Radieschens. Der Rettich stammt aus dem Nahen Osten, eroberte den Mittelmeerraum und ist aus unserem Gemüseangebot nicht mehr wegzudenken. Er ist robust und genügsam. Deshalb wird er auch von Kleingärtnern gerne angebaut. Sein enormer Wasserreichtum macht ihn zum idealen Lebensmittel für alle Übergewichtigen, die schnell abnehmen möchten, denn der Rettichsaft ist ein wahres Konzentrat aus kostbaren Spurenelementen und Vitaminen und besonders reich an Kalium, das überschüssiges Wasser aus dem Bindegewebe ausschwemmt und damit entsäuernd wirkt.

Rettichsäuren sorgen für eine gesunde Produktion von Magensäure – die Voraussetzung für eine optimale Eiweißverwertung – ohne faulenden Proteine im Darm. Der Rettich ist ein Naturheilmittel gegen Verdauungsstörungen. Er wirkt vorbeugend gegen Leber- und Gallenbeschwerden, Blasen- und Nierenleiden und gegen verdicktes Blut.

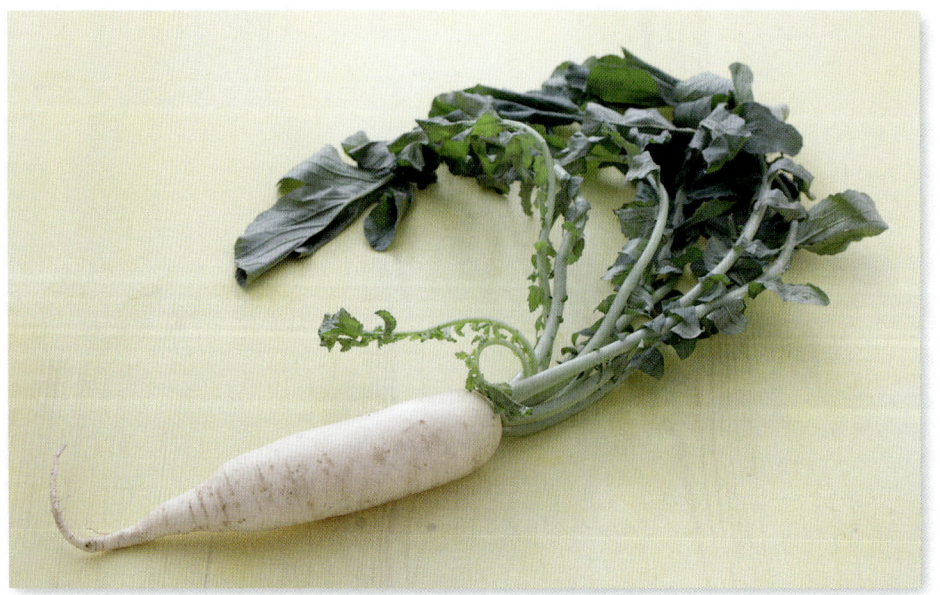

Das Angebot im Frühling stammt aus Gewächshäusern und hat meist eine hellere Farbe. Vor dem Verzehr wird das Grün abgetrennt, die Wurzelteile werden entfernt. Bei Bioware kann die nährstoffreiche Schale mitgegessen werden, Importware ist dagegen oft schadstoffbelastet. Rettich sollte nicht unbedingt stark gesalzen werden, sonst verliert er zu viel an kostbarem Fruchtwasser.

RHABARBER

Dieses Knöterichgewächs mit seinem hohen Gehalt an extrem sauren Apfel- und Zitronensäuren ist nicht jedermanns Sache. Da verzieht man schon mal das Gesicht. Die festen grünen oder grünroten Rhabarberstiele zählen zum Gesündesten, was die Natur hervorbringt. Sie enthalten ein Maximum an Vitamin C, Immunsubstanz Nr. 1 und gleichzeitig probater Verbündeter aller fettschmelzenden Hormone. Außerdem ist Rhabarber reich an Kalzium, dem unverzichtbaren Lieblingsfutter der Osteoblasten, der

Knochen bildenden Zellen. Außerdem bildet dieses erstaunliche Gemüse viel Niazin – Vitamin B3 – für kräftigen Kreislauf und gute Laune, dazu das probate Schönheitsvitamin Pantothensäure und hohe Konzentrationen von B-Vitamin zur Förderung der Blutbildung und Verlangsamung von Alterungsprozessen, das den meisten stressgeplagten Zeitgenossen fehlt.

Rhabarber muss sorgfältig gewaschen werden, die Haut wird abgezogen, die Stiele werden in zwei bis drei Zentimeter kurze Stücke geschnitten und weich gekocht. Die Blätter des Rhabarbers sollte man lieber nicht mitessen. Sie enthalten viel Oxalsäure, die Kalzium bindet und damit unverwertbar macht. Mit Agavendicksaft oder Ahornsirup gesüßt, ist Rhabarber ein köstliches Kompott.

ROTE BETE

Unter internationalen Ernährungs- und Fatburning-Spezialisten sind diese Knollen der absolute Favorit und gelten als Synonym für Nährstoffreichtum schlechthin. Rote Bete (oder Rote Rüben) haben ein so rotes Fruchtfleisch, weil sie im Erdreich ohne nennenswerte schützende Schale wachsen und reifen. Deshalb pumpen sie ihre Zellen mit Carotinen und Vitamin C auf, um Attacken kleiner, gieriger Käfer, Larven, Würmer und Insekten abzuwehren. Dazu holt sich das rote Supergewächs über seine Wurzeln viel Silizium aus dem Boden, das die natürliche Schönheit fördert. Unser Bindegewebe weist einen hohen Anteil an Silizium (Kieselerde) auf, das erhebliche Mengen an polsterndem Wasser bindet und somit die Haut jünger aussehen lässt. Rote Bete wirken entsäuernd und entschlackend, reinigen den Darm und verjüngen das Zellgewebe.

Am Gemüsestand sollte man lieber kleinere Rüben in den Einkaufswagen legen, denn diese werden rascher gar. Rote Bete sollte man stets nur kurz dämpfen, sonst werden reich enthaltene Nährstoffe, wie Vitamin C oder Folsäure, zerstört. Die Stiele sollten nicht entfernt und die Rüben zur Garprüfung nicht angestochen werden, weil sie sonst viel von ihrem kostbaren Saft verlieren. Rote Bete lassen sich gut lagern und sind den ganzen Winter über in den Gemüsetheken der Supermärkte erhältlich.

ROTKOHL
Noch ein traditionelles, vertrautes Gemüse und einer der besten natürlichen Lieferanten von Selen, dem unverzichtbaren Radikalfänger, Kernstück des Immunenzyms Glutathion-Peroxidase, das in allen unseren Zellen über deren Gesundheit wacht. Der Saft ist reich an Vitaminen, Spurenelementen und Kalium, das Wasser aus dem Bauchraum ausschwemmt. Das Gemüse entgiftet den Darm, wirkt blutdrucksenkend, liefert dem Gehirn belebende Nährstoffe und ist außerdem der perfekte Schlankmacher schlechthin.

Rotkohl (oder Blaukraut) ist ein ideales Gemüse für die nasskalte Herbst- und Winterzeit. Am besten greift man zu kleinen, festen und geschlossenen Köpfen, denn die sind aromatischer im Geschmack. Die Blätter werden in Streifen geschnitten oder gehobelt und können als Salat oder Gemüse gegessen werden. Im letzteren Fall nicht zu lange garen, dann bleibt der Kohl schön knackig.

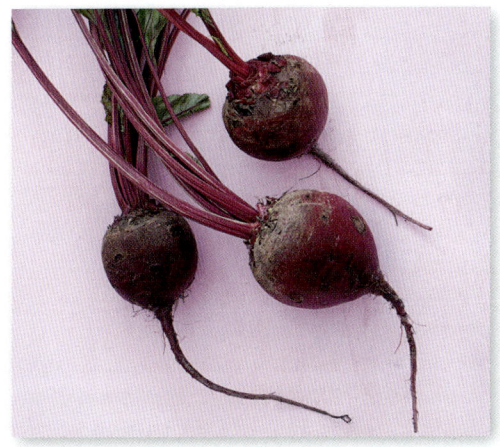

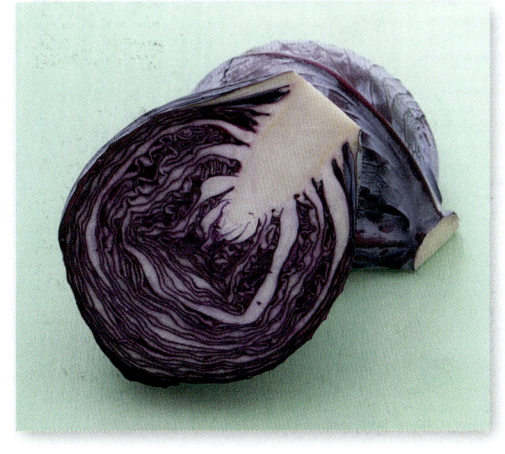

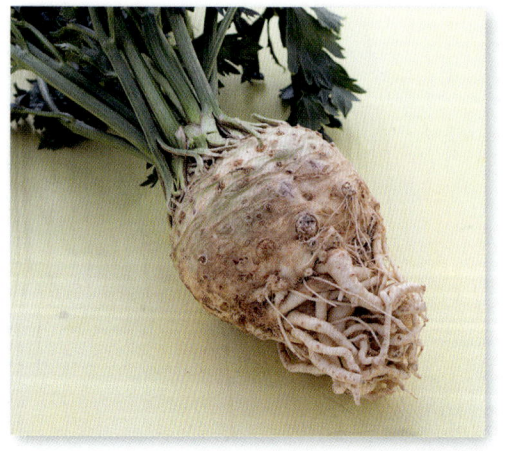
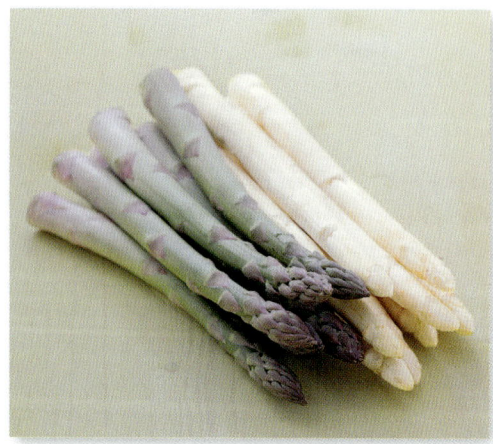

SELLERIE

Neben den herrlich leuchtenden roten Tomaten oder grünen Avocados kann sich diese bescheiden anmutende Knolle im Gemüseregal nicht behaupten. Deshalb wird sie auch meist achtlos liegen gelassen. Dabei zählt gerade der Sellerie zu den gesündesten unter unseren heimischen Gemüsen. Er ist eine wahre Vitamin-B-Bombe und bringt selbst einen trägen Stoffwechsel und hartnäckige Fettzellen auf Trab. Der typische Geschmack rührt von einer Komposition verschiedenster Aromata her, insbesondere von ätherischen Ölen, die Bakterien und Pilze im Mund- und Rachenraum sowie im Verdauungstrakt abtöten. Sellerie wirkt aber im ganzen Körper antibakteriell, z.B im Nieren- und Blasenbereich. Die Knolle ist entzündungshemmend und kurbelt den Blutfluss an.

Beim Einkauf sollte man darauf achten, dass die Knollen frisch sind und sich fest anfühlen. Das Laub an jungen Knollen eignet sich gut als Suppengemüse. Den Sellerie sorgfältig waschen und schälen. Er lässt sich roh zu Salat verarbeiten, aber auch gegart als aromatisches Gemüse. Die Pflanze ist robust, verträgt auch niedrige Temperaturen und ist deshalb als Freiland- oder Treibhausgemüse das ganze Jahr über erhältlich.

SPARGEL

Die delikaten Stangen machen mit wenig Kalorien satt und sind deshalb ein vorzüglicher Fatburner. Jedes Jahr im April beginnt die heiß ersehnte Spargelzeit und dauert bis Juni. Das Sprossengemüse wird nach Klassen sortiert, als weißer, grüner oder violetter Spargel. Es kommt aus dem Mittelmeerraum zu uns, aber die begehrtesten Qualitäten stammen von nahe gelegenen heimischen Feldern. Spargel enthält bis zu 90 Prozent Wasser, das reichlich B-Vitamine und Spurenelemente aufweist. Der Folsäure-Gehalt des Spargels ist legendär, kein anderes Gemüse ist so reich an diesem zellverjüngenden B-Vitamin. Außerdem ist Spargel die beste Quelle für Zink, das für kräftiges Kollagen sorgt, und er enthält enorm viel Kalium, das Wasser in Zellen pumpt, aber auch unerwünschte Wassereinlagerungen in Bauch oder Beinen ausschwemmt.

Grüner Frühspargel, z.B. aus Griechenland oder Spanien, ist besonders

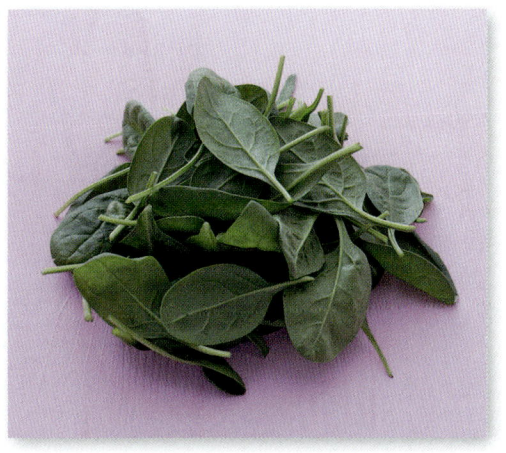
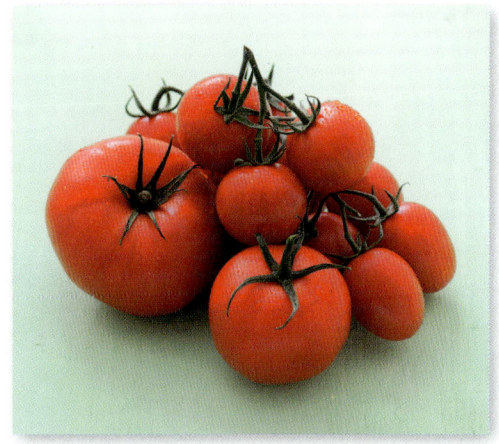

reich an Vitaminen, am beliebtesten sind die dicken Stangen der Handelsklasse Extra. Die Spargelstangen werden gewaschen und die Schalen dann von der Spitze bis zum Ende fein abgezogen. Nach 8 bis 15 Minuten im Salzwasser – je nach Dicke – sind sie gar, eine rasch zubereitete Mahlzeit. Spargel bringt Frühling und Sommer in die Körperzellen, nichts eignet sich besser für einen erfolgreichen Fatburning-Tag als dieses einzigartige Gemüse.

SPINAT

Mit seinem köstlichen Aroma und seiner Fülle an hochpotenten biologischen Nährstoffen ist der Spinat ein großartiges Blattgemüse. Seine tiefgrüne Farbe erhält er vom Pflanzenfarbstoff Chlorophyll, der mit seinem Kernatom Magnesium ein Segen für alle Energieprozesse in unseren rund 70 Billionen Körperzellen ist. Dieses Mineral wird im Darm auch gebraucht, um aus dem Nahrungsbrei jene Nukleotide freizusetzen, mit denen unsere Chromosomen und Gene Nacht für Nacht aufs Neue verjüngt werden. Spinat enthält viel Eisen und Vitamin C, er wirkt blutbildend,

regulierend auf den Blutzuckerspiegel und somit wohltuend und beruhigend auf Gehirn und Nerven.

Am besten schmeckt der junge, zartblättrige Spinat, aber auch Tiefkühlware kann man bedenkenlos verwenden. Die Wurzeln und Stiele werden abgetrennt, die Blätter gewaschen und gespült. Spinat soll stets nur kurz in wenig Flüssigkeit gegart werden. Bei lang anhaltender Hitzeeinwirkung verliert er nicht nur seinen Biss, sondern auch viel von seinen kostbaren Vitaminen. Spinat ist ein ebenso guter Kalziumspender – für Knochen und Zähne – wie Milch oder Käse, ein ideales Lebensmittel für Veganer und mit seinem Kaliumgehalt ein perfekter Fatburner.

TOMATE

Die rote, herrlichsüßliche Saftfrucht wartet mit einem verführerischen Geschmack und Bukett auf. Hineinbeißen macht glücklich. Die glänzenden Schalen sind reich an mehrfach ungesättigten Fettsäuren, die dafür sorgen, dass diese sonnenverliebte Pflanze ihr Fruchtwasser konserviert. Was so rot leuchtet, sind Lykopene, die häufigste Art der

Carotine, die wiederum eine Vorstufe von Vitamin A sind und die Immunabwehr speziell der Schleimhautzellen stärken, die schließlich Tag und Nacht aggressiven Bakterien oder anderen Mikroben ausgesetzt sind. Die Tomate zählt zu den Favoriten der Super-Vegan-Diät. Sie hat das Potenzial, Triglyzeride aus Schwabbelpfunden freizusetzen und den Körperzellen als Energienahrung zuzuführen.

Tomaten gibt es das ganze Jahr über, aus Freiland- oder Treibhausanbau. Die Pflanzen aus Massengewächshäusern wachsen leider oft ohne einen Krümel natürlicher Erde in einer Art Chemiehumus aus Wachstumsbeschleunigern. Sie werden noch unreif geerntet, haben also zu wenig Zeit, ihre wertvollen Hormone, Enzyme und Vitamine zu bilden. Kein Wunder, dass sie oft nur nach Wasser schmecken. So enthält eine Tomate aus dem heimischen Kleingarten nicht selten 70-mal mehr Folsäure als ein Importprodukt aus dem Süden.

Reife Tomaten sollten schnell auf den Küchentisch, denn sie welken rasch. Es empfiehlt sich, Importware zu überbrühen und die Haut abzuziehen, da diese nicht selten von Insektiziden, Pestiziden und Konservierungsstoffen strotzt.

ZUCCHINI

Der grüne, prall-saftige Schlankmacher mit seinem hohen Wassergehalt ist ein Geschenk der Natur an jeden Übergewichtigen, der sich endlich von seinem Bauch- und Hüftspeck befreien möchte. Die Baumfrucht stammt ursprünglich aus dem Mittelmeerraum (Griechenland, Türkei, Zypern usw.), wo sie seit Langem dazu beiträgt, die Einheimischen schlank zu erhalten. Die Schale enthält viel Carotine und Magnesium und sollte deshalb nicht entfernt werden. Daher kauft man Zucchini am besten im Naturkostgeschäft bzw. als Bioware. Ähnlich wie Gurken machen Zucchini satt und regen den Fettstoffwechsel an. Sie entwässern, entsäuern, machen

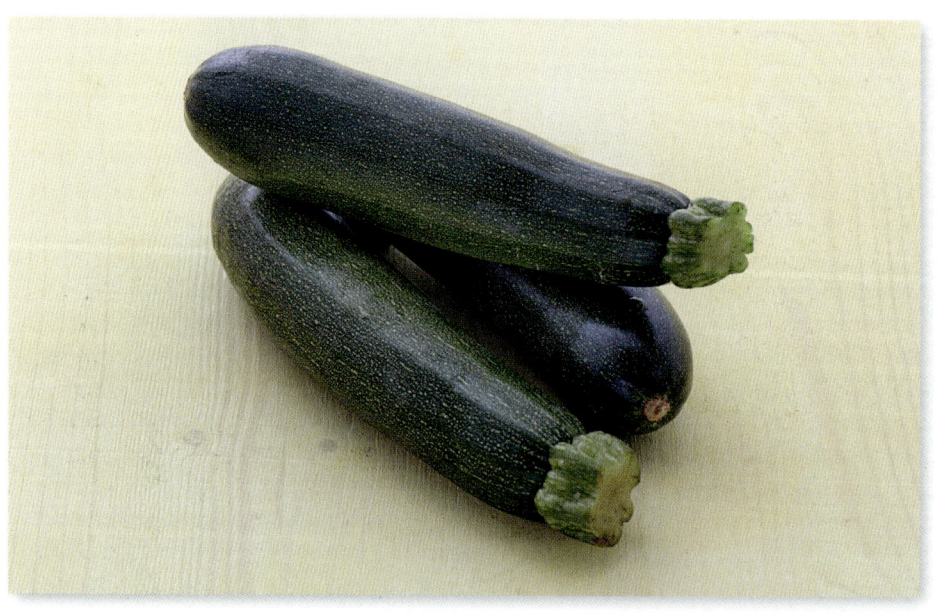

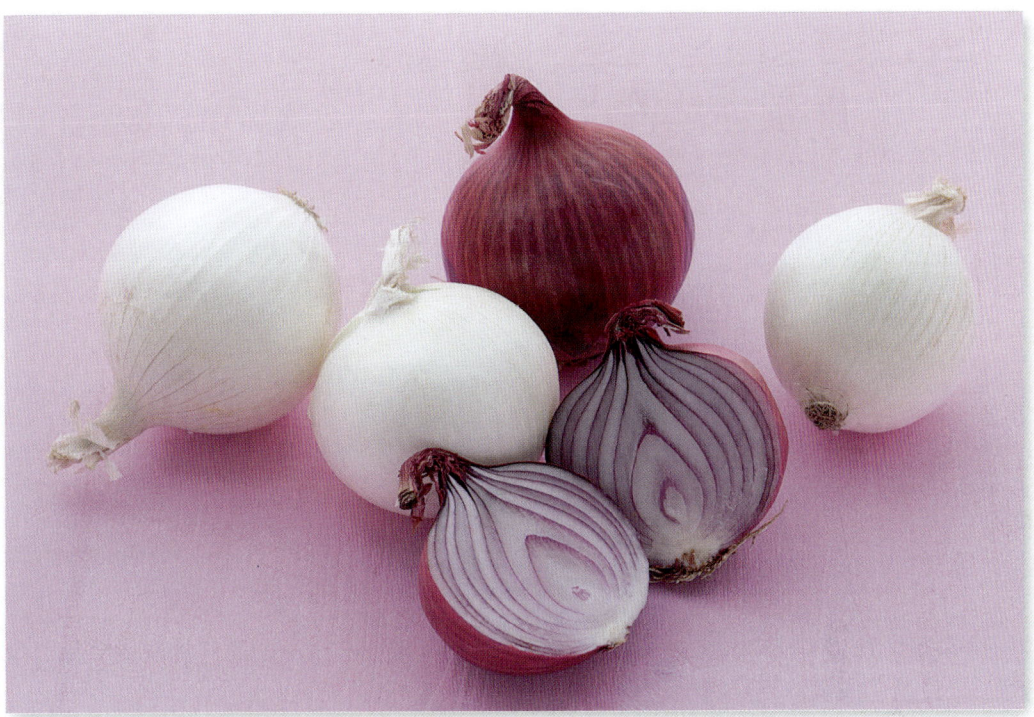

verdicktes Blut dünnflüssig und sorgen mit ihren Ballaststoffen für eine rasche Darmpassage. Beim Einkauf sollte man bevorzugt zu kleinen, festen Früchten greifen, auch wenn sie weniger Wasser enthalten. Sie haben dafür mehr Aroma. Stiele und faulige Teile werden abgetrennt, die Zucchini gewaschen und in Scheiben, Würfel oder kleine Stücke geschnitten. Dieses Gemüse sollte nur in wenig Flüssigkeit kurz gegart werden, so bleibt der mild-würzige Geschmack erhalten. Starkes Würzen verdirbt den herrlichen Eigengeschmack.

ZWIEBEL

Beim Schneiden fließen Tränen – dies rührt von der extrem hohen Konzentration an Allizin her, einer schwefelhaltigen Verbindung, die Bakterien und andere Krankheitserreger schon beim Einatmen abtötet. Nicht umsonst gilt die Zwiebel

seit Jahrtausenden in der Naturmedizin auch als Heilmittel gegen Infektionskrankheiten. Zwiebeln verdünnen das Blut. Dadurch werden Körperzellen besser mit Nährstoffen versorgt. Sie kurbeln außerdem ihren Stoffwechsel an und verbrennen dementsprechend mehr Fett zu Energie. Zwiebeln senken die Blutfettwerte, beugen Gefäßkrankheiten vor, regulieren die Verdauung, kräftigen das Immunsystem und stärken Gehirn- und Nervenzellen.

Große, saftige Zwiebeln sind am empfehlenswertesten. Sie stammen oft aus südlichen Ländern wie Zypern, Spanien oder Griechenland. Die trockenen Schalen werden entfernt, danach werden die Zwiebeln in Ringe oder Stücke geschnitten. Sie lassen sich vielseitig verwenden, in Salat oder Rohkost, zur Garnierung oder um Mahlzeiten ein würziges Aroma zu verleihen.

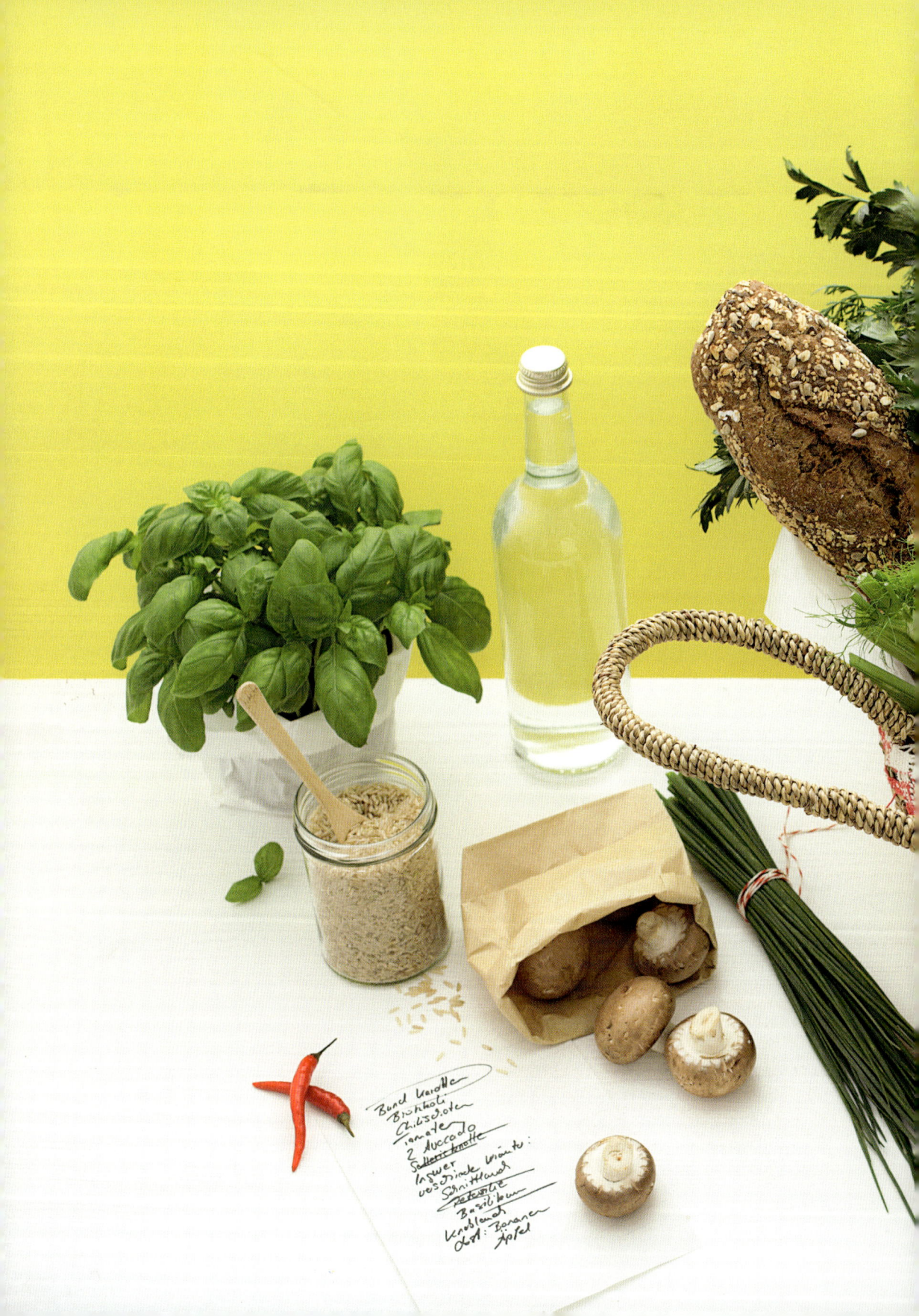

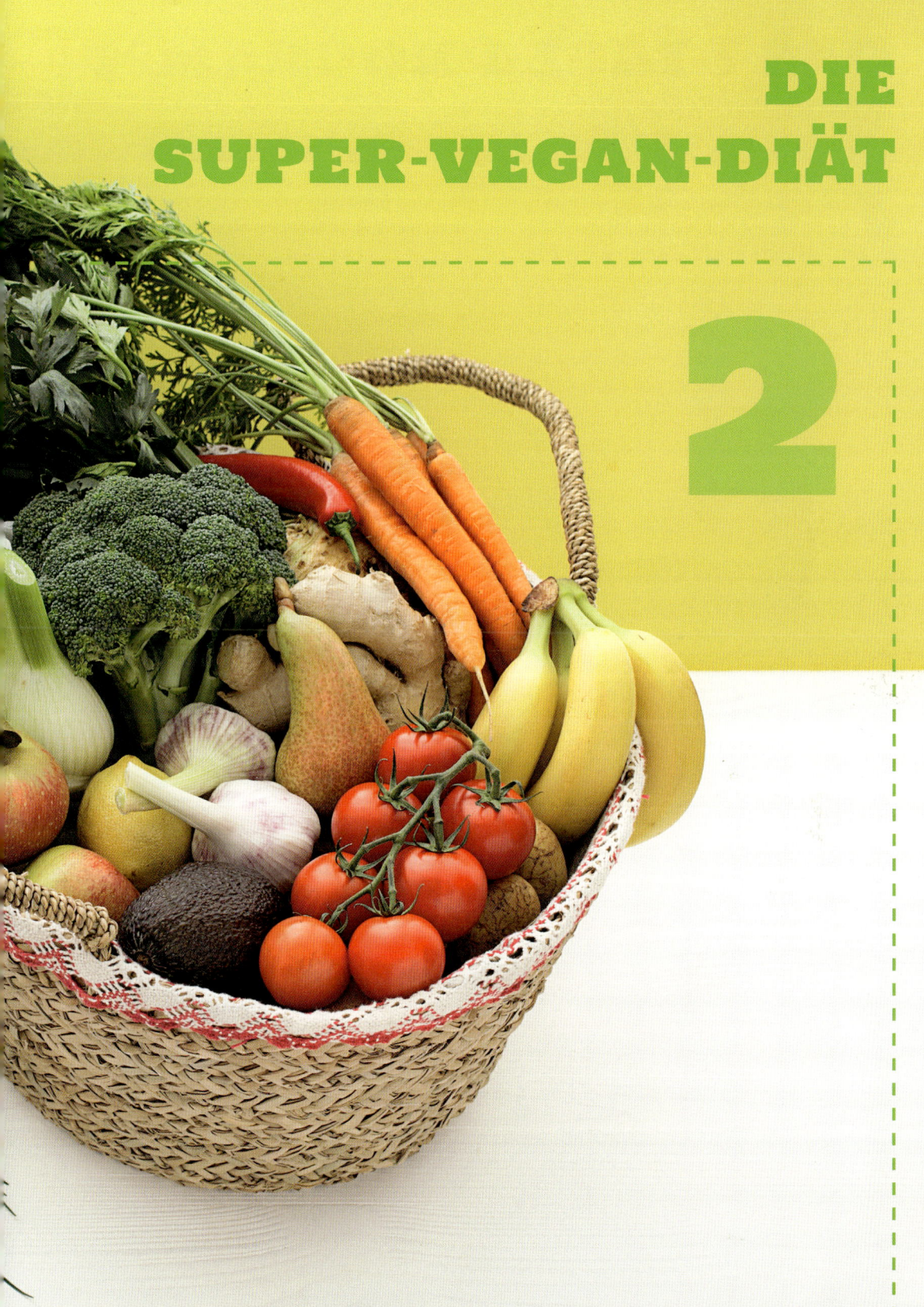

DIE
SUPER-VEGAN-DIÄT

2

DAS 7-TAGE-PROGRAMM

etzt heißt es: Raus mit den Schwabbelpfunden! Nach dem Motto: Weglassen, was dick macht, dafür essen, was
schlank macht. Hier der konkrete Ernäh-
rungsplan mit Rezepten von Montag bis
Sonntag. Da purzeln auch die schwarzen
Zahlen auf der Personenwaage. Die Zutaten sind bei allen Rezepten für jeweils
2 Personen bemessen.

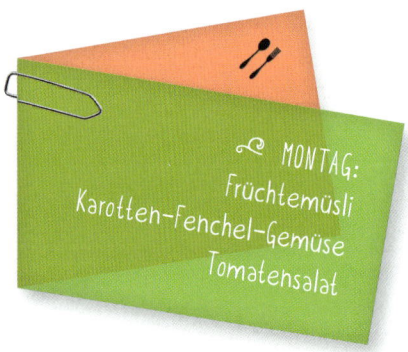

MONTAG:
Früchtemüsli
Karotten-Fenchel-Gemüse
Tomatensalat

Zum Frühstück gibt es
FRÜCHTEMÜSLI

* 1 kleiner Bioapfel
* 1 Banane
* 1 Tasse Hafermilch
* 1 TL Ahornsirup
* 4 EL Haferflocken
* 1 EL Rosinen
* 1 EL gehackte Haselnüsse

Den Apfel waschen und mit Schale raspeln. Die Banane ebenfalls schälen und
in dünne Scheiben schneiden. Die Hafermilch erwärmen und mit dem Ahornsirup, den Rosinen und den Haselnüssen
vermengen. Das Obst unter das Müsli
mischen.

Mittags pikantes
KAROTTEN-FENCHEL-GEMÜSE

* 200 g Kartoffeln
* 1 Fenchelknolle
* 2 Karotten
* 2 EL Instant-Gemüsebrühe
* 6 EL Sojamilch
* Meersalz, Muskat
* 1 TL Olivenöl

Die Kartoffeln schälen und in Salzwas-
ser gar kochen. Den Fenchel und die
Karotten waschen und in mundgerechte
Stücke schneiden. Das Gemüse in der
Brühe bissfest garen, mit Fenchelgrün
bestreuen. Die Sojamilch erhitzen, die
Kartoffeln abgießen und durch die Kar-
toffelpresse in die Sojamilch drücken.
Das Olivenöl dazugeben, das Püree mit
dem Schneebesen luftig schlagen, mit
Meersalz und Muskat abschmecken und
mit dem Gemüse servieren.

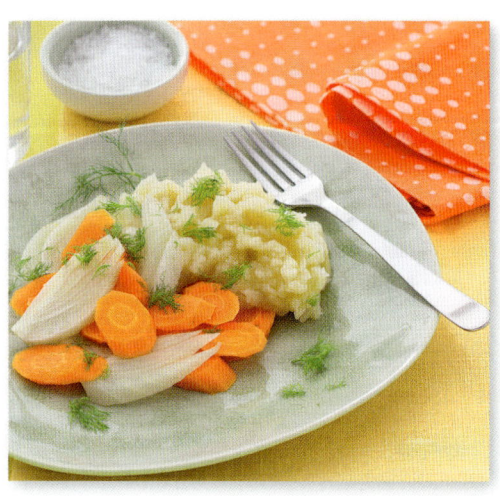

Und abends ein köstlicher
TOMATENSALAT

* 2 große Fleischtomaten
* 100 g frische Champignons
* 1 TL Zitronensaft
* 1 Bund Basilikum
* 3 EL Olivenöl
* 1 EL Rotweinessig
* Meersalz, Pfeffer
* Vollkornbaguette

Die Tomaten überbrühen, enthäuten, in Scheiben schneiden und auf zwei Teller verteilen. Die Champignon putzen, in feine Scheiben schneiden und darübergeben. Alles mit Zitronensaft beträufeln. Das Basilikum waschen, trockentupfen, grob zerkleinern und auf Tomaten und Pilzen verteilen. Aus Essig, Olivenöl, Meersalz und Pfeffer eine Marinade rühren und über die Tomaten und die Pilze geben. Den Salat mit dem Vollkornbaguette servieren.

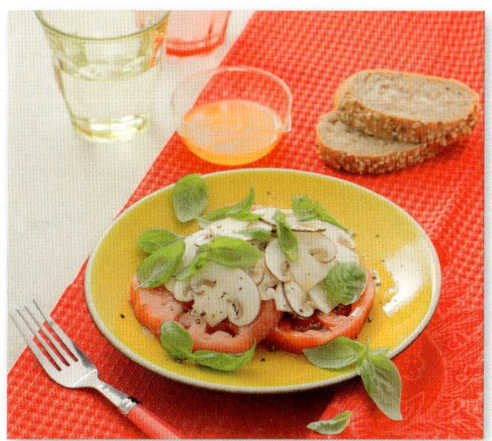

Die Vollkorntoasts hellbraun toasten und mit Alsan bestreichen. Die Gurke und die Tomaten in feine Scheiben schneiden und die Toastscheiben damit belegen. Die Oliven halbieren und ebenfalls auf die Toasts legen. Das Ganze mit Meersalz, Pfeffer und Paprika bestreuen.

Mittags schlemmen mit
AUSTERNPILZEN

* 4 EL Olivenöl
* 300 g Austernpilze
* 1 Knoblauchzehe
* Meersalz, Pfeffer
* 6 Cocktailtomaten
* 100 g Blattsalat
* 2 EL Zitronensaft
* Basilikum

Das Öl erhitzen und die Austernpilze darin von beiden Seiten braun anbraten. Den Knoblauch abziehen und fein schneiden, kurz mitdünsten, alles mit Salz und Pfeffer abschmecken. Pilze, halbierte Tomaten und Salatblätter auf zwei Tellern anrichten. Den Bratensatz mit Zitronensaft und etwas Wasser verrühren. Das Basilikum dazugeben und die Sauce über die Pilze verteilen.

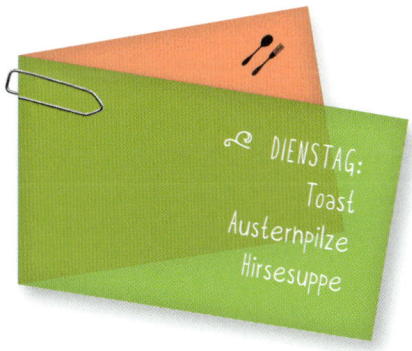

DIENSTAG:
Toast
Austernpilze
Hirsesuppe

Morgens gesund
TOAST

* 4 Scheiben Vollkorntoast
* 2 EL Alsan
* 1 Delikatessgurke
* 2 kleine Tomaten
* 6 Oliven
* Meersalz, Pfeffer, Paprika

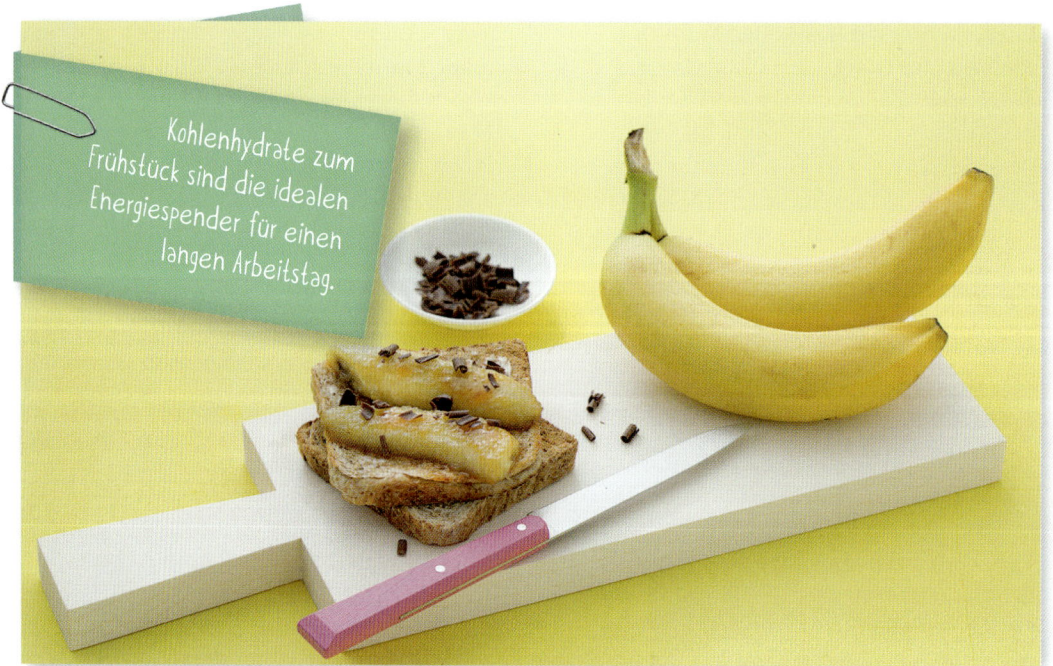

Kohlenhydrate zum Frühstück sind die idealen Energiespender für einen langen Arbeitstag.

Zum Abendessen gibt es
HIRSESUPPE

* 200 g Heidelbeeren oder andere Beeren
* ½ Liter Soja-, Mandel- oder Hafermilch
* etwas Meersalz
* 30 g Hirse
* 1 EL Ahornsirup
* etwas Zimt

Die Beeren verlesen, waschen und trocken tupfen. Die Sojamilch oder ersatzweise eine andere Milchsorte auf pflanzlicher Basis in einen Topf geben und mit 1 Prise Meersalz zum Kochen bringen. Die Hirse einstreuen und bei schwacher Hitze aufquellen lassen. Die Suppe mit Ahornsirup und Zimt abschmecken und in zwei Schalen geben. Die Suppe zuletzt mit den Beeren bestreuen.

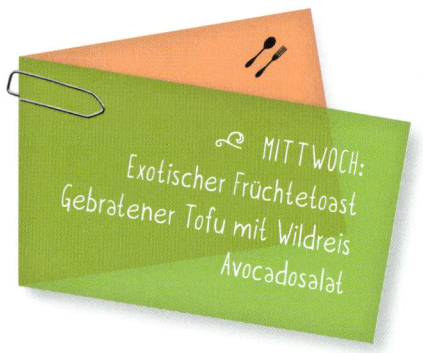

MITTWOCH:
Exotischer Früchtetoast
Gebratener Tofu mit Wildreis
Avocadosalat

Zum süßen Frühstück
EXOTISCHER FRÜCHTETOAST

* 4 Scheiben Vollkorntoast
* 2 Bananen, ersatzweise 4 Scheiben frische Ananas
* 2 EL Ahornsirup
* 1 EL Alsan oder ein anderes veganes Streichfett
* 1 EL Schokoladenraspel

Den Vollkorntoast toasten. Die Bananen schälen, der Länge nach halbieren und mit 1 Esslöffel Ahornsirup überziehen. Etwas Alsan in einer Pfanne erhitzen und die Bananen darin kurz anbraten. Die Toastscheiben mit dem restlichen Alsan bestreichen, mit den gebratenen Bananenhälften belegen, mit dem restlichen Ahornsirup übergießen und mit Schokoladeraspel bestreuen.

Auf den Mittagstisch
GEBRATENER TOFU MIT WILDREIS

* 150 g Naturreis
* etwas Meersalz
* 1 kleine Zwiebel
* 1 Knoblauchzehe
* 1 EL Olivenöl
* 200 g Tofu
* ½ Tasse Kokos- oder Sojamilch
* 1 TL Currypulver
* schwarzer Pfeffer aus der Mühle

Den Reis mit 1 Prise Salz und 500 ml Wasser in einen Topf geben, aufkochen und bei schwächster Hitze etwa 20 Minuten ziehen lassen. Inzwischen die Zwiebel und den Knoblauch abziehen

und beides fein hacken. Das Olivenöl in einer Pfanne erhitzen, den Tofu von beiden Seiten anbraten, herausnehmen und warm stellen. Zwiebel und Knoblauch ins heiße Öl geben und wenige Minuten anschwitzen. Mit der Milch ablöschen, mit Meersalz, Curry und Pfeffer abschmecken. Die Sauce aufkochen und bei schwacher Hitze einkochen lassen, bis sie andickt. Den Tofu einige Minuten in der Sauce ziehen lassen und zusammen mit dem Reis servieren.

Als leichtes Abendessen
AVOCADOSALAT

* 200 g Linsen
* 1 reife Avocado
* 1 EL Zitronensaft
* 2 EL Olivenöl
* 1 TL getrockneter Oregano
* etwas Meersalz
* 2 EL gehackter Schnittlauch
* 1 EL gehackte, geröstete Haselnüsse

Die Linsen über Nacht einweichen, abgießen und in reichlich Wasser weich kochen. Inzwischen die Avocado schälen, entkernen und das Fruchtfleisch in

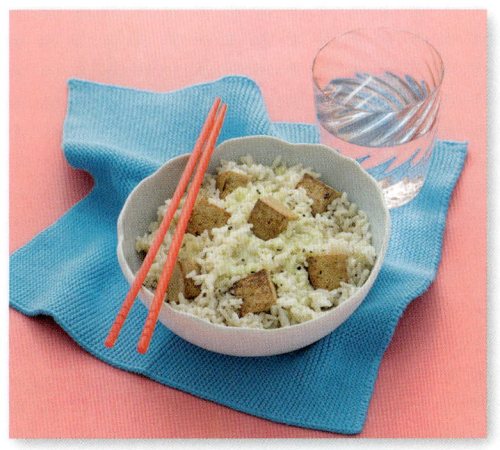

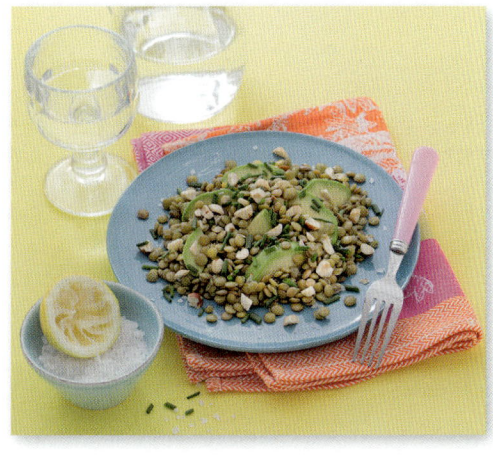

feine Scheiben schneiden. Zitronensaft, Olivenöl, Oregano und Meersalz zu einer Marinade verrühren. Die Linsen mit der Marinade vermischen. Den Linsensalat auf Tellern anrichten, mit den Avocadoscheiben belegen und mit den Haselnüssen und dem Schnittlauch bestreuen. Nach Geschmack noch mit etwas zusätzlichem Öl oder Zitronensaft beträufeln.

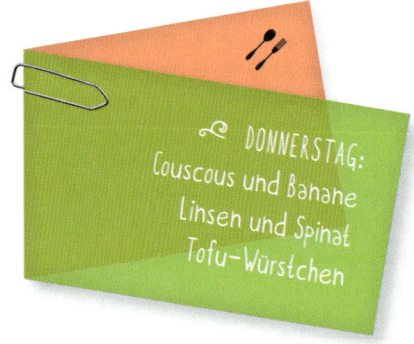

DONNERSTAG:
Couscous und Banane
Linsen und Spinat
Tofu-Würstchen

Zum Frühstück
COUSCOUS UND BANANE

* 50 g Orangensaft
* 100 g Couscous
* 1 Banane

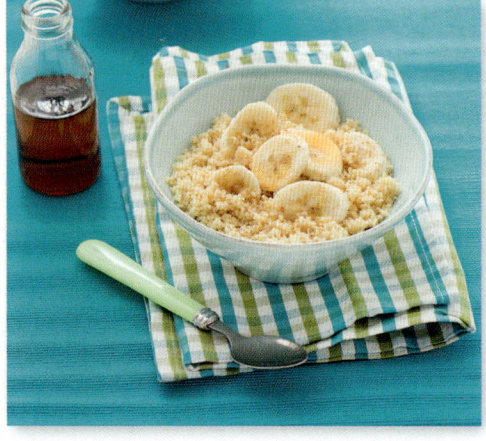

* 1 MSP Zimt
* 1 MSP Muskat
* 2 EL Ahornsirup

Den Orangensaft mit 50 ml Wasser bis zum Siedepunkt erhitzen, aber nicht kochen lassen, den Couscous einrühren und das Ganze abseits der Kochstelle zugedeckt etwa 8 Minuten ziehen lassen, bis der Cousous weich ist. Inzwischen die Banane schälen und in dünne Scheiben schneiden. Die Bananenscheiben mit dem Couscous vermischen, das Ganze mit Zimt und Muskat bestreuen und mit dem Ahornsirup beträufeln.

Heute Mittag gibt es
LINSEN & SPINAT

* 1 Zwiebel
* 1 Knoblauchzehe
* 1 EL Pflanzenöl
* 200 g Linsen
* 100 g TK-Spinat, aufgetaut
* etwas Meersalz und schwarzer Pfeffer aus der Mühle
* ½ TL Kreuzkümmel

Die Zwiebel und die Knoblauchzehe abziehen. Die Zwiebel in Ringe schneiden. Das Pflanzenöl in einem Topf erhitzen und die Zwiebel darin in etwa 10 Minuten bei mäßiger Hitze goldbraun anschwitzen. Den Knoblauch dazupressen, die Linsen mit 250 ml Wasser dazugeben. Das Ganze aufkochen und bei schwacher Hitze zugedeckt etwa 40 Minuten köcheln lassen, bis die Linsen weich sind. Die Kochzeit hängt von der Linsensorte ab. Sobald die Linsen knapp gar sind, den Spinat dazugeben, alles erhitzen und zugedeckt kurz weiterköcheln lassen. Das Gemüse mit Salz, Pfeffer und Kreuzkümmel herzhaft abschmecken.

Am Abend
TOFU-WÜRSTCHEN

* 1 TL Olivenöl
* 4 Tofu-Würstchen (aus dem Naturkostgeschäft)
* 2 Scheiben Dreikornbrot
* 1 EL Alsan
* mittelscharfer Senf nach Geschmack
* 6 Cocktailtomaten

Das Olivenöl in einer Pfanne erhitzen und die Tofu-Würstchen darin von allen Seiten knusprig braten. Das Dreikornbrot mit Alsan bestreichen. Die Würstchen mit Senf und halbierten Cocktailtomaten anrichten.

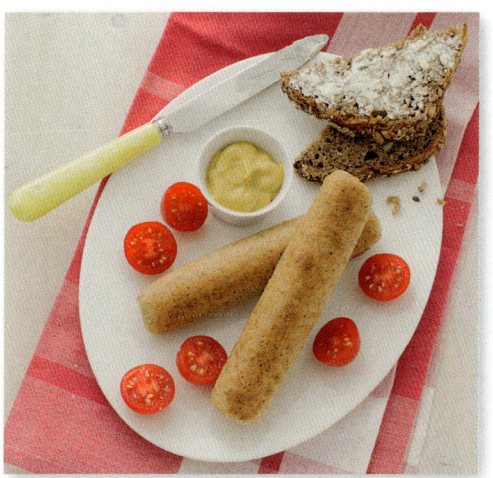

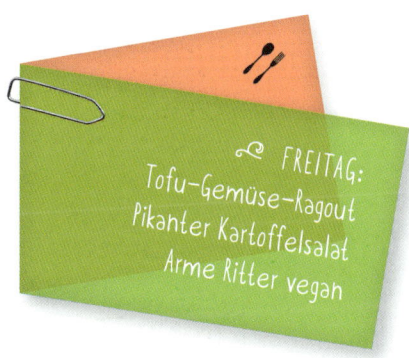

FREITAG:
Tofu-Gemüse-Ragout
Pikanter Kartoffelsalat
Arme Ritter vegan

Das Gemüse je nach Sorte waschen, putzen und in mundgerechte Stücke schneiden. Die Zwiebel abziehen und fein würfeln. Das Gemüse mit der Zwiebel, der Brühe, dem grünen Pfeffer und der Sojasauce in eine Kasserolle geben, bei mittlerer Hitze aufkochen und zugedeckt dünsten, bis das Gemüse weich ist. Den Tofu zerquetschen und unter das Gemüse mischen. Das Ganze mit Kurkuma und Paprika bestreuen. Noch einmal kurz erhitzen und mit Salz und Pfeffer abschmecken.

Den Tag gesund beginnen mit
TOFU-GEMÜSE-RAGOUT

* 200 g Gemüse nach Wahl
* 1 kleine Zwiebel
* 1 EL eingelegter grüner Pfeffer
* 1 EL Gemüsebrühe
* 1 TL Sojasauce
* 100 g Tofu
* ½ TL Kurkuma
* 1 TL süßes Paprikapulver
* 1 MSP Rosenpaprika
* etwas Meersalz und schwarzer Pfeffer aus der Mühle

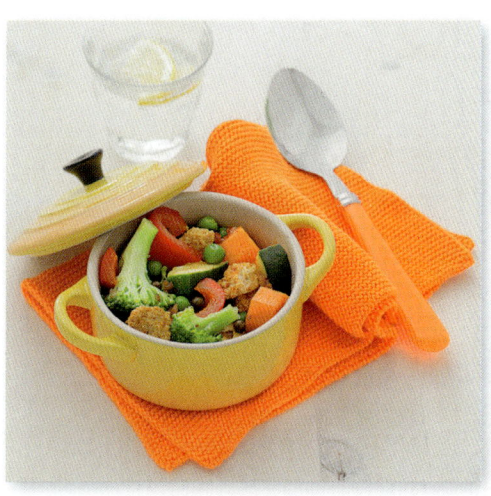

Und mittags ein
PIKANTER KARTOFFELSALAT

* 3 mittelgroße Kartoffeln
* etwas Meersalz
* 1 Zwiebel
* 1 Knoblauchzehe
* 1 EL Essig
* 2 EL Gemüsebrühe
* 2 EL Sonnenblumenöl
* etwas schwarzer Pfeffer aus der Mühle
* 1 Bund Petersilie

Die Kartoffeln in der Schale in reichlich Salzwasser knapp gar kochen, abgießen und abkühlen lassen – am besten über Nacht. Die Kartoffeln schälen und in kleine Stücke schneiden. Die Zwiebel und den Knoblauch abziehen und fein hacken. Beides zu den Kartoffeln geben. Den Essig, die Brühe und das Sonnenblumenöl mit Salz und Pfeffer zu einer Salatsauce rühren und die Kartoffeln damit begießen. Den Salat gut vermischen und etwa 3 Stunden im Kühlschrank ziehen lassen. Vor dem Servieren die Petersilie waschen, trockenschütteln und fein hacken. Den Kartoffelsalat vor dem Servieren mit der Petersilie bestreuen.

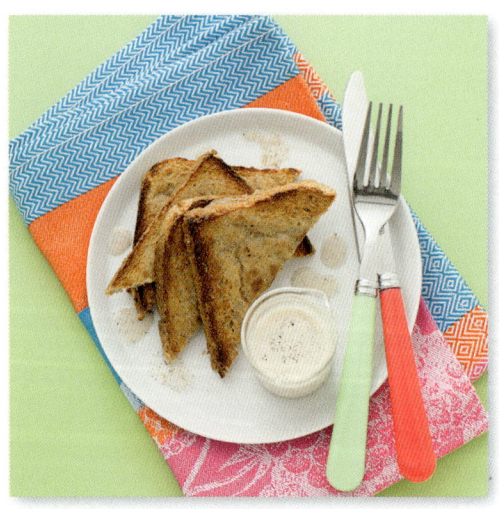

Abends gibt es ein leichtes Gericht:
ARME RITTER VEGAN

* 2 EL Vollkornmehl
* ¼ l Sojamilch
* 1 Vanilleschote oder TL Vanilleextrakt
* 1 EL Hefeflocken (Bioladen)
* 1 EL Ahornsirup
* 1 MSP Salz
* 1 MSP geriebene Muskatnuss
* 4 Scheiben Vollkorntoast

Den Backofen auf 160 °C vorheizen. Das Vollkornmehl in eine Rührschüssel geben und mit einem Schneebesen mit der Sojamilch verrühren. Die Vanilleschote mit einem scharfen Messer längs aufschlitzen, aufklappen und das Mark herausschaben. Das Vanillemark, die Hefeflocken, den Ahornsirup, das Salz und die Muskatnuss zur Sojamilch geben und alles gut verrühren. Die Toastscheiben in die Milchmischung eintauchen und gut tränken, bis sie sich vollgesogen haben, dann auf ein mit Backpapier ausgelegtes Backblech legen und im heißen Ofen goldgelb backen. Einmal wenden. Auf Teller geben und mit der restlichen Sauce begießen.

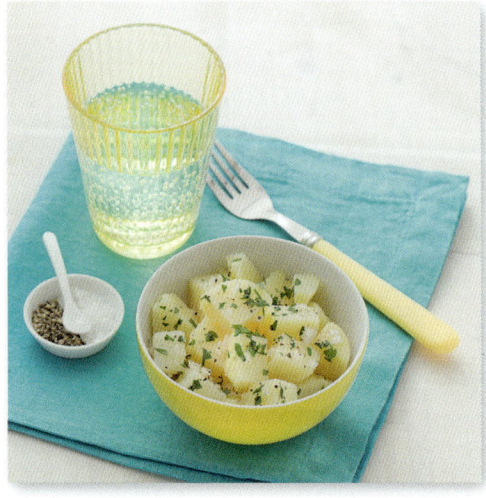

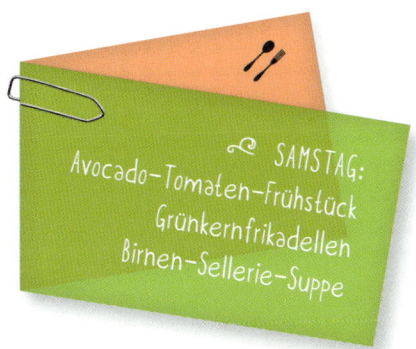

SAMSTAG:
Avocado-Tomaten-Frühstück
Grünkernfrikadellen
Birnen-Sellerie-Suppe

Pikant und belebend
AVOCADO-TOMATEN-FRÜHSTÜCK

* 1 reife Avocado
* 1 Tomate
* 1 TL Zitronensaft
* etwas Salz, Pfeffer und Paprika
* 6 Scheiben Vollkornknäckebrot

Die Avocado schälen, halbieren, entkernen und in Scheiben schneiden. Die Avocadoscheiben auf zwei Tellern anrichten und mit Zitronensaft beträufeln. Die Tomate in Scheiben schneiden und zu den Avocado-Scheibchen legen. Den Tellerrand mit Salz, Pfeffer und Paprika garnieren ubnd den Gemüseteller mit dem Vollkornknäckebrot servieren.

Zum Mittagessen
GRÜNKERNFRIKADELLEN

* ¼ Liter Gemüsebrühe
* 125 g Grünkern, geschrotet
* 1 Zwiebel
* 2 EL Sonnenblumenöl
* ½ Bund Petersilie
* ½ Bund Schnittlauch
* ½ TL Basilikum, getrocknet
* etwas Meersalz

Die Gemüsebrühe in einen Topf geben und aufkochen. Das Grünkernschrot dazugeben, alles gut verrühren, zum Kochen bringen und bei schwächster Hitze zugedeckt etwa 15 Minuten lang quellen lassen. Dabei immer wieder umrühren. Inzwischen die Zwiebel abziehen und klein würfeln. Petersilie und Schnittlauch waschen, trockenschütteln und fein hacken. 1 EL Sonnenblumenöl in einer Pfanne erhitzen und die Zwiebel darin bei mittlerer Hitze glasig anschwitzen. Die Zwiebel mit der Petersilie, dem Schnittlauch, dem Basilikum und Salz nach Geschmack in die Grünkernmasse rühren. 2 Frikadellen formen, das restliche Öl erhitzen und die Frikadellen darin von beiden Seiten knusprig braten.

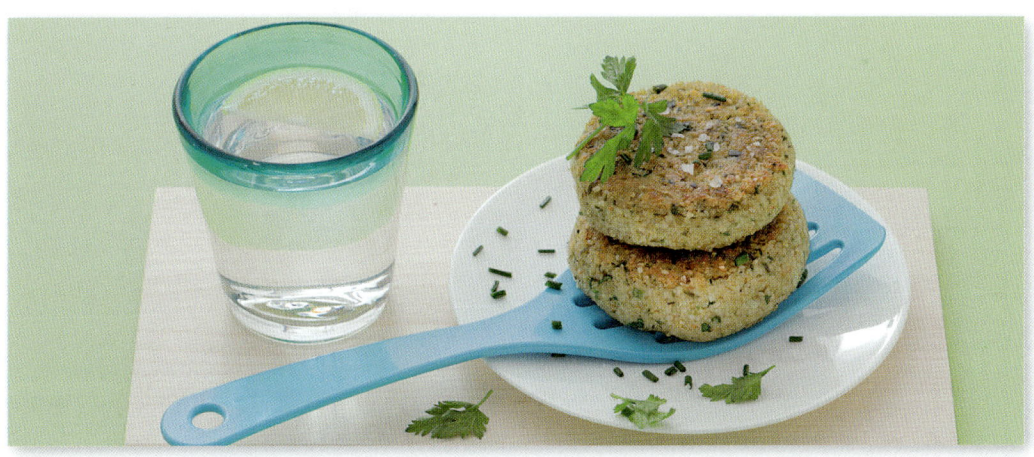

Abends
SUPPE MIT BIRNEN & SELLERIE

* 2 feste Birnen
* 1 kleine Zwiebel
* 1 kleine Sellerieknolle
* 1 TL Sonnenblumenöl
* 100 g Gemüsebrühe
* Meersalz, Pfeffer
* 1 TL Sojasauce
* 1 Bund Schnittlauch

Die Birnen waschen, in dünne Scheiben schneiden, in etwas Wasser weich dünsten, pürieren und beiseite stellen. Die Zwiebel abziehen und fein würfeln. Den Sellerie schälen, in Scheiben schneiden und diese grob hacken. Das Öl in einer Pfanne erhitzen und die Zwiebel darin kurz anschwitzen. Den Sellerie zur Zwiebel geben und bei mittlerer Hitze unter ständigem Rühren ebenfalls kurz anschwitzen. Das Ganze mit der Gemüsebrühe ablöschen, aufkochen und zugedeckt etwa 20 Minuten köcheln lassen. Die Birnenmasse in die Suppe geben, alles aufkochen und bei schwacher Hitze weitere 10 Minuten köcheln lassen. Inzwischen den Schnittlauch

waschen, trockenschütteln und in feine Röllchen schneiden. Am Ende der Kochzeit die Suppe gut verrühren, noch einmal erhitzen, mit Sojasauce, Salz und Pfeffer abschmecken und mit Schnittlauch bestreuen.

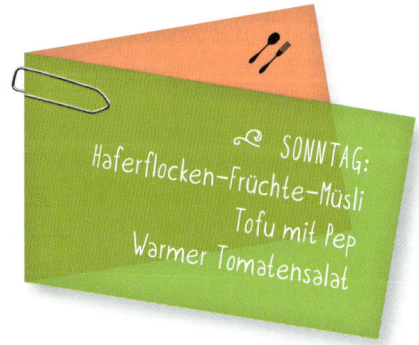

SONNTAG:
Haferflocken-Früchte-Müsli
Tofu mit Pep
Warmer Tomatensalat

Ein kerniges Frühstück:
HAFERFLOCKEN-FRÜCHTE-MÜSLI

* 75 g Haferflocken
* 2 EL Haferkleie
* 1 EL Leinsamen
* 1 EL Weizenkleie
* 1 EL Ahornsirup
* 100 g Früchte nach Wahl
* 50 g geraspelte Nüsse nach Wahl

Haferflocken und Haferkleie mit 250 ml Wasser in einem Topf verrühren, aufkochen und bei schwacher Hitze unter wiederholtem Umrühren 5 Minuten köcheln lassen. Von der Kochstelle nehmen und Leinsamen und Weizenkleie einrühren. Zugedeckt 5 Minuten lang ruhen lassen und den Ahornsirup einrühren. Inzwischen die Früchte putzen, waschen und je nach Sorte in mundgerechte Stücke schneiden. Die Nüsse grob raspeln. Das Müsli auf Schalen verteilen und vor dem Servieren mit Früchten und Nüssen nach Belieben garnieren.

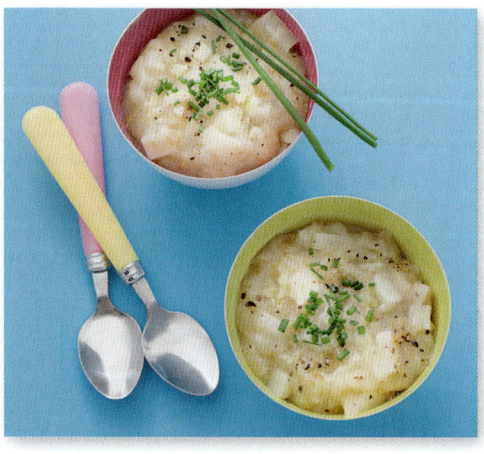

Zum Mittagessen
TOFU MIT PEP

* 1 kleiner Kopf Brokkoli
* 1 kleine Zwiebel
* 1 Knoblauchzehe
* 1 kleine rote Chili, fein gehackt
* 1 kleines Stück Ingwer (ca. 2 cm)
* 2 EL Sonnenblumenöl
* 200 g Räuchertofu
* 3 EL Sojasauce
* 3 EL Gemüsebrühe
* 1 Handvoll Cashew-Kerne
* 1 EL Sesamöl

Brokkoli putzen, waschen und in mundgerechte Röschen schneiden. Zwiebel, Knoblauch und Ingwer abziehen. Die Zwiebel in grobe, Knoblauch, Chili und Ingwer in feine Würfel schneiden. Das Öl erhitzen und Zwiebel, Knoblauch, Chili und Ingwer 5 Minuten bei mäßiger Hitze darin anbraten. Inzwischen den Tofu in Würfel schneiden und zusammen mit dem Brokkoli, den Nüssen, der Brühe und der Sojasauce zur Zwiebelmischung geben. Das Ganze köcheln lassen, bis der Brokkoli weich, aber noch bissfest ist. Mit Sesamöl abschmecken.

Abends etwas Pikantes
WARMER TOMATENSALAT

* 2 große Fleischtomaten
* 1 Knoblauchzehe
* 4 große Basilikumblätter
* 2 EL Olivenöl
* 1 EL Basilikumessig
* etwas Meersalz und schwarzer Pfeffer aus der Mühle
* Vollkornbaguette

Den Backofen auf 200 °C vorheizen. In einem Topf reichlich Wasser aufkochen, die Tomaten darin brühen und die Haut sorgfältig abziehen.
Den Knoblauch abziehen und in feine Scheiben schneiden. Die Tomaten halbieren, mit der Schnittfläche nach oben auf ein mit Backpapier ausgelegtes Backblech geben, mit dem Basilikum belegen, mit etwas Öl beträufeln und im heißen Ofen etwa 45 Minuten backen. Am Ende der Backzeit die Tomaten aus dem Ofen nehmen und etwas abkühlen lassen. Aus Essig, dem restlichen Öl, Salz und Pfeffer eine Marinade rühren, die Tomatenhälften damit beträufeln und den Salat mit dem Baguette anrichten.

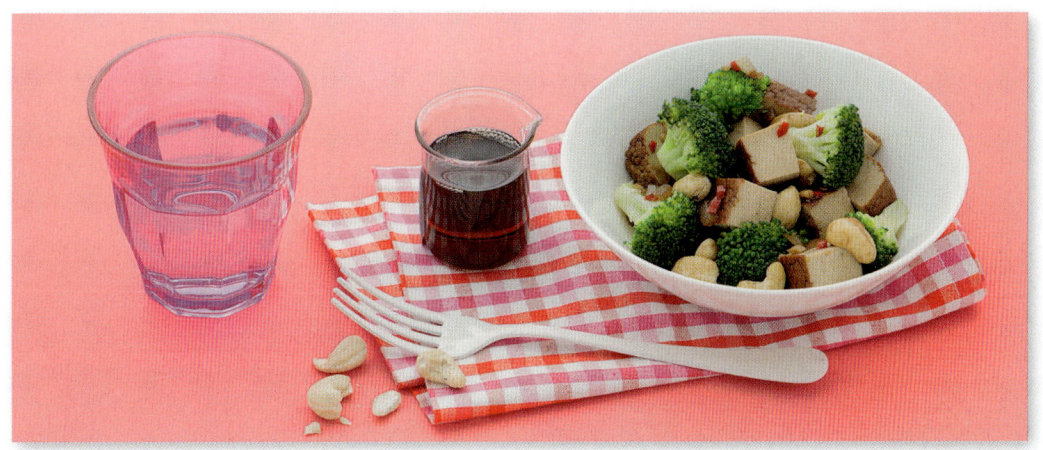

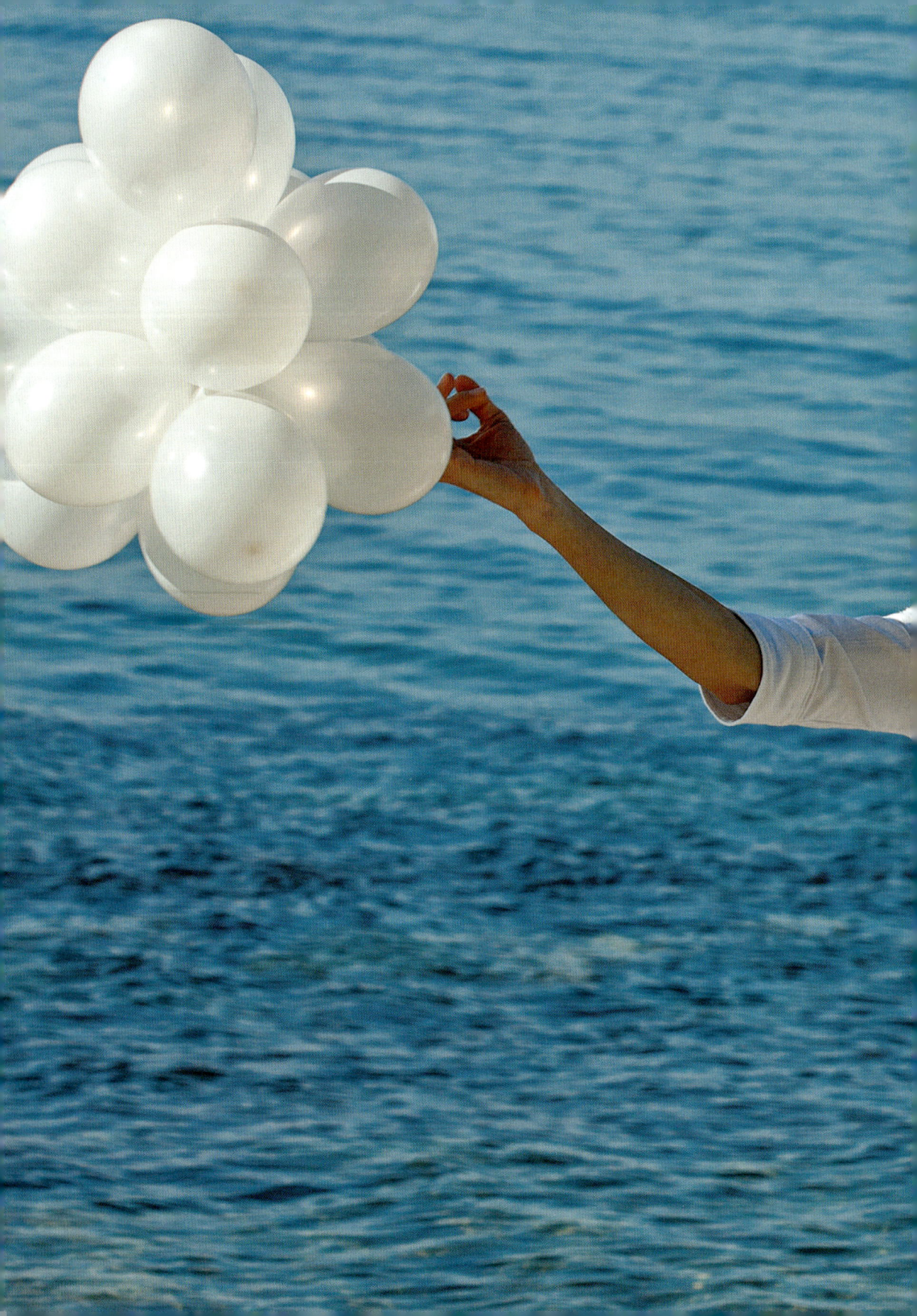

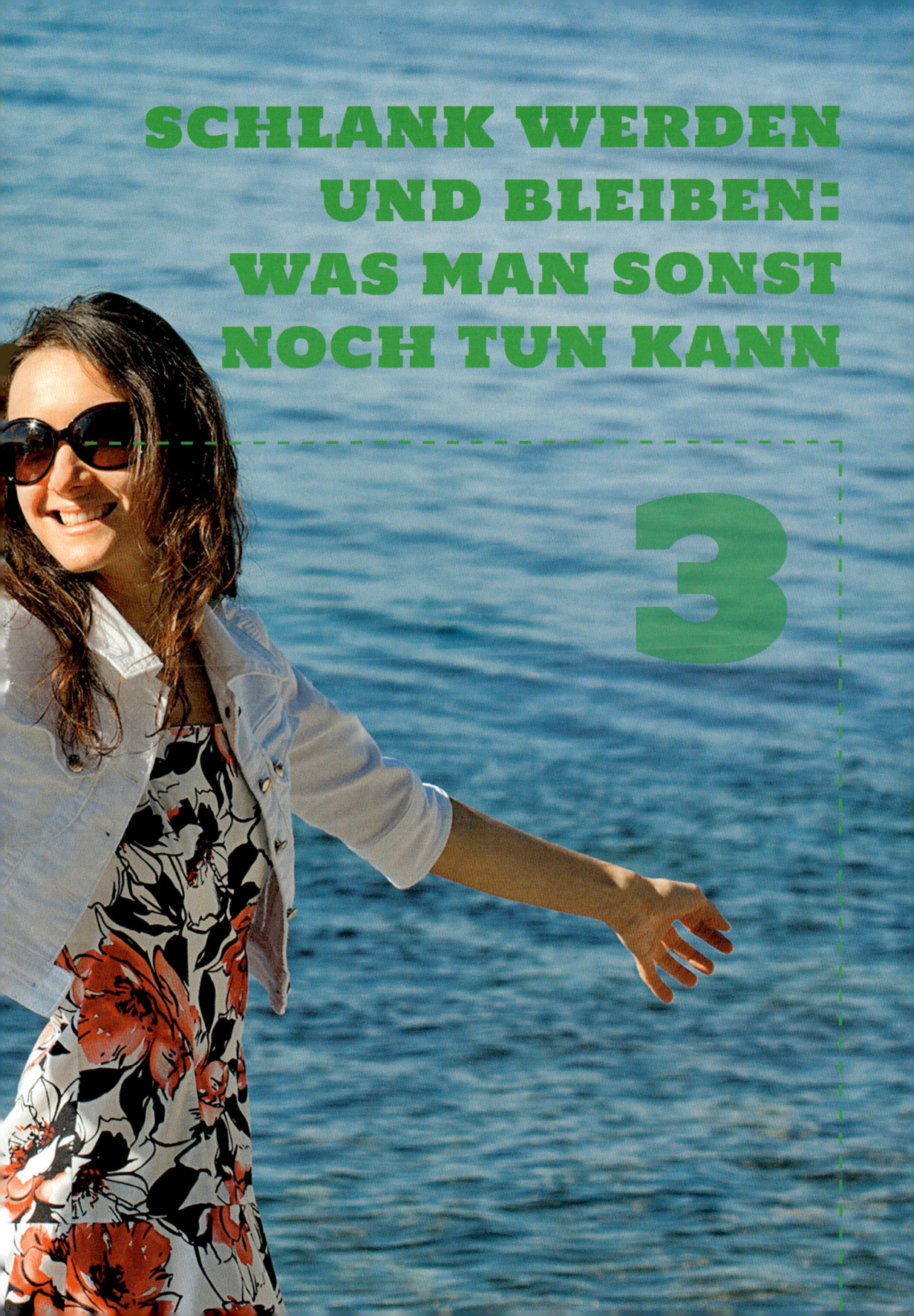

SCHLANK WERDEN UND BLEIBEN: WAS MAN SONST NOCH TUN KANN

3

SNACKS KÖNNEN DICK ODER SCHLANK MACHEN

Es ist schon verblüffend, was die Ernährungsphysiologen herausgefunden haben: In rund zwei Dritteln aller Fälle von Übergewicht sind nicht die kalorienreichen, mit Fett und Zucker aufgeladenen Hauptmahlzeiten schuld an den Speckringen und den Fettwülsten an Bauch und Hüften, sondern die Zwischenmahlzeiten. Mit der Salami-Käsepizza, den Cheeseburgers mit Pommes oder dem Leberkäs mit Ei und Bratkartoffeln wird unser Stoffwechsel zur Not noch fertig. Da machen Verdauungsenzyme in Magen und Darm halt noch Überstunden, um Fettsäuren oder Kohlenhydrate sinnvoll ins Gewebe zu integrieren. Kommt aber noch die Praline am Vormittag oder der Bienenstich am Nachmittag dazu, sind alle Bemühungen vergeblich.

Fast immer sind es die Snacks gegen den kleinen Hunger, die schlank oder dick machen. Sie unterbrechen oder unterstützen lipolytische Prozesse im

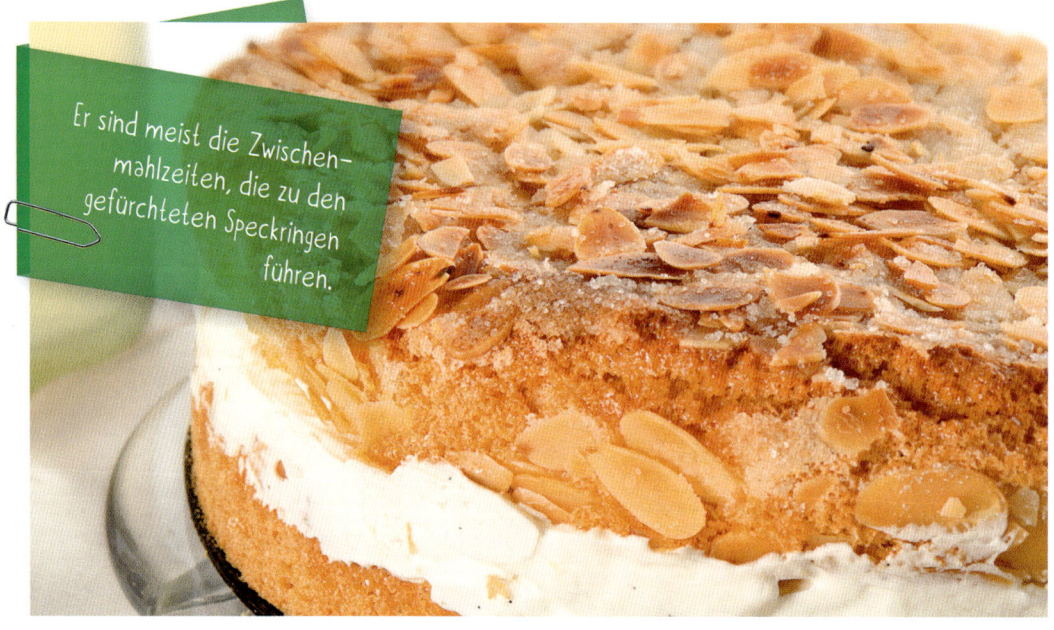

Er sind meist die Zwischen-mahlzeiten, die zu den gefürchteten Speckringen führen.

Fettstoffwechsel. Wenn das Fatburning also gerade so wundervoll geschmiert läuft, weil es eine Stunde vorher den leckeren Gemüseeintopf gegeben hat, taucht plötzlich die halbe Tafel Milchschokolade im Darmtrakt auf und macht alles zunichte. Innerhalb weniger Sekunden funken Hormonsignale die Ankunft neuer Schwabbel-Triglyzeride ans Viszeral-Fett rund um die Eingeweide. Dann geht in Sachen Fettfreisetzung nichts mehr. Die Folge: Der oder die Betroffene wird wieder mal ein paar Gramm dicker, dafür fehlt den Muskeln der Energierohstoff Fettmoleküle.

Also ganz einfach die Wegweiser für die Reise in Richtung Idealfigur beachten: Zwischenmahlzeiten weglassen, die dick machen, dafür zu Snacks greifen, die das Fatburning in Schwung bringen.

OBST ZÄHLT ZU DEN BESTEN FATBURNERN

Im Laufe von vielen Jahrmillionen haben sich pflanzliches und tierisches Leben in produktiver Symbiose einander angepasst und gegenseitig bereichert. Ausscheidungen oder Zersetzungsprodukte von Tieren haben dem Erdreich

30 GESUNDE VEGANE SNACKS, DIE SCHLANK MACHEN

* Apfelstückchen mit Rosinen und Ahornsirup
* ½ Avocado mit Zitronensaft, Salz und Pfeffer
* Banane
* kleiner Bohnensalat mit Vollkorntoast
* 1 Tofuwürstchen, gebraten
* 1 Karotte, geraspelt, mit Sonnenblumenöl und Zitronensaft
* Auberginenscheibchen, in Olivenöl gebräunt
* Nährreicher Smoothie aus verschiedenen Gemüsen
* Vollkornknäcke mit Alsan und Agavendicksaft
* Tomatenscheibchen mit Olivenöl und Balsamicoessig
* Bananenmilch mit Ahornsirup
* Melonenscheibchen
* Handvoll Studentenfutter
* kleine Obstschale mit Sojamilch und Agavendicksaft

* Pumpernickel mit Alsan und Mixed Pickles
* kleiner Rohkostteller
* kleine Schale Kürbissuppe
* Gurkenscheibchen mit Oliven, Salz und Pfeffer
* 6–8 Datteln
* Handvoll frische Feigen
* Rettichscheibchen mit Meersalz und Vollkornknäcke
* Handvoll Trockenobst
* Bananenscheibchen, kurz angedünstet mit Ahornsirup
* Birnenkompott mit Rosinen
* 1 Scheibe Früchtebrot
* Hafermilch-Shake mit Saisonobst
* Vollkornbrötchen mit Alsan und Tofu-Wurst
* 1 Mango
* marinierte Pilze mit Vollkorntoast

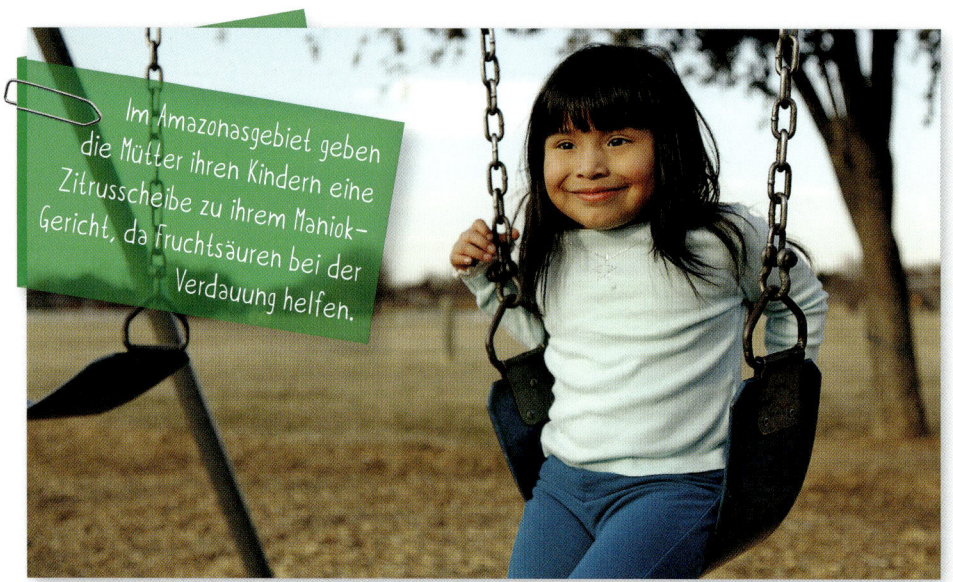

Im Amazonasgebiet geben die Mütter ihren Kindern eine Zitrusscheibe zu ihrem Maniok-Gericht, da Fruchtsäuren bei der Verdauung helfen.

das zurückgegeben, was die Pflanzen an Nährstoffen vorher den Tieren geschenkt haben. Viele Tiere haben ihren Stoffwechsel in recht eigennütziger Weise auf pflanzliche Kost spezialisiert, und auch Omnivoren wie der Mensch profitieren vom großzügigen Nährstoffgehalt und den überlegenen Eigenschaften pflanzlicher Lebensmittel. Wir bauen aus Spinatblättern, Auberginen, Pfirsichen oder Heidelbeeren Kohlenhydrate oder Eiweiß ab und verwerten die entsprechenden Basisrohstoffe – Glukose und Aminosäuren – unverzüglich zum Aufbau von Muskeln, zur Stärkung von Nerven oder auch zum Fatburning. Genau an diesem Punkt setzt auch die Super-Vegan-Diät an.

Pflanzen erzeugen Dutzende oder gar Hunderte unterschiedlicher Fruchtsäuren, wie z. B. Apfelsäure, Zitronensäure, Salicylsäure, Glycolsäure, Milchsäure oder Oxalsäure, die unser genial konzipierter Verdauungstrakt nicht einfach

nutzlos an Stuhl oder Urin weiterreicht, sondern ebenso verwertet wie jeden einzelnen der bereits erwähnten Kohlenhydrat- oder Eiweißbausteine – jedenfalls bei gesunder Ernährung. Diese Fruchtsäuren regen in den Schleimhäuten des Magens die Produktion von Magensäure an – Voraussetzung dafür, dass Nahrungseiweiß optimal vorverdaut wird. Deshalb legen die fürsorglichen Mütter von Indiostämmen im Amazonasgebiet ihren Kindern stets eine Zitrusfruchtscheibe neben ihr Maniok-Gericht, weil die ohnehin dürftige Nahrung dann besser verwertet wird und die Kinder mit kleineren Mahlzeiten auskommen. So gesehen sind die Ureinwohner auf der ganzen Welt auch die eigentlichen Erfinder der Super-Vegan-Diät.

Früchte tragen dazu bei, dass Proteine aus dem Nahrungsbrei bis zu 60-mal besser im Stoffwechsel verwertet werden. Der typische Schnitzel- und Würstelesser weiß dies meist nicht und verzichtet

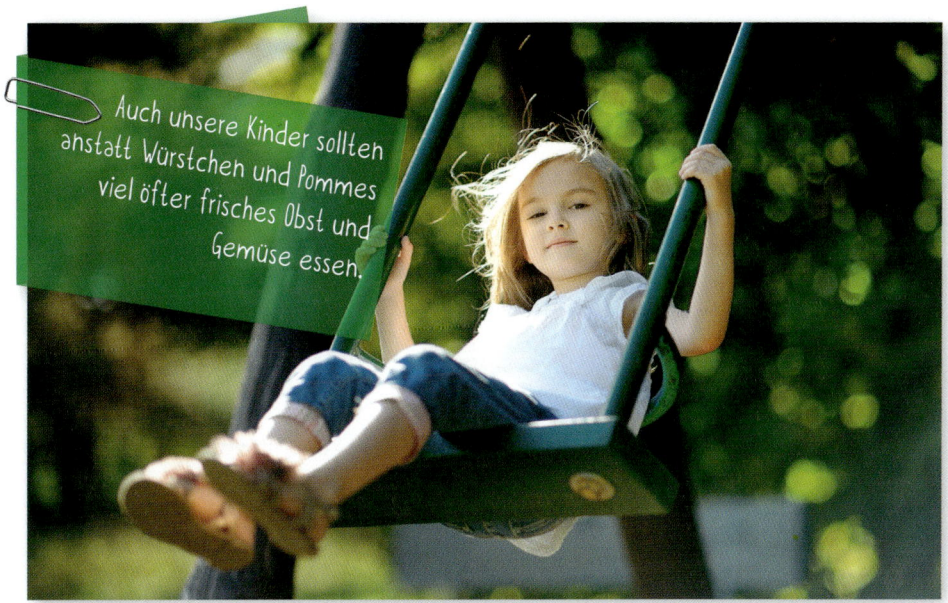

Auch unsere Kinder sollten anstatt Würstchen und Pommes viel öfter frisches Obst und Gemüse essen.

deshalb auf eines der kostbarsten Geschenke der Natur. Er begeht gewissermaßen Verrat an seinen eigenen Genen, seiner eigenen evolutionären Herkunft.

EXOTISCHE FRÜCHTE - ABENTEUER-REISE IN FERNE LÄNDER

* Ananas
* Cherimoya
* Granatapfel
* Grapefruit
* Guave
* Kiwi
* Limette
* Litschi
* Mandarine
* Mango
* Orange
* Papaya
* Passionsfrucht
* Zitrone

HEIMISCHES OBST AUS UNSEREN GÄRTEN

* Apfel
* Aprikose
* Birne
* Brombeere
* Erdbeere
* Hagebutte
* Heidelbeere
* Himbeere
* Johannisbeere
* Kirsche
* Mirabelle
* Pfirsich
* Pflaume
* Preiselbeere
* Quitte
* Reneklode
* Stachelbeere
* Weintraube

WAS GIBT ES ZU TRINKEN?

Viele Menschen werden deshalb dick, weil ihre 70 Billionen Körperzellen permanent dehydriert, also ausgetrocknet sind. Da dümpelt der Zellstoffwechsel nur noch auf Sparflamme dahin, kommt mit einem Minimum an Energie aus und fordert dementsprechend auch kaum Triglyzeride als Rohstoff aus dem Bauchspeck an. Wie soll man da abnehmen? Es ist zellphysiologisch einfach unmöglich. Hauptursache für einen verkorksten Wasserhaushalt ist der Dauerkonsum von Fleisch, Wurst, Geflügel und Fisch. Ungesalzen schmecken derlei Produkte bekanntlich nach gar nichts, also werden sie tüchtig gesalzen. Kochsalz aber entzieht den Zellen Wasser und ist damit der größte Feind aller Übergewichtigen, die von einer Idealfigur träumen. Die entscheidende Rolle beim verjüngenden Zustrom von

MINIPUMPEN HELFEN BEIM VEGANEN ABNEHMEN

* Die Kalium-Natrium-Pumpe zählt zu den großartigsten Erfindungen der Natur. Praktisch alle Lebewesen auf der Erde nutzen dieses geniale Fatburning-Instrument, das nährstoffreiches Wasser in Zellen pumpt und Schlacken und anderen Abfall abtransportiert.

* Diese mikroskopisch winzigen Motoren sitzen an der Innenauskleidung der Zellen. Sie pumpen Natrium, den Hauptbestandteil von Kochsalz, durch feine Poren aus der Zelle hinaus. Dadurch verringert sich die Natrium-Konzentration im Inneren der Zelle.

* Als Folge davon schlüpfen Natriumionen (dies sind geladene Natrium-Teilchen) an anderen Stellen durch die Schutzmembran ins Zellinnere. Auf diese Weise bildet sich eine Saugwirkung, eine lebendige Strömung zwischen den Flüssigkeiten innerhalb und außerhalb der Zelle.

* Dies funktioniert freilich nur unter Beteiligung eines weiteren Minerals, nämlich Kalium. Denn Kaliumionen strömen stets dann aus der extrazellulären Flüssigkeit in die Zelle, wenn gleichzeitig Natrium hinausbefördert wird, sie sorgen also für den lebenswichtigen Wasserzustrom für die Zellen.

* Da wird schon klar, dass die winzigen Pumpen stehen bleiben, wenn das Mineral Kalium in der Nahrung fehlt. Den Zellen fehlen Wasser und Biostoffe, sie drosseln ihren Stoffwechsel, immer mehr Fett speichert sich in den Problemzonen an Bauch und Hüften.

* Kalium ist mehr oder weniger ausschließlich in Gemüse und Obst enthalten – es ist das ,Vegan-Mineral schlechthin. Wer auf Pflanzenkost verzichtet, verzichtet auf Kalium – und hortet stattdessen Schwabbelkilos.

* Interessant: Gesunde Körperzellen sind vollgepumpt mit Wasser, dies haben sie mit Pflanzenzellen gemeinsam, aus denen sie ja schließlich auch evolutionsbiologisch entstanden sind.

* Bis zu 90 Prozent Flüssigkeit steckt in unseren Zellen, darin schweben – nur gehalten von einem unendlich sensiblen Eiweißgerüst – die sogenannten Organellen, die den betriebsamen Zellstoffwechsel garantieren: Mitochondrien sorgen dabei für die Energieerzeugung, Ribsosomen für die Synthese von Zellproteinen, Müllentsorgungsstationen und viele andere.

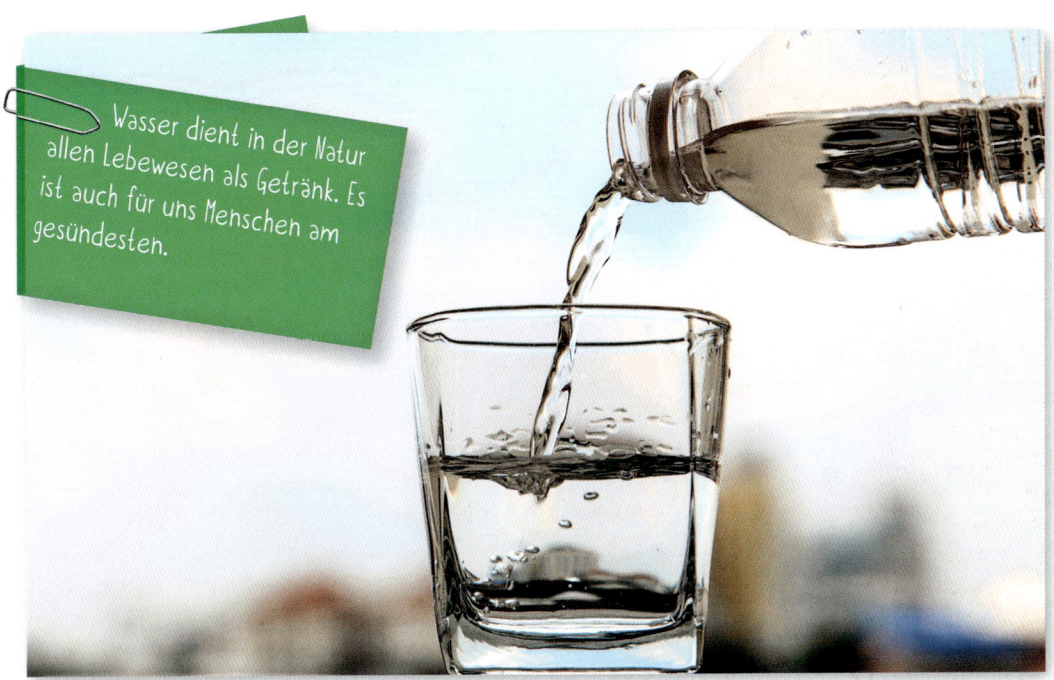

Wasser dient in der Natur allen Lebewesen als Getränk. Es ist auch für uns Menschen am gesündesten.

Wasser in Zellen spielt die sogenannte Kalium-Natrium-Pumpe.

Als Faustregel gilt, dass der Organismus jeweils ein Gramm Wasser benötigt, um eine Kalorie Energie zu erzeugen. Wenn ein Erwachsener also an einem gewöhnlichen Alltag 2200 Kalorien erzeugt, braucht er dafür 2200 Gramm Wasser. Wenn er sich bevorzugt von Fleisch und anderen kräftig gesalzenen Lebensmitteln ernährt, wird sein Bedarf an Wasser mit 2200 Gramm Flüssigkeit nicht gestillt sein. Denn Kochsalz bindet viel Wasser im Darmbereich und im Blut, das dem Stoffwechsel dann nicht zur Verfügung steht. Diesem erhöhten Wasserbedarf tragen die überkommenen Ernährungstraditionen – ohne um die physiologischen Zusammenhänge zu wissen – insoweit Rechnung, als beispielsweise zum gut gesalzenen Schweinebraten mit Sauce und Knödel mindestens ein halber Liter Bier gehört, das durch seinen hohen Kaloriengehalt aber seinerseits stark zur Gewichtszunahme beiträgt.

DIE GETRÄNKE DER SUPER-VEGAN-DIÄT

Wasser, Mineralwasser: Ist und bleibt das gesündeste Getränk. Mit seiner Formel H_2O seit Jahrmillionen gleich, ist es Lebenselixier aller Tiere und Menschen seit urdenklichen Zeiten.

Kräutertee: Ein jederzeit empfehlenswertes und ganz und gar kalorienfreies Getränk. Inzwischen bietet der Handel unzählige Mischungen mit einer breiten Palette an köstlichen Aromen an. Vegan flüssig – ein echter Beitrag zum natürlichen Fatburning mit teils erheblicher Heilwirkung.

* Aus gesunder veganer Nahrung bezieht unser Stoffwechsel pro Tag rund 900 Gramm Wasser, das in den Pflanzenzellen steckt.

* Hinzu gesellen sich rund 300 Gramm Stoffwechselwasser, das der Organismus bei der Nahrungsverwertung bezieht, insbesondere aus dem Verbrennen von Glukose zu Zellenergie. An jedem Glukose-Molekül haften nämlich drei Moleküle Wasser, die dann frei werden.

* Wenn also der Alltag 2200 Kalorien einfordert, muss die entsprechende Person täglich noch 1000 Gramm, also einen Liter, Flüssigkeit zu sich nehmen, um ihren Flüssigkeitshaushalt auszugleichen.

* Ein weitaus erhöhter Flüssigkeitsbedarf entsteht bei Menschen, die von Obst und Gemüse nicht viel halten, dafür aber keiner gesalzenen Pizza oder Currywurst mit Pommes widerstehen können. Da wird sofort viel Salz in der Darmschleimhaut und den feinen Transportkanälchen ins Blut gebunkert – und damit zwangsläufig auch viel Wasser.

* Und Salz macht durstig. Bekannt ist, dass etwa ein Schiffbrüchiger in seinem Rettungsboot niemals versuchen darf, seinen Durst mit salzigem Meerwasser zu bekämpfen. Das darin enthaltene Natriumchlorid würde seine Zellen dehydrieren – und er würde unweigerlich innerlich verdursten.

* Im Übrigen sollte man stets so viel trinken und dafür sorgen, dass der Urin möglichst wasserhell bleibt. Durst allein ist dafür allerdings kein Maßstab. Vor allem ältere oder alte Menschen verlieren oft ihr Durstempfinden und trocknen deshalb innerlich nach und nach aus.

Obstsäfte: Jederzeit in den Einkaufswagen damit. Doch vorher unbedingt aufs Etikett gucken: Was künstlich gesüßt ist, macht dick und bleibt im Regal.

Gemüsesäfte: Ebenfalls konzentrierte Flüssignahrung für unsere Zellen. Doch unbedingt informieren, ob sie nicht mit Salz angereichert sind. Sie schmecken zwar besser, sind aber ungesund.

Getreidemilch: Den neuen Renner im Vegan-Trend gibt es aus Hafer-, Dinkel-, Reis-, Roggen- und anderen Kornsorten. Auch die längst bewährte Sojamilch gehört in diese Kategorie. Bewertung: gesund und vielseitig verwendbar.

AUCH FETTZELLEN LIEBEN WASSER

Adipozyten sind alles andere als nur kleine Behälter für die Aufnahme von Triglyzeriden. Man kann sie eher mit hoch komplizierten Lagerdepots vergleichen, ausgestattet mit logistisch enorm komplizierten Elementen für die Aufnahme und Abgabe von Fettmolekülen. Fettzellen sind genauso betriebsam wie alle anderen Zellen auch, in ihrer Schutzmembran sitzen Millionen wachsamer Rezeptoren für Hormone und Enzyme, die von übergeordneten Gehirndrüsen kontrolliert werden. Schließlich ist die Lipolyse (die Fettfreisetzung) ein außerordentlich komplizierter Vorgang, den die Natur seit Jahrmillionen nach unbestechlichen genetischen Gesetzen programmiert hat.

Gesunde Fettzellen enthalten zwischen acht und zwölf Prozent Wasser. Da reguliert sich das Fatburning bei vernünftiger Kost ganz von allein. Doch bei übergewichtigen oder dicken Menschen sind die Adipozyten meist ziemlich dehydriert – das viele Salz entzieht auch ihnen die kostbare Zellflüssigkeit. Unter dem Mikroskop zeigt sich das Dilemma: Oft weisen solche Zellen nur noch fünf, vier oder gar nur drei Prozent Wasseranteil auf. Da bleiben Fettzellen auf ihren Triglyzeriden sitzen, weil der hochsensible, von Hormonen gesteuerte Vorgang des Fatburnings zum Erliegen kommt. Fatal wirkt sich in solchen Fällen aus, dass die übrigen Körperzellen zu wenig Fettmoleküle als Energiebrennstoff anfordern, und gleichzeitig die Fettzellen selbst ihre Motorik einbüßen, Triglyzeride ans Blut abzugeben. Da kann man von einer Rückkehr zur Idealfigur nur noch träumen …

WENN DIE SCHWABBEL-PFUNDE IM BINDEGEWEBE STECKEN

Wenn sich ein Mensch jahre- oder gar jahrzehntelang mit Lebensmitteln ernährt, die den Körper zwar sättigen, aber ihm ansonsten kaum Nutzen bringen, steht die Natur vor einer schwer lösbaren Aufgabe. Im Jahrmillionen langen Lauf der Evolutionsgeschichte haben sich tierische Lebewesen – Herbivoren ebenso wie Carnivoren oder Omnivoren – ausschließlich von dem ernährt, was die Natur hat wachsen lassen. Verdauungstrakt und Körperbau haben sich den jeweiligen Ernährungsgewohnheiten in optimaler Weise angepasst, Nahrung und Verdauung bildeten eine Einheit, ähnlich wie bei einem Baum, der mit seinem verästelten Wurzelwerk Mineralien und andere Biostoffe im feuchten Erdreich aufspürt und in seine Zellen transportiert. Erst seit vergleichsweise kurzer Zeit haben Menschen damit begonnen, die natürliche Nahrung zu verfälschen, indem sie diese nicht nur garen, sondern auch mit Zucker und Salz verfeinern und ihr auf diese Weise einen Einheitsgeschmack aufzuzwingen. Nahrung ist nicht mehr natürlich, vor allem die hohen Salzkonzentrationen hemmen und sabotieren sensible Stoffwechselabläufe im Organismus, machen übergewichtig, dick und krank.

Eine salzreiche Mahlzeit – z. B. ein Pfeffersteak mit Pommes frites – sorgt schon zwanzig Minuten nach dem letzten Bissen dafür, dass den Körperzellen massenweise ihre kostbare Gewebsflüssigkeit davonfließt. Dies geschieht unter dem unbarmherzigen Diktat des Natriums. Die Wasserkonzentration in Zellen kann innerhalb weniger Stunden um 20 oder 30 Prozent schrumpfen,

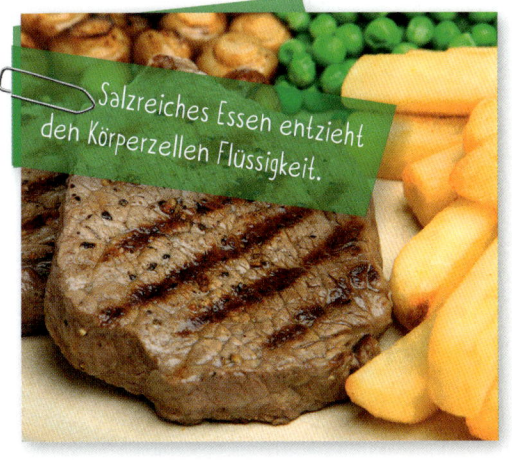

Salzreiches Essen entzieht den Körperzellen Flüssigkeit.

DAS PROBLEM ÜBERSÄUERUNG

* Salz entzieht den Zellen Wasser samt allen Abfallstoffen, die im Zellstoffwechsel entstehen: Schlacken, Säuren, Proteinmüll usw. Man kann sich vorstellen, dass 70 Billionen Zellen bei täglich Trillionen Proteinsynthesen eine ganze Menge an Abfall produzieren, der unbedingt aus den Zellen entfernt werden muss, damit diese befreit arbeiten können.

* Unser Organismus produziert täglich rund 3 Liter Stoffwechselmüll und toxische Substanzen, wie Stickstoff, Phosphat- oder Schwefelstoffe, die sich oft im Kollagen sammeln und Krankheiten verursachen können.

* Dadurch entsteht eine Übersäuerung, ein Ungleichgewicht im Säure-Basen-Haushalt, mit möglicherweise besorgniserregenden Folgen.

* Eine zunehmende Übersäuerung entsteht zunächst symptomlos, man merkt sie nicht. Ein erstes Anzeichen kann (muss aber nicht) Sodbrennen sein. Doch irgendwann klagen Betroffene über chronische Müdigkeit, Antriebsschwäche oder Lustlosigkeit. Ärzte erkennen die Ursache oft nicht, dafür werden Symptome behandelt, die nicht im Zusammenhang mit der Übersäuerung entstehen.

* Risiken sind erheblich. Säure-, Schlacken- und Giftablagerungen im Bindegewebe können verhärten, Bindegewebe, auch die den Muskeln anliegenden Faszies, können zum Teil versteifen, verlieren dann ihre Elastizität und schützende Funktion. Die Super-Vegan-Diät ist deshalb auch Vorbeugung und Heilung einer latent sich entwickelnden Bindegewebskrankheit, die ansonsten chronisch werden kann.

dann dehydrieren die Zellen, trocknen aus und verlieren damit rasant an Leistungsfähigkeit.

Doch wohin mit dem vielen Wasser? Aus seinen genetischen Erfahrungen findet der Körper kein probates Mittel, denn so hoch konzentriertes Salz hat in der Natur seit Jahrmillionen kein Tier zu sich genommen. Das Blut als Haupttransportmittel ist damit überfordert, ebenso die Lymphe. Also wird das viele Wasser erst einmal im Bindegewebe zwischengelagert, wo es nicht hingehört – nicht selten sind es drei oder vier Liter. Da wundert sich dann so mancher über einen Schwabbelbauch, wo er doch gerade mitten in einer carbofreien Fleischdiät steckt.

SCHLAF & BEWEGUNG HELFEN BEIM FATBURNING

Wir Menschen sind bekanntlich höchst komplizierte Gebilde, aufgebaut aus vielen Zellen, die selbst wiederum jeweils aus Millionen von Einzelteilen bestehen. Im Prinzip allerdings setzt sich unsere Existenz täglich aus drei einfachen Elementen zusammen:

* Ernährung, um Körperzellen fit zu erhalten,
* Bewegung, um den Stoffwechsel zu aktivieren und
* Schlaf, um die tagsüber ermüdeten Zellen zu regenerieren.

Wir neigen dazu, diese drei Lebens-
inhalte stets isoliert zu bewerten. Wir
diskutieren ausgiebig darüber, mit
welchen Zutaten man den schmackhaf-
testen Smoothie quirlt. Wenn das Thema
abgehakt ist, geht es über zur Bewegung,
und wir reflektieren über die besten
Nordic-Walking-Stöcke. Dann wieder
geht es um Schlafprobleme und welche
Pillen am besten dagegen helfen.

Für die Natur aber bilden Schlaf,
Bewegung und Ernährung eine untrenn-
bare Einheit. Ruhephasen und Schlaf
helfen mit, die aufgenommene Nahrung
besser zu verdauen. Körperliche Tätig-
keit wiederum regt den Zellstoffwechsel
an und fördert damit eine optimale
Nährstoffverwertung. Außerdem sorgt
sie auch für den täglichen Stressgipfel,
aus dessen Abbau sich die entspannenden hormonellen Regelkreise für
den Schlaf arrangieren. Eine gesunde

Ernährung schließlich ist die Voraussetzung für ein ungestörtes Schlafpolster
und einen kräftigen Bewegungsapparat.

VEGAN FÜR BESSEREN SCHLAF

Tiere in freier Natur schlafen innerhalb
weniger Sekunden ein und wachen meist
innerhalb von Zehntelsekunden auf und
sind dann auch gleich hellwach. Dies
muss auch so sein, denn in dem Wim-
pernschlag, in dem sich im frühesten
Tageslicht der Flügel eines Insekts regt,
muss das Tierchen womöglich bereits
blitzartig auf den Angriff eines Raubtiers
reagieren. Auch in uns Menschen hat
die Natur diese einzigartige Fähigkeit
einprogrammiert, Wachen und Schlafen
werden von nur 20 000 Neuronen des
sogenanten Orexin-Gens im Hypo-
tahalmus kontrolliert, einem Teil des
Zwischenhirns.

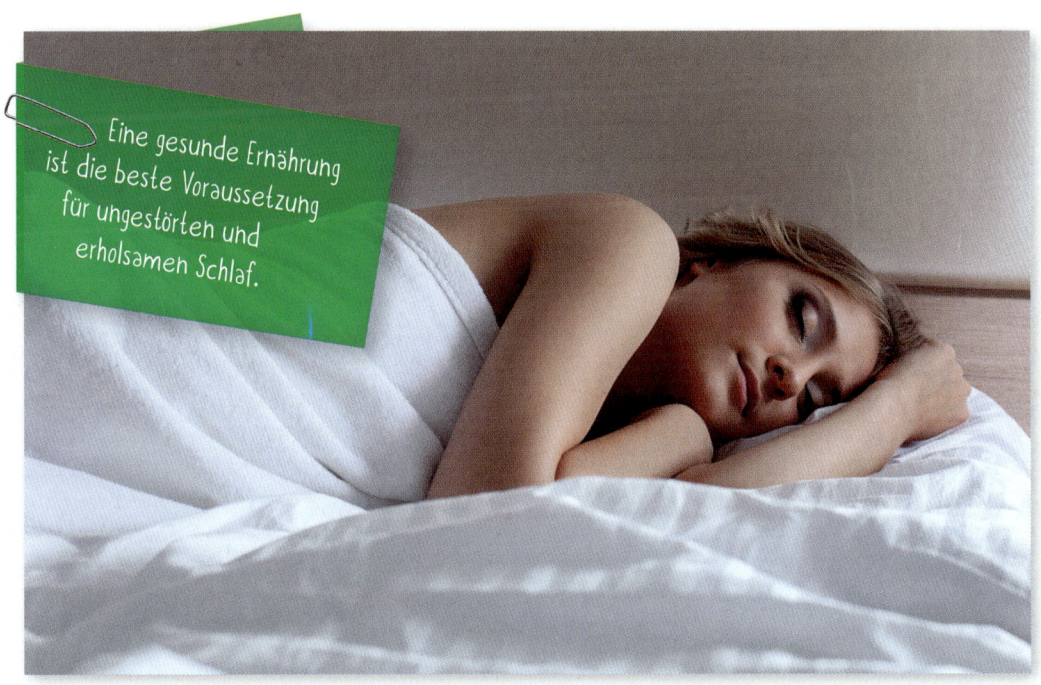

Eine gesunde Ernährung
ist die beste Voraussetzung
für ungestörten und
erholsamen Schlaf.

DAS PARASYMPATHISCHE VEGETATIVE NERVENSYSTEM

* Unseren Organismus regieren zwei diametral wirkende, sogenannte autonome Nervensysteme, also solche, die durch unseren Willen nicht beeinflussbar sind. Das sympathische System ist unser Stressmotor, der uns wach und konzentriert auf den Alltag einstimmt. Gegenspieler ist das parasympathische System (der Parasympathikus), das uns entspannt und uns friedlich schlafen lässt.
* Während unter dem Einfluss des Stresssystems Nährstoffe in den Zellen verheizt werden, baut sie der Körper unter dem Einfluss des Parasympathikus ebendort wieder ein. Deshalb betrachten viele Wissenschaftler Ruhephasen und Schlaf als Teil der Ernährung.
* Solange das Stresssystem unseren Körper regiert, steigen Puls und Blutdruck, Herz- und Hirnleistung. Hingegen ist die Verdauung von Nahrungsbrei in Magen und Darm gedrosselt, ebenso der Transport von Nährstoffen über das Blut ins Gewebe.

* Beim nächtlichen Träumen geschieht das Gegenteil. Das parasympathische Nervensystem senkt Herzleistung und Blutdruck und kurbelt dafür die Verdauung und die Zellversorgung mit Vitaminen, Eiweiß usw. an. Deshalb sollte man nach einer ausgiebigen Mahlzeit ruhen und sich nicht gleich wieder in den Alltagsstress stürzen.
* In so einem Fall wird die Mahlzeit nämlich nicht optimal verwertet. Anstatt dass Zellen mit Nährstoffen aufgepäppelt werden, wandern unverdaute Essensreste in tiefer gelegene Darmabschnitte, beginnen dort zu gären und zu faulen und verursachen allerlei Verdauungsbeschwerden wie Blähungen, Verstopfung oder Durchfall.
* Ruhephasen und Schlaf sind daher Bestandteil auch der Super-Vegan-Diät. Der Vorteil: Man kommt mit kleineren Portionen aus, 70 Billionen Körperzellen sind trotzdem so richtig schön satt, und das Fatburning läuft ebenfalls auf Hochtouren.

Dieses mit rasender Geschwindigkeit wirkende Gen funktioniert aber nur, wenn es nicht durch Störungen des Ernährungsstoffwechsels irritiert wird. Schlaf zählt für die Natur zu den lebenswichtigsten Funktionen und ist gleichzeitig einer der sensibelsten Mechanismen, die es seit Millionen Jahren in der Natur gibt. Einerseits ist gesunder Schlaf Vorbedingung und sogar Teil des dynamischen Fatburnings der Super-Vegan-Diät. Andererseits überrascht diese Diät schon nach wenigen Tagen damit, dass Schlafgestörte schneller ein- und problemloser durchschlafen.

SALZ IST DER FEIND DES SANDMÄNNCHENS

Dass Kochsalz unseren Zellen ihre kostbare Flüssigkeit raubt und deshalb die Entstehung von Übergewicht fördert, ist kein Geheimnis. Das Natriumchlorid, wie man das Kochsalz in der Chemie nennt, sorgt aber noch auf andere Weise dafür, dass Fettringe und Speckwülste an Bauch und Hüften unangetastet bleiben, sich weiter breitmachen und um unsere Eingeweide herum gemütlich einrichten können. Salz ist nämlich der erklärte Feind des Sandmännchens und hemmt somit auch den Abbau von Schwabbelpfunden.

Schon Minuten nach dem Verzehr einer halben Tüte salziger Kartoffelchips verengt das enthaltene Natriumchlorid die Gefäße. Da kann der Blutdruck schon mal locker von 85 zu 125 auf 98 zu 136 ansteigen. Denn weil das weiße Kristall in Jahrmillionen biologischer Evolution nie eine nennenswerte Rolle in den Ernährungsgewohnheiten der Primaten gespielt hat, wird es von unserem Organismus unter die Rubrik »giftige Fremdsubstanz« eingeordnet. Als Folge davon verengen sich die Arterien, der Durchmesser der Blutgefäße und damit wird die Durchblutung verringert. Die stets hungrigen Zellen bleiben unterversorgt. Gleichzeitig steigt der Blutdruck an – zum Glück meistens nur geringfügig. Es verhält sich nicht anders wie bei einem Gartenschlauch, in dem der Wasserdruck ansteigt, wenn man die Öffnung verengt.

Das Sandmännchen ist davon gar nicht begeistert. Denn gerade das Umschalten des Blutkreislaufs von einem erhöhten Stressblutdruck in einen minimal niedrigeren Ruhepuls und -blutdruck ist für das Sandmännchen das Signal für den Eintritt ins Schlafzimmer.

DIE FLEISCHTHEKE: TREFFPUNKT DER ÜBERGEWICHTIGEN

Ernährungsexperten haben beobachtet, dass Supermarktkunden an den Regalen für Obst und Gemüse meist schlanker sind als jene, die sich an der Fleisch- und Wursttheke anreihen. Die Erklärung ist einfach: Fleisch macht dick, und das nicht allein wegen des hohen Anteils an gesättigten Fettsäuren in Fleischprodukten, sondern vor allem auch wegen der salzreichen Zubereitung. Vegetarier und

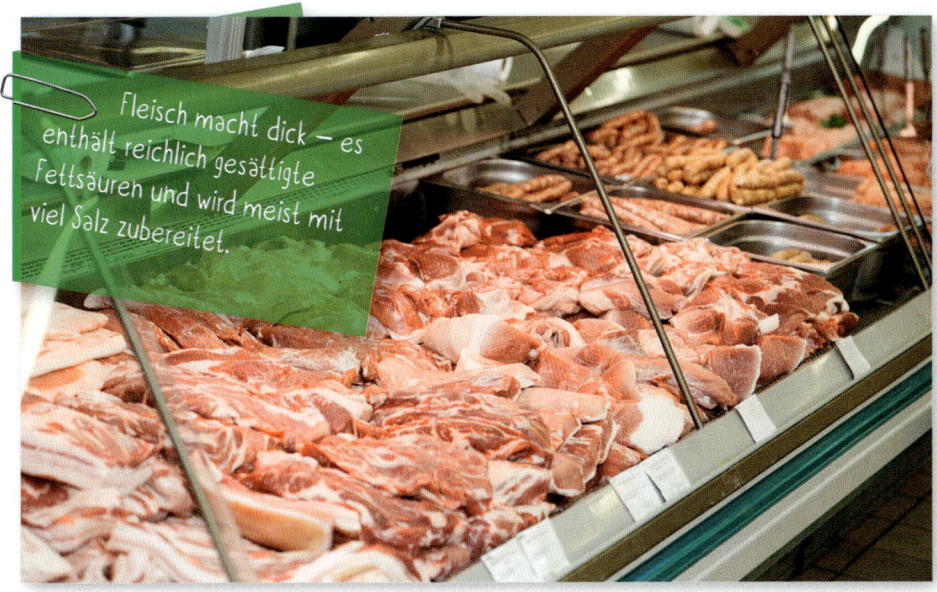

Fleisch macht dick – es enthält reichlich gesättigte Fettsäuren und wird meist mit viel Salz zubereitet.

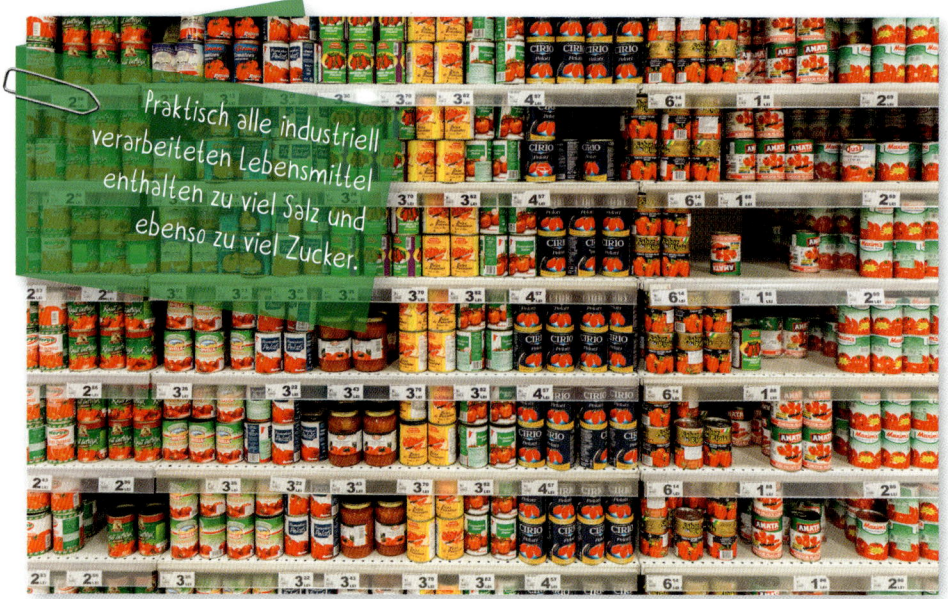

Praktisch alle industriell verarbeiteten Lebensmittel enthalten zu viel Salz und ebenso zu viel Zucker.

Veganer nehmen laut offiziellen Studien oft ebenso viele Kalorien zu sich wie typische Fleischkonsumenten, nehmen dabei aber eher ab als zu. Dies liegt an den hohen Anteilen an Ballaststoffen und anderen stoffwechselfördernden Inhaltsstoffen. Das altbekannte Argument, dass Fleisch eben mehr kräftigendes Eiweiß liefere, ist nicht stichhaltig. Pflanzliches Eiweiß wird bis zu 60-mal besser verdaut und verwertet als Schnitzel- oder Hackfleischproteine. Die größten und massigsten Landtiere auf der Erde, wie Elefanten oder Flusspferde, ernähren sich rein vegetarisch.

Zu Fleisch, Fisch oder Geflügel gehört nach traditioneller Kochkunst, vor allem aber nach den Regeln der industriellen Lebensmittelerzeugung, das Kochsalz, das Gefäße verengt, den Blutdruck erhöht, das Einschlafen erschwert, dafür aber schneller dick macht. Praktisch alle nichtsüßen, festverpackten Fertigprodukte im Lebensmittelhandel enthalten

zu viel Salz. Längst gehört es zum Standard-Know-how der zahlreichen Vertriebsexperten, dass was viel Salz enthält (und übrigens auch Zucker) schneller aus dem Regal in den Einkaufswagen wandert. Ein Dosengulasch etwa, das weniger Salz enthält und deshalb viel gesünder ist, wird beim nächsten Vertreterbesuch nur noch zögerlich geordert mit dem Argument: »Der Kunde nimmt es nicht so gut an ...«

PFLANZEN HELFEN BEIM EINSCHLAFEN

Die in pflanzlicher Kost enthaltenen Kohlenhydrate werden im Darm in einem gleichmäßigen Prozess abgebaut und wirken regulierend auf den Blutzuckerspiegel. Bei veganer Ernährung gibt es kein hektisches Auf und Ab der Glukose-Kurven, stattdessen einen

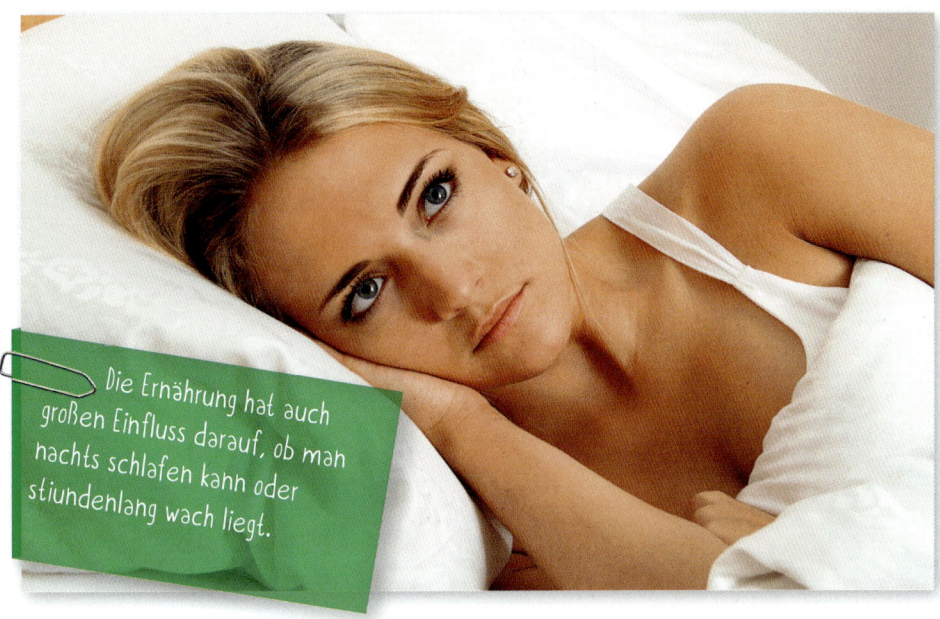

Die Ernährung hat auch großen Einfluss darauf, ob man nachts schlafen kann oder stundenlang wach liegt.

gleichmäßigen Insulin-Ausstoß mit einer sanften Erweiterung der Gefäße und einen entspannenden Trend zu normalem Blutdruck. Phasen innerer Unruhe oder Nervosität legen sich. Davon profitieren Menschen mit sehr sensiblem Charakter, die ohnehin eher als andere dazu neigen, schnell nervös und aufgeregt zu reagieren. Frauen sind davon weit öfter betroffen, weil sie in Blut, Leber und Muskeln rund ein Viertel weniger Reserven an dem Gehirnfutter Glukose horten als Männer.

»Nachts nicht schlafen zu können, ist die Hölle«, erklärt Professor Eckhart Rüther, Deutschlands Schlafforscher Nummer eins von der Uniklinik Göttingen. Viele Menschen sinken abends todmüde ins Bett in der Gewissheit, sofort einschlafen zu können. Doch bereits der erste Gedanke an Pflichten des folgenden Tages, an einen wichtigen Termin oder auch an Sorgen, Kummer und Konflikte verengen innerhalb

von Sekunden die Gefäße, lassen den Blutdruck geringfügig ansteigen und machen hellwach. Dies gilt insbesondere für Menschen, deren Speiseplan sich vorzugsweise aus salzreicher Nahrung zusammensetzt, also z. B. aus Grillhähnchen, Pizza, Hamburgern oder Wurstwaren.

AUCH BEWEGUNG IST TEIL DER ERNÄHRUNG

Der täglich häufig wiederholte »Spaziergang« vom Fernsehsofa zum Kühlschrank reicht als Fitnesstraining leider nicht aus, um einen trägen Stoffwechsel in Schwung zu bringen. Im Gegenteil, da schlafen die Zellen ein, die Fettverbrennung sinkt auf null. Die Folge: Der Nahrungsbrei bleibt stundenlang unverdaut, und 70 Billionen hungrige Körperzellen gehen leer aus.

TREPPENSTUFEN FRESSEN FETT

* Die vegane Abendmahlzeit hat dafür gesorgt, dass wir gut eingeschlafen sind und durchschlafen konnten. So klettern wir wohlgemut und vital aus dem Bett. Schließlich hat sich der leicht verdauliche pflanzliche Nahrungsbrei in unserem Darm schon während der Nacht aufgelöst, und es ist zu einem beherzten Zustrom an Vitaminen, Spurenelementen oder Aminosäuren übers Blut in unser Gewebe gekommen.

* Die Muskelzellen sind also jetzt fürs Erste satt und wollen unter dem Antrieb der vielen Nährstoffe bewegt werden. Der Alltagsstress beginnt, jetzt wird auch ordentlich Speicherfett zu Energie verheizt.

* Fett wird im Körper in Form von Triglyzeriden deponiert, die 98 Prozent des Gesamtfettanteils ausmachen. Die restlichen zwei Prozent bestehen aus hochwertigen ungesättigten Lipiden, die rege am Stoffwechselgeschehen beteiligt sind.

* Jeder Schritt zählt, wenn es darum geht, den Kreislauf anzukurbeln und Fett zu verbrennen. Je mehr Schritte man geht, desto mehr Triglyzeride werden zu belebender Energie verheizt.

* Fatburning-Experten unter den Biophysiologen empfehlen, jeden noch so geringfügigen Widerstand als Chance für eine Mini-Trainingseinheit zu betrachten. Aufzüge und Rolltreppen sollte man grundsätzlich nur nach unten benutzen. Jede einzelne mit Muskelkraft erklommene Treppenstufe ist eine Fitnessübung und dient dem Fettabbau.

* Man muss sich auch nicht unbedingt hinters Lenkrad klemmen, um sich mit dem Auto die Tageszeitung vorne am Eck zu besorgen. Beim Fernsehen empfiehlt es sich, stets kleine Workout-Pausen einlegen, also vom Sessel oder Sofa aufstehen, eine Minute Dehnübungen während Werbung läuft – da freuen sich Zellen und Stoffwechsel.

Der Homo sapiens ist bekanntlich ein Bewegungstier. Die Motorik der Muskeln trägt dazu bei, dass Glukose und Fett verheizt werden, vergleichbar etwa mit einem Auto, das keinen Tropfen Benzin verbrennt, solange es in der Garage steht. Die Natur hat uns Gene mit ins Leben gegeben, die uns Schlaf und erholsame Stunden des Träumens schenken, aber auch Gene, die Bewegungsimpulse nutzen, um Fettmoleküle aus Lagerdepots an Bauch und Hüften freizusetzen und sie in Energie umzusetzen. Das alles ist mit unendlicher Umsicht und Fürsorge konstruiert, und nichts ist leichter als Jahrmillionen alte Fatburning-Mechanismen zu aktivieren. Die Super-Vegan-Diät repräsentiert dieses uralte Stoffwechselprinzip.

WIE AUS FETT ENERGIE WIRD

Triglyzeride bestehen aus drei Fettsäuremolekülen, die von einem Glycerin-Molekül gebunden sind. Beim Fatburning werden Triglyzeride zunächst wieder in ihre Bestandteile zerlegt, die dann zum Weitertransport ans Blut abgegeben werden. Wenn wir uns körperlich betätigen, bilden die Nebennieren als Stressantwort die Hormone Adrenalin und Noradrenalin, die unverzüglich die Synthese der sogenannten Hormon-sensitiv-Lipase (HSL) und damit die Fettfreisetzung einleiten. Das Hormon Insulin aus der Bauchspeicheldrüse kann diesen Mechanismus blockieren. Es wird stets dann abgegeben, wenn wir z. B. helle Carbos

oder Süßes essen – Grund genug, bei der Super-Vegan-Diät auf derlei Lipolyse-Blocker zu verzichten.

Nach einem Workout – etwa 20 Minuten strammes Gehen, Walken, Joggen oder Radfahren – bleibt das Fatburning noch eine Weile erhöht, je nach Intensität sogar noch bis in den nächsten Tag hinein. Messbar wird die Lipolyse (der Fettabbau) bei der bewegungsgestützten Super-Vegan-Diät durch die Werte des freigesetzten Glycerins, die den Grad des Fettabbaus dokumentieren.

VEGAN FÜR MEHR WACHSTUMSHORMON

* Dieses erstaunliche Protein wird etwa 70 Minuten nach dem Einschlafen von der Hirnanhangdrüse synthetisiert und ins Blut gepulst. Es besteht aus 198 Aminosäuren, ist demnach groß und sperrig. Für die gerade mal kirschkerngroße Drüse bedeutet es einen unvorstellbaren Kraftakt, Billiarden solcher Moleküle in kurzer Zeit zu produzieren und bereitzustellen.

* Blutkonzentrationen an Wachstumshormon steigen sehr schnell um bis zum 80-fachen an. Wie auch andere Stresshormone haben diese Moleküle kleine Schlüsselchen, mit denen sie Fettzellen aufsperren und Triglyzeride befreien, damit sie abtransportiert und zu Körperenergie verwertet werden können.

* Während wir träumen, können sich Zellen reparieren und regenerieren. Das Hormon macht also nachts Energie aus Fett. Ihm verdanken es alle Tiere in freier Natur (und auch unsere Kinder), dass sie morgens schlank und energiegeladen aufwachen. Das Hormon stimuliert die Produktion von IGF1,

Insulin-like Growth Factor 1, das die Fettverbrennung aktiviert und die Zellen verjüngt.

* Doch leider: Die meisten Erwachsenen produzieren immer weniger von diesem bedeutenden Schlank- und Jungmacher. Die Ursache: Mangelernährung, zu wenig Eiweiß, zu wenig Vitamine. Die Hirnanhangdrüse benötigt nämlich nachts extrem hohe Mengen an Aminosäuren, den Eiweißbausteinen, aus denen sich das Hormon zusammensetzt. Außerdem als Enzymspender außerordentlich viel Vitamin C. Nicht umsonst enthält die kleine Drüse die höchsten Vitamin-C-Konzentrationen im ganzen Körper.

* Die vegane Diät liefert die Rohstoffe für viel Wachstumshormon, vor allem pflanzliches Eiweiß, das rasch aus dem Nahrungsbrei in den Stoffwechsel aufgenommen wird, sowie viel Vitamin C. Gegen Ende der Nacht versiegt die Produktion von Wachstumshormon allmählich. Zellforscher sind übrigens immer wieder bestürzt darüber, wie wenig Wachstumshormon selbst junge Menschen synthetisieren.

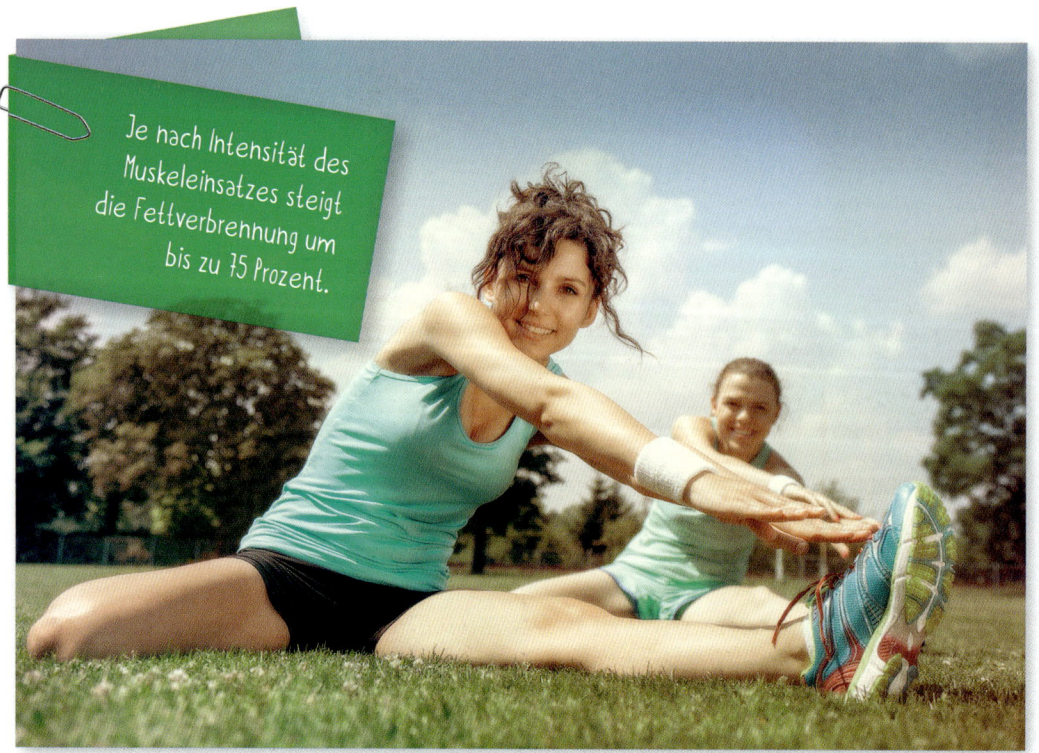

Je nach Intensität des Muskeleinsatzes steigt die Fettverbrennung um bis zu 75 Prozent.

Je nach Dauer und Muskeleinsatz des Workouts steigen diese während und in der Zeit nach Abschluss der Übungen um bis zu 75 Prozent. Die Oxidation von Fettsäuren steigt möglicherweise sogar um 100 Prozent.

Daraus lässt sich ablesen, dass Fett (zusammen mit Glukose) eindeutig als Brennstoff verwertet wird und dass nicht nur Wasser gewichtsmindernd aus dem Körper ausgeschieden wird, wie bei vielen anderen Diäten. Verantwortlich für den positiven Effekt ist u.a. die Tatsache, dass die höheren Konzentrationen von Adrenalin und Noradrenalin sowie auch vom Wachstumshormon Somatropin noch lange nach dem Workout anhalten. Tatsächlich ist Somatropin der wohl bedeutendste Schlank- und Fitmacher der Natur.

SAUERSTOFF IST DIE BASIS ALLEN LEBENS

Dieses belebende Element wird für alle Verbrennungsvorgänge gebraucht. Ohne Sauerstoff schwelt ein Feuer nur lustlos dahin, und auch unser Zellstoffwechsel drosselt bei einem Mangel an Sauerstoff seine zahllosen Energieflämmchen. Die Folge: Wir fühlen uns müde, antriebsarm, verzagt oder neigen zu depressiven Verstimmungen. Die Zellen arbeiten nur noch auf Sparflamme, und zwangsläufig tendiert auch das Fatburning gegen null. Das alles funktioniert nach dem Jahrmillionen alten Prinzip: Wozu den Zellen Energierohstoff liefern, wenn sie ihn gar nicht verwerten können, weil Sauerstoff fehlt? Sauerstoff wird in der Lunge aus angesaugter Atemluft regelrecht eingefangen. In rund 300 Millionen winzigen Lungenbläschen, den Alveolen, in unserem Körper vollzieht sich der Gasaustausch von Sauerstoff und Kohlendioxid. Das Blut transportiert den Sauerstoff im ganzen Körper und bringt Kohlendioxid zur Lunge zurück, das daraufhin ausgeatmet wird.

Sauerstoff kann man leider nicht speichern. Deshalb müssen wir Tag und Nacht atmen. Unsere roten Blutkörperchen (die Erythrozyten) bestehen zu 90 Prozent aus dem Blutfarbstoff Hämoglobin. Sie funktionieren als Sauerstoff-Taxis. Wie wichtig der Natur unsere Sauerstoffversorgung ist, lässt sich daran ablesen, dass in unserem Organismus ständig rund 25 Billionen Erythrozyten zirkulieren, von denen täglich rund ein Prozent ausgeschieden und im Knochenmark erneuert sowie mit dem Spurenelement Eisen angereichert werden. Dies entspricht etwa zwei Millionen in jeder Sekunde. Auch dies ist eine unvorstellbare Arbeitsleistung der Natur. Sauerstoff kommt natürlich nicht von alleine in unseren Körper. Eisen spielt dabei als Transporthilfe eine bedeutende Rolle.

Wenn Hämoglobin-Moleküle (der Blutfarbstoff) ihren Sauerstoff samt Eisen an die Zellen abgeliefert haben, werden sie nicht weiter benötigt. Sie werden weitgehend recycelt, die Abbaustoffe für den Bau neuer roter Blutkörperchen verwendet. Vor allem die Muskelzellen warten stets sehnsüchtig auf Anlieferungen von Sauerstoff. Denn den brauchen sie dringend, um die Energiefeuer in ihren winzigen Mitochondrien zu entzünden, den Brennkammern, in denen unser Stoffwechselfeuer entsteht.

Ideal sind daher Workouts in frischer Luft. Geschlossene Räume enthalten oft nur zehn Prozent des Sauerstoffgehalts der Luft, die man im Freien atmet. Deshalb sind Stretching- und Dehnübungen, Gymnastik, Aerobic oder andere Übungen im Freien, auf Balkon oder Terrasse oder wenigstens am offenen Fenster wesentlich sinnvoller. Am sauerstoffreichsten ist die Luft am oder über dem Wasser bzw. auf regenfeuchten oder nassen Wald- oder Wiesenwegen. Experten empfehlen daher Spaziergänge oder Wanderungen im Regen, die eine bis zu 90 Prozent höhere Sauerstoffaufnahme ermöglichen als solche in trockener Luft.

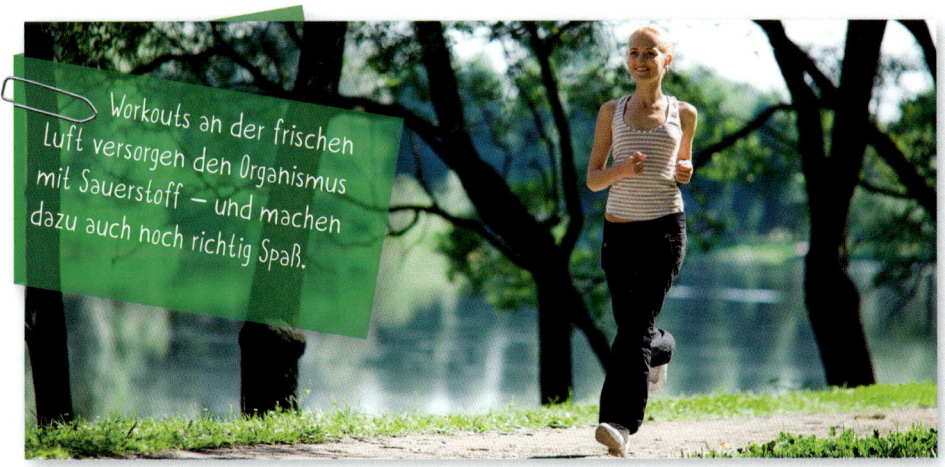

Workouts an der frischen Luft versorgen den Organismus mit Sauerstoff – und machen dazu auch noch richtig Spaß.

DER DIÄTENWAHNSINN

Es gab eine Zeit vor etlichen hundert Jahren, da waren die meisten Menschen schlank, und es gab keinen Anlass für eine Schlankheitskur. Die Menschen zumindest der nichtadeligen Schichten verrichteten schwere körperliche Arbeit, ernährten sich von naturbelassenen Lebensmitteln aus dem eigenen Garten oder dem Feld, und dies war Diät genug. Mit dem Siegeszug erst des Salzes und dann des raffinierten Zuckers begann das eigentliche Dilemma. Diese verführerischen Kristalle waren als Geschmacksspender zunächst den Adeligen und Wohlhabenden vorbehalten, inzwischen sind sie längst unverzichtbarer Teil im Marketing der Lebensmittelindustrie. Die Kombination von Fett und Salz oder von hellem, raffiniertem Mehl mit Zucker überdeckt die subtilen natürlichen Aromen mit einem allgemein als angenehm empfundenen kräftigen süßen oder pikanten Geschmack und eröffnet dem jeweiligen Produkt eine bessere

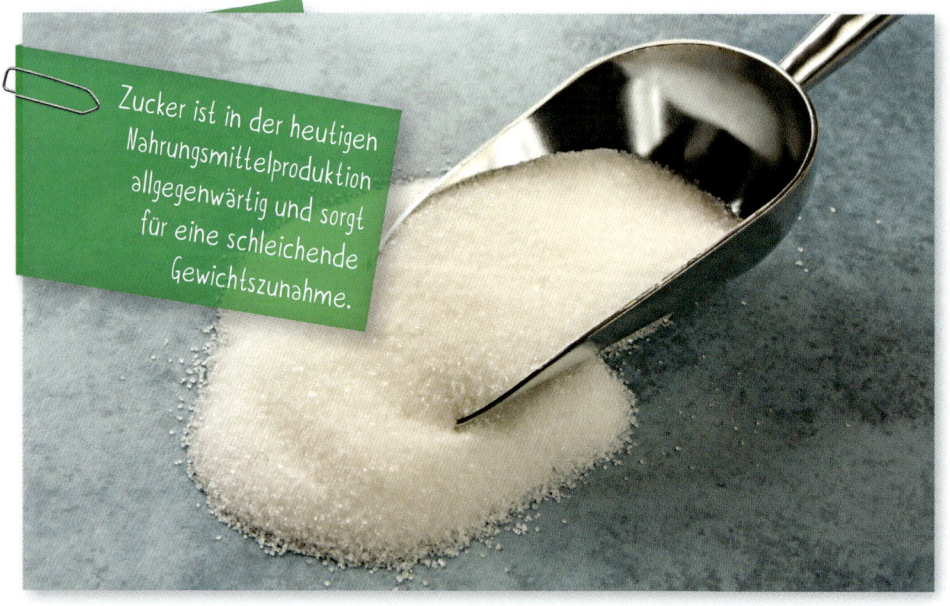

Zucker ist in der heutigen Nahrungsmittelproduktion allgegenwärtig und sorgt für eine schleichende Gewichtszunahme.

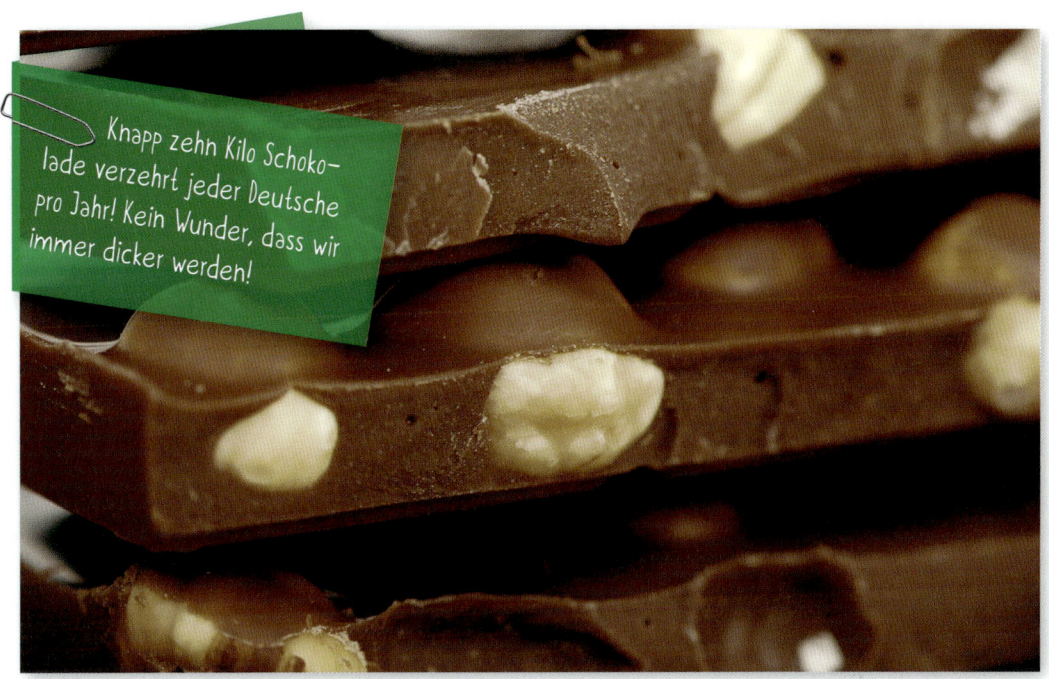

Knapp zehn Kilo Schoko-
lade verzehrt jeder Deutsche
pro Jahr! Kein Wunder, dass wir
immer dicker werden!

Akzeptanz auf dem Markt und dem Hersteller damit erfreuliche Profitchancen. Es kostet manchmal schon Überwindung, im Supermarkt an den langen Reihen hübsch verpackter, glitzernder und leuchtender Süßigkeiten vorbeizugehen, ohne wenigstens einen kleinen Candyriegel oder eine Tafel Schokolade in den Einkaufswagen zu legen.

Aber Fett plus Salz machen dick, und Weißmehl plus Zucker ebenso. Dass sich in nahezu allen verpackten Mikrowellen- und Fertiggerichten sowohl Zucker als auch Salz befinden, kann daher nicht verwundern. Und weil die Balance aus Salzig und Süß von einem entsprechend eingewöhnten Massengeschmack als besonders angenehm empfunden wird, kommt Zucker sogar in den Fleisch- oder Fischsalat. Seit Jahrzehnten wird das Einkaufsverhalten der Bevölkerung von den Schöpfern eines genormten Geschmacksempfindens im Dienst der Lebensmittelkonzerne zielstrebig manipuliert.

Die dritte Komponente zur Bedienung des Massengeschmacks ist das Fett. Fett ist, das weiß jeder Koch, Geschmacksträger Nummer eins. Gesättigte Fettsäuren mit viel Salz sind daher die Grundlage für immer neue Junk-Food-Kreationen, ebenso wie die Kombination von Fett und Zucker, so in Schokolade oder Sahnekuchen. Süßigkeiten werden verkaufsstrategisch geschickt gerne in niedriger Augenhöhe am Kassenzugang feilgeboten, wo es dann gern zu kleinen Wortgefechten zwischen Kindern und ihren Müttern kommt, weil sie unbedingt noch den rot leuchtenden Schokoriegel haben möchten – um den Weg zum Auto zu überleben. Wenige Jahre später ist diese Kindergeneration übergewichtig, nicht anders als die ihrer Eltern.

ÜBERGEWICHTIGE TUN SICH SCHWERER

Mittlerweile sind mehr als die Hälfte aller Deutschen zu dick – mit steigender Tendenz. Übergewichtige sind mehr oder weniger unglücklich über die Fettwülste, die sich an Bauch und Hüften, an Po und Oberschenkeln bilden. Die Unzufriedenheit mit dem eigenen Spiegelbild ist verständlich, nostalgische Erinnerungen entstehen an die Zeit, als man noch gertenschlank war. Die Sehnsüchte nach der Idealfigur mögen auch genetische Ursachen haben. Immerhin sind Tiere in freier Natur mit nur fünf Prozent Übergewicht in ihrer Überlebensfähigkeit bereits gehandicapt – zu träge in ihren Bewegungen, zu behäbig in ihren Reaktionen und damit zwangsläufig leichtere Beute für Raubtiere. Die Zeiten, in denen man sein Übergewicht stolz zur Schau trug, sind jedenfalls längst vorbei. Sich Fleisch, Fett und Zucker leisten zu können, gilt nicht mehr als Statussymbol. In der modernen Leistungsgesellschaft ist Übergewicht ebenfalls meist ein Handicap:

Zuerst wurden die Deutschen Zielgruppe für den Vertrieb von reichlich Fett, Zucker und Salz. Da ließ sich schon ordentlich verdienen. Nachdem die halbe Bevölkerung in Bereiche von Übergewicht oder gar Adipositas hochgemästet wurde, bildet sich ein weiteres prosperierendes Geschäftsfeld: das der Diäten, die zum Ziel haben, das Bauchfett wieder abzuschmelzen, für das clevere Lebensmittelhersteller verantwortlich sind. Beide Komplicen, die Dickmacher und die vermeintlichen Schlankmacher, spielen sich also gewissermaßen das Geschäft in die Hände. Beide schaukeln sich gegenseitig hoch und profitieren jeweils vom anderen.

PUMMELCHEN HABEN ES SCHWER

* Übergewichtige tun sich im Allgemeinen schwerer bei der Partnersuche – das gilt für Frauen wie für Männer.
* Beim Vorstellungsgespräch im Personalbüro gibt es einen entsprechenden, oft wenig schmeichelhaften Eintrag.
* Beim Shopping müssen die Damen immer wieder die Angebote Größe 36 oder 38 links liegen lassen und gleich hinübereilen zu 40 oder 42.
* Bei sportlichen Aktivitäten läuft man meist keuchend hinterher.
* Gemeinsam mit Freunden beim Italiener Essen gehen? Da wird die Speisekarte schon kritischer konsultiert. Möglichst wenig Kalorien ...
* Laut offziellen Statistiken suchen Übergewichtige öfter den Arzt auf als schlanke Zeitgenossen. Selbst wenige Pfunde zu viel belasten den Alltag, sind ständiger Anlass für Verzicht, z. B. auf eine Praline da, einen Eisbecher dort.
* Die Gedanken kreisen viel zu häufig um Gewichtsprobleme. Wie kriege ich rechtzeitig zum Sommer ein paar Schwabbelpfunde weg!

KONJUNKTUR DER SCHLANKHEITSKUR

- - - - - - - - - - -

Ein findiger Experte hat errechnet, dass
es inzwischen bereits über 400 verschiedene Diäten zur Gewichtsreduzierung
gibt. Fast alle Schlankheitskuren geben
vor, neu und originär zu sein und erwar-
ten sich eine dementsprechende Reso-
nanz bei den Übergewichtigen. Auf den
Erfolg einer spezifischen Kur reagieren
andere mit ähnlich disponierten Fatbur-
ning-Empfehlungen, z. B.

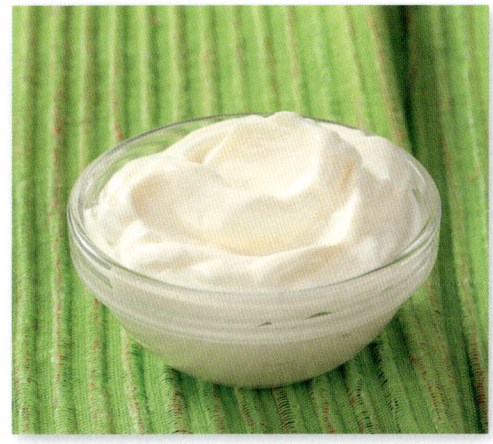

* Mediterrane Diät
* South Beach Diät
* Malibu-Diät
* Hilton Head Diet
* L.A. Shape Diet
* Hunza-Diät

* Rohkost-Detox
* No Grain Diet
* Quark-Diät
* Low Carb

Viele Schlankheitskuren basieren auf der
Empfehlung einzelner oder mehrerer
Lebensmittel:

Dann schwören plötzlich Millionen Un-
glückliche auf die »sensationell erfolgreichen« Diät-Tipps prominenter Wissenschaftler oder Hochschulen:

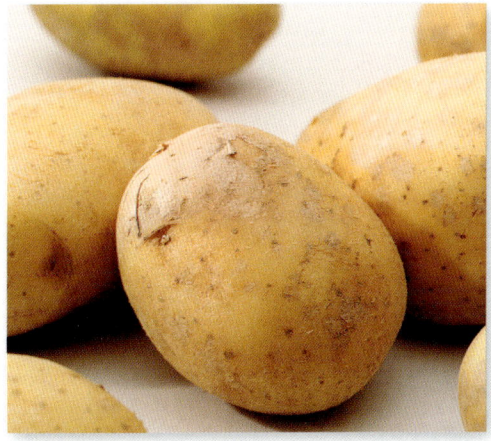

* Kartoffel-Diät
* Reis-Diät
* Omega-Diät

* Scarsdale Medical
* Atkins-Diät
* Montignac-Diät
* Dr. Kushner Diet
* Rosedale Diet

Nicht zuletzt tauchen immer wieder
obskure Schlankheitskuren mit Fantasie-
namen auf, die entsprechend neugierig
machen und oft viele Anhänger finden:

* The Zone
* Thyroid-Diät
* Paleo Diet
* ABS-Kur
* Fast Track
* Big Fat Crack
* Mars & Venus
* pH-Diät

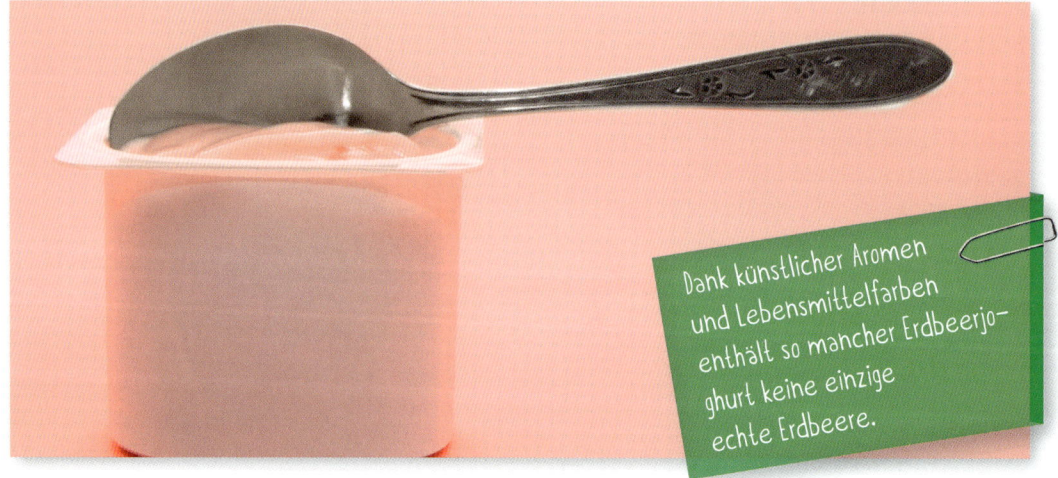

Dank künstlicher Aromen und Lebensmittelfarben enthält so mancher Erdbeerjoghurt keine einzige echte Erdbeere.

Schlankheitskuren haben längst ihre Eigendynamik entwickelt und sind zu einer Art Industrie geworden. Sie bestehen nicht nur aus oft simplen Essempfehlungen, sondern preisen im Kielwasser der allgemeinen Schlankheitstrends Dutzende Produkte an:

* Protein-Drinks
* Wellness-Urlaub
* Nahrungsergänzung
* Trimm-Dich-Produkte
* Ratgeberbücher
* Hypnose und Mentalkuren
* Kräuterbäder
* Massagegeräte
* Fitnessprodukte

Die Menschen mit ungesunder Nahrung zu füttern, bis sie übergewichtig, dick oder sogar fettleibig werden, ist zum Milliardengeschäft geworden. Kaum ein Politiker zieht dagegen zu Felde, auch nicht das Gesundheitsministerium, dessen vordringliche Aufgabe dies eigentlich sein sollte. Würde man die Bevölkerung ausschließlich mit pflanzlicher Kost ernähren, gäbe es fast keine Dicken und

rund 120 Milliarden Euro mehr in den Staats- und Gesundheitskassen. Denn diese Summe muss für die Folgebehandlungen der Volks- und Modekrankheit »Übergewicht« aufgewendet werden.

Stattdessen etabliert sich eine weitere Milliardenindustrie, nämlich jene der vermeintlichen Schlankmacher, die sich über jedes Kilo in unserem Viszeral-Fett freuen. Viele Supermarktprodukte brüsten sich mit Werbeaufdrucken wie »fettfrei«, »ohne Zucker«, »natürlich bio« oder »Qualität aus der Natur« und grenzen damit oft an legalen Etikettenschwindel. In Erdbeerjoghurt steckt oft keine einzige echte Erdbeere. Apfelmus wird mit künstlichen Aromastoffen wettbewerbsfähig gemacht, von denen etwa ein chinesischer Hersteller stolz behauptet: »Unser chemisch-synthetisches Aroma duftet 2000-mal mehr nach Apfel als jede natürliche Frucht.« Die beste Antwort auf diesen skandalösen Einfluss ist die Super-Vegan-Diät mit ihrem Verzicht auf dick machende leere Carbos. Sie ist die Antwort der Natur – und auch Signal der Hoffnung für ein neues Bewusstsein in der Konsumgesellschaft.

SUPER-VEGAN: EINE PHILO-SOPHIE EROBERT DIE WELT

Noch vor wenigen Jahren wurden Vegetarier als Ernährungsexoten und Eigenbrötler betrachtet, allein schon aus dem Grund, weil sie zum Barbecue-Grillen beim Nachbarn ihre eigenen Tofuwürstchen mitbrachten und die Massentierhaltung anprangerten. Inzwischen werden immer mehr Prominente zu Vegetariern oder Veganern, ihr Vorbild trägt dazu bei, dass ein neues Ernährungsbewusstsein die Welt erobert:

* Bill Clinton
* die Gesangsstars Beyoncé und Morrissey
* Désirée Nosbusch
* Danny DeVito
* Michelle Hunziker
* Julia Roberts
* Paul McCartney
* Stefanie Hertel
* Nena
* Kim Basinger
* Barbara Rütting
* Dustin Hoffman
* Brigitte Bardot
* und viele andere.

Auf einmal erinnert man sich daran, dass es auch früher schon Berühmtheiten mit Vorbildcharakter gegeben hat, die aus Überzeugung auf Fleisch verzichtet haben.

* Konfuzius
* Pythagoras
* Horaz
* Buddha
* Zarathustra
* Leonardo da Vinci
* Leo Tolstoi
* George Bernard Shaw
* Gustav Mahler
* Mahatma Gandhi
* Franz Kafka
* Plato

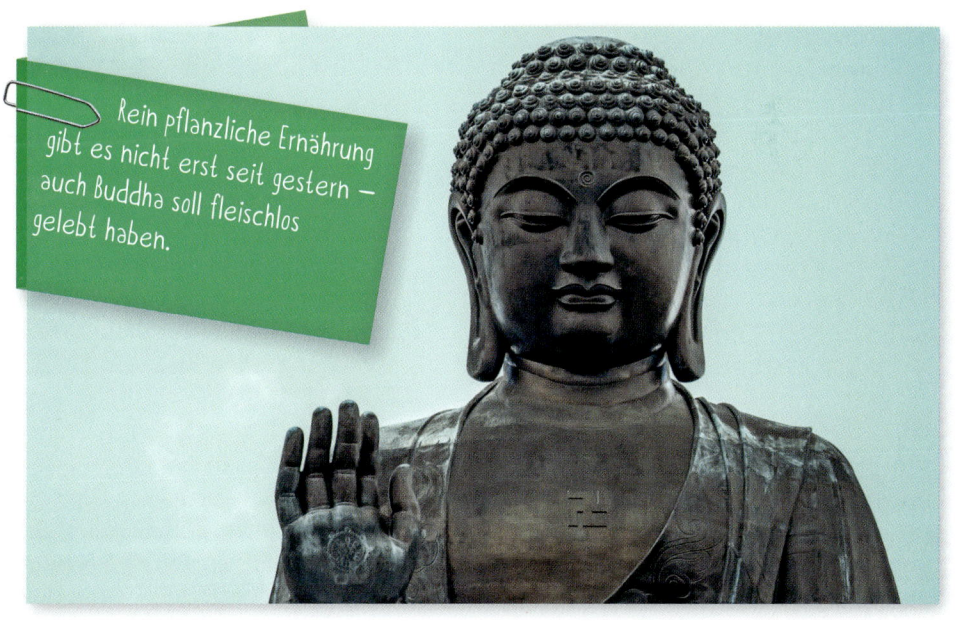

Rein pflanzliche Ernährung gibt es nicht erst seit gestern — auch Buddha soll fleischlos gelebt haben.

* Sokrates
* Ovid
* Seneca
* Albert Einstein

Viele Anhänger der neuen Philosophie vollzogen den Weg zur veganen Ernährung über den Zwischenschritt Vegetarismus. Ihnen geht es nicht nur um eine gesunde Kost, sondern um mehr: um einen bewussten, verantwortungsvollen Umgang nicht nur mit den Mitmenschen, sondern auch mit den Tieren dieser Erde. Angesichts einer dramatisch wachsenden Erdbevölkerung bei gleichzeitiger Überbelastung der natürlichen Ressourcen wird vegan zum Fanal für die Rettung dieser Welt.

WIE DIE FLEISCHINDUSTRIE DAS PARADIES ERDE ZERSTÖRT

Die Massentierhaltung ist längst zu einer Bedrohung für die ökologische Vielfalt und Balance der Erde geworden. Aus ihr resultieren Landzerstörung, Luft- und

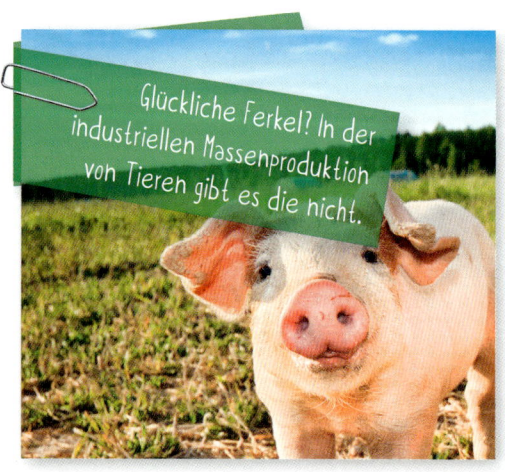

Glückliche Ferkel? In der industriellen Massenproduktion von Tieren gibt es die nicht.

Wasserverschmutzung und der Verlust der biologischen Vielfalt von Pflanzen und Tieren. Ursache ist keineswegs nur die Zunahme der Erdbevölkerung, sondern vor allem der rapide steigende Bedarf an tierischen Produkten wie Fleisch, Eiern oder Milch. Während in Afrika eine Milliarde Menschen Hunger leidet, werden von dort Agrarprodukte in westliche Industrieländer exportiert, um dort Schlachttiere zu mästen. In Brasilien und den USA werden gleichzeitig auf Millionen Quadratkilometern Getreide und Soja angebaut, um damit Rinder, Schweine, Geflügel oder Fische zu mästen oder Zuckersirup als Rohstoff für die Produktion von Cola oder Limonaden zu gewinnen.

Die Nutzviehhaltung und -züchtung ist der mit Abstand größte Landnutzer auf der Erde. Weidetiere beanspruchen 26 Prozent aller Flächen. Die massive Ausweitung von Weideland führt zu einem katastrophalen Rückgang von Wald- und Forstflächen. Allein in Lateinamerika werden inzwischen rund 70 Prozent früheren Regenwalds im Amazonasgebiet als Weideflächen genutzt, weitere riesige Gebiete zum Anbau von Futtermitteln für Massentierhaltungen. Die von Nutzvieh abgegrasten Flächen in trockenen Gegenden verkümmern zu 70 Prozent aufgrund exzessiver Nutzung und Erosion.

TREIBHAUSGASE: EINE BEDROHUNG FÜR DIE ZUKUNFT

Nach neueren Berichten der FAO (Food and Agriculture Organization der Vereinten Nationen) spielt die Massentierhaltung beim Anstieg der Klimabelastung

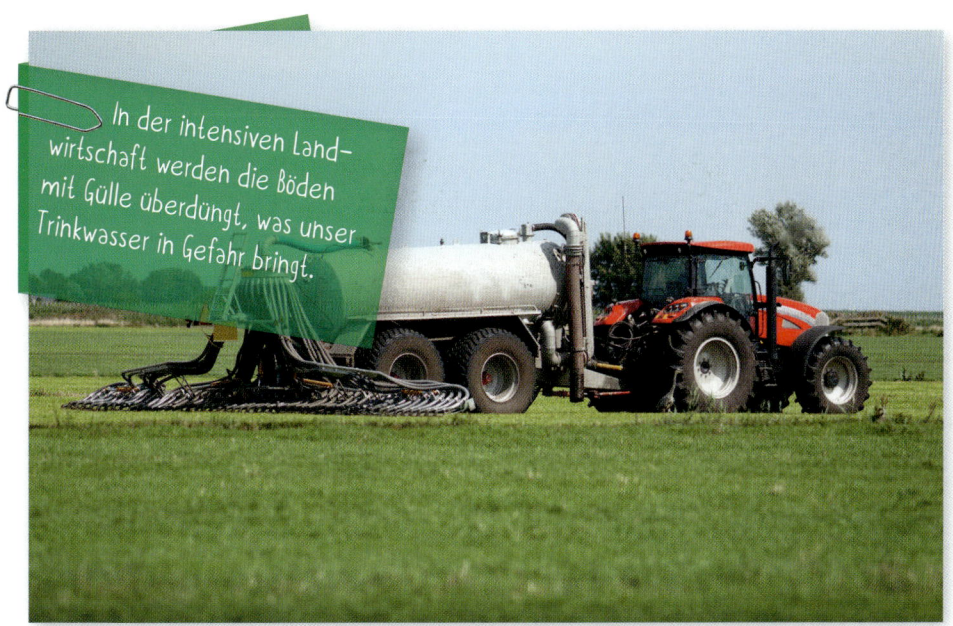

In der intensiven Landwirtschaft werden die Böden mit Gülle überdüngt, was unser Trinkwasser in Gefahr bringt.

durch Treibhausgase eine weit größere Rolle als bislang angenommen. Methan, Lachgas, Kohlendioxid und andere Gase tragen inzwischen 18 Prozent zur Belastung der Luft mit Schadstoffen bei, mehr als etwa alle Abgase durch Autos oder Maschinen. Hauptverantwortlich sind Methan und Stickstoffoxid aus der Darmfermentation von Wiederkäuern und dem Abbau von Ausscheidungen bzw. Gülle. Die industrielle Nutztierhaltung beansprucht mehr als acht Prozent des weltweiten Wasserverbrauchs und belastet gleichzeitig das Trinkwaser wie kaum ein anderes Gewerbe. Mehr und mehr wird es durch Antibiotika, Pestizide sowie durch Stickstoff- und Phosphorrückstände vergiftet. Inzwischen bilden Rinder rund 20 Prozent der Tiermasse auf der Erde. Noch vor hundert Jahren war ihr Anteil gegenüber dem der Wildtiere verschwindend gering.

Die Super-Vegan-Diät ist deshalb nicht nur ein Ernährungsvorschlag für Menschen, die schlank werden und besser aussehen möchten, sondern sie ist auch Element eines radikalen Umdenkens zum Schutz der bedrohten Natur. Nicht umsonst ist die vegane Ernährung Baustein eines Trends, der darangeht, die ganze Welt zu erobern. »Rettet unsere Erde!« Unter diesem Motto engagieren sich immer mehr Parteien, Institutionen, Medien, Clubs, Vereinigungen, Restaurants usw. in der neuen Bewegung. Jede vegane Mahlzeit kann ein Hähnchen oder eine Forelle retten. Das Erfreuliche daran: Vegane Ernährung ist die beste Schlankheitskur, die unsere Kultur je hervorgebracht hat. Sie ist sogar noch mehr: Eine Ernährung ohne Fleisch, Eier, Milchprodukte und helle Carbos ist das natürliche Konzept für schnelles Abnehmen auf dem Weg zur Idealfigur. Außerdem bietet vegane Kost die ganze Vielfalt köstlicher Aromen von Obst und Gemüse, schmeckt also weitaus besser als jedes salzgewürzte Fleischgericht.

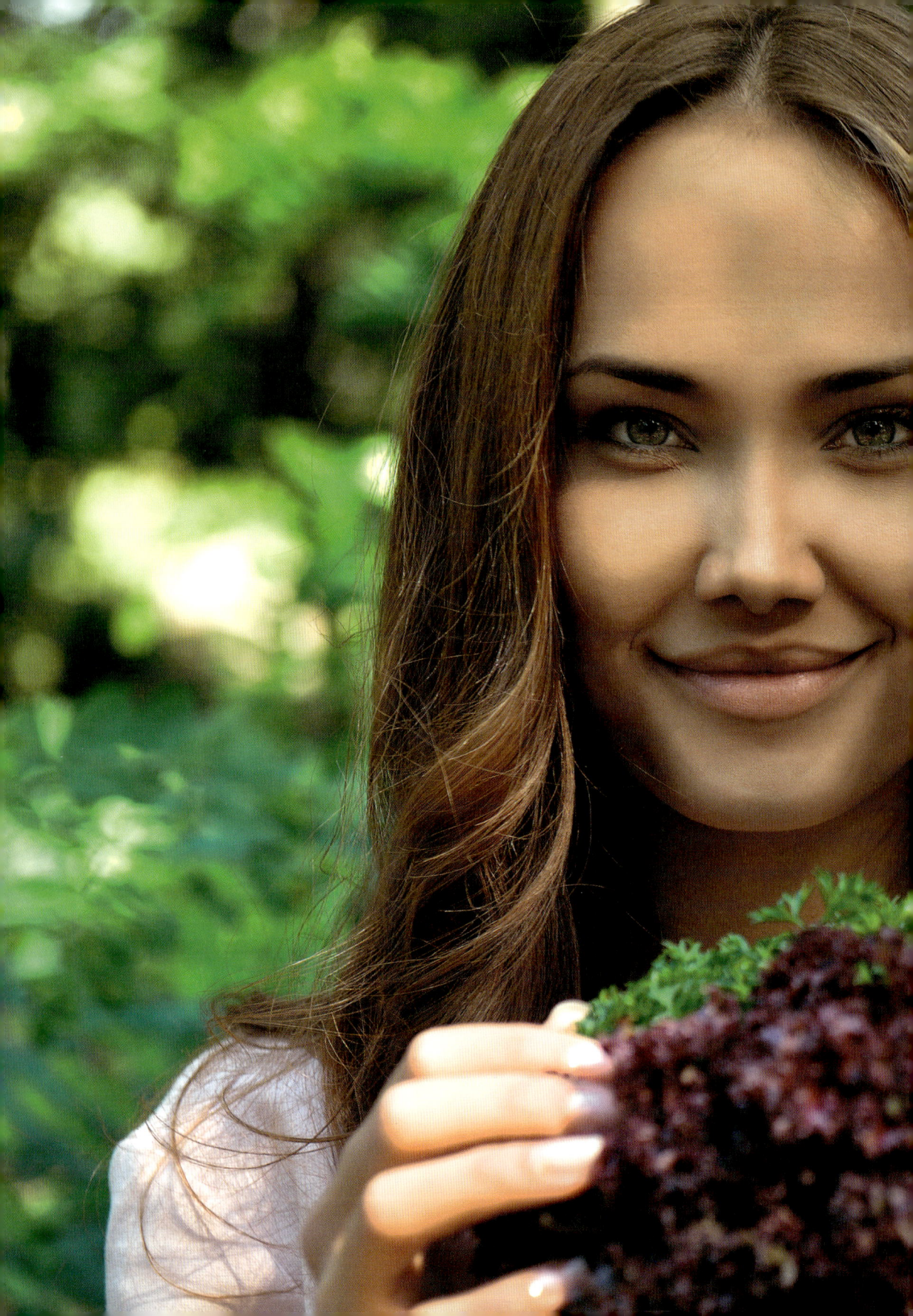

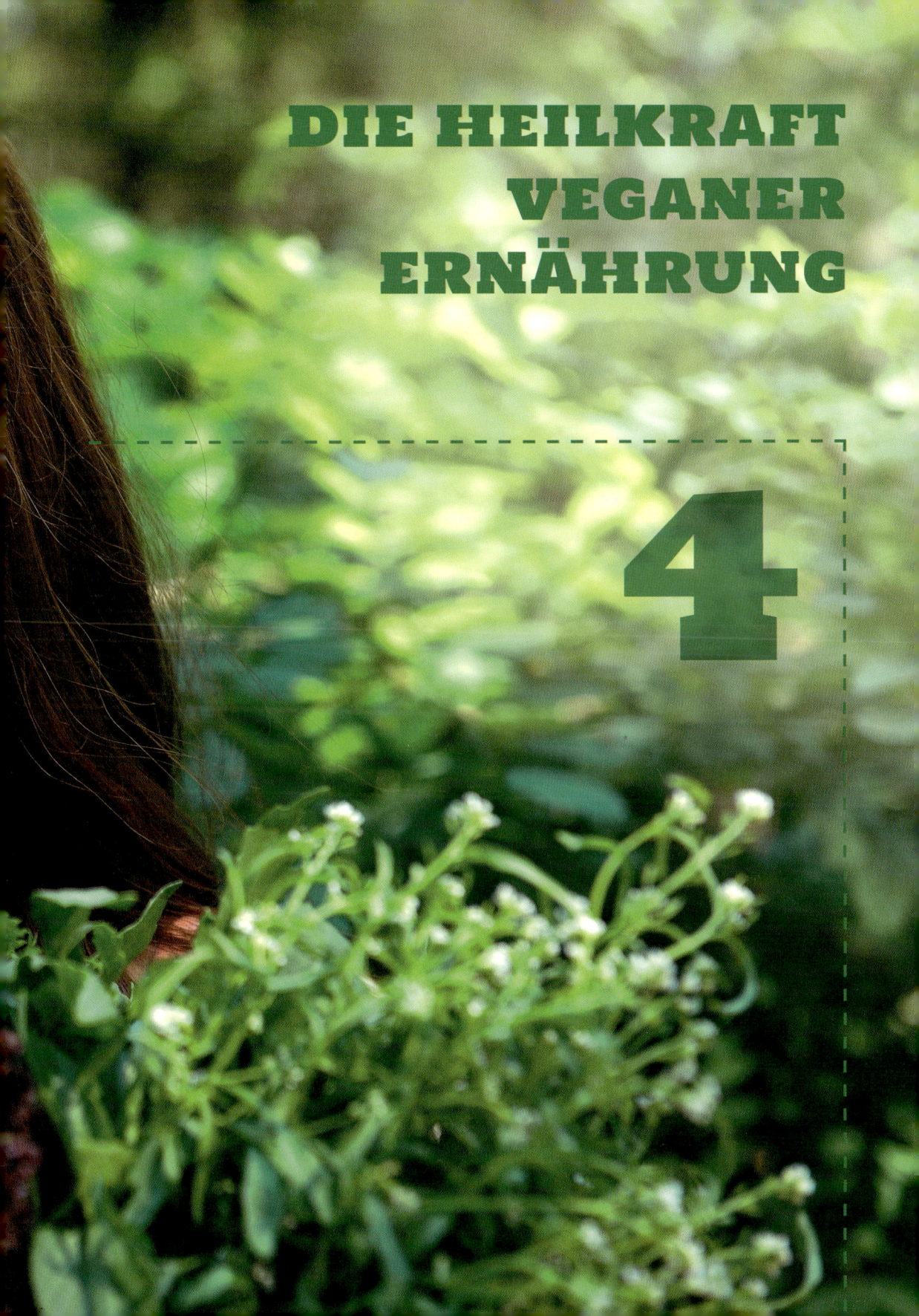

DIE HEILKRAFT VEGANER ERNÄHRUNG

4

VEGAN ALS MEDIZIN

Das Leben unserer Vorfahren war nicht leicht. Über nahezu die ganze Entwicklungsgeschichte der Menschheit hinweg waren Nahrungsmittel knapp, und der Mensch hatte sich mit dem zu begnügen, was seine jeweilige Umwelt hergab. Dabei kam es ihm zugute, dass sein Organismus in der Lage ist, sowohl pflanzliche als auch tierische Nahrung zu verwerten und in Energie umzusetzen.

Diese Eigenschaft befähigte sowohl den vor rund 40 000 Jahren aus Afrika eingewanderten Homo sapiens als auch den in Nordeuropa lebenden Neandertaler, die unwirtlichen Jahrtausende der letzten Eiszeit, die bis etwa 12 000 v. Chr. dauerte, zu überstehen. Wie aus den zahlreichen Funden aus jener Zeit hervorgeht, lebten die damals existierenden Menschen überwiegend von der Jagd. Dass

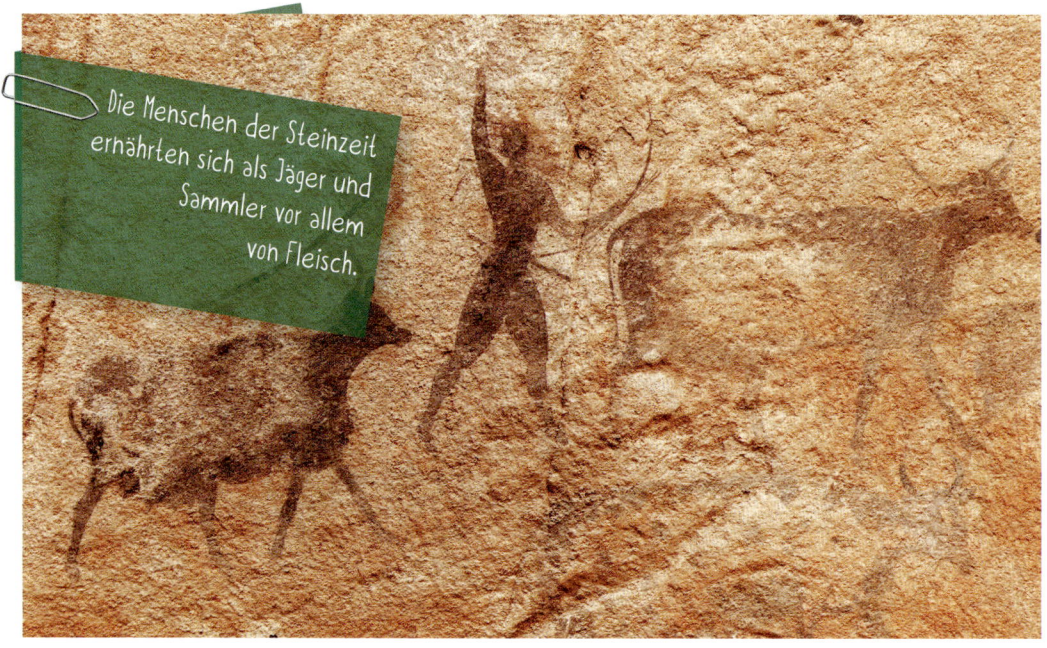

Die Menschen der Steinzeit ernährten sich als Jäger und Sammler vor allem von Fleisch.

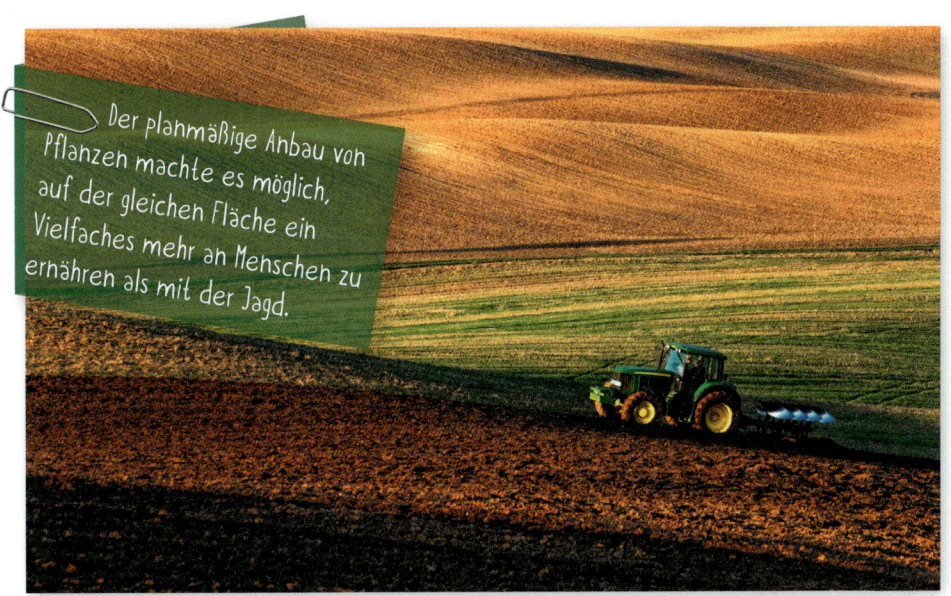

Der planmäßige Anbau von Pflanzen machte es möglich, auf der gleichen Fläche ein Vielfaches mehr an Menschen zu ernähren als mit der Jagd.

diese fast ausschließliche Fleischnahrung auf Dauer wenig bekömmlich war, beweist die geringe Lebenserwartung, die beim Neandertaler bei rund 30 Jahren lag, wobei das vorzeitige Ableben der meisten Individuen gewiss nicht allein auf Jagdunfälle in Gestalt wild gewordener Mammuts zurückzuführen war. Die Wissenschaft hat noch nicht herausgefunden, warum diese Art vor rund 30 000 Jahren von der Erde verschwand, doch die Vermutung, dass es auch an der Ernährung gelegen haben mag, ist zumindest nicht von der Hand zu weisen. Etwa auf halbem Weg von der Eiszeit zur Gegenwart entwickelte sich der Homo sapiens in Europa zum Ackerbauern. Damit hatte er erstmals Zugang zu einem pflanzlichen Nahrungsangebot, das über den Ertrag des Jäger- und Sammlerdaseins hinausging. Dass dies seiner weiteren Entwicklung überaus förderlich war, zeigen die folgenden Jahrtausende bis in die Gegenwart, in denen sich

der Mensch die Erde untertan machte. Denn der planmäßige Anbau von Pflanzen machte es möglich, auf der gleichen Fläche ein Vielfaches mehr an Menschen zu ernähren als mit der Jagd. Diese wiederum wurde in der Feudalgesellschaft zunehmend zu einem Privileg der adeligen Oberschichten, sodass der »Normalbürger«, wollte er Fleisch essen, auf seine in aller Regel sehr beschränkten Nutzviehbestände zurückgreifen musste. Das tat er nur ungern, und deshalb bestand die normale Alltagskost aus pflanzlicher Nahrung, was bei gleichzeitiger körperlicher Arbeit der Gesundheit durchaus zuträglich war. Mit der zunehmenden Verfügbarkeit von Fleischprodukten, Salz und Zucker änderten sich die Ernährungsgewohnheiten, und mit diesem Wandel schlichen sich jene Leiden in unser Leben, die wir heute mit dem Sammelbegriff »Zivilisationskrankheiten« bezeichnen. Gichtanfälle plagen den Schlemmer nach

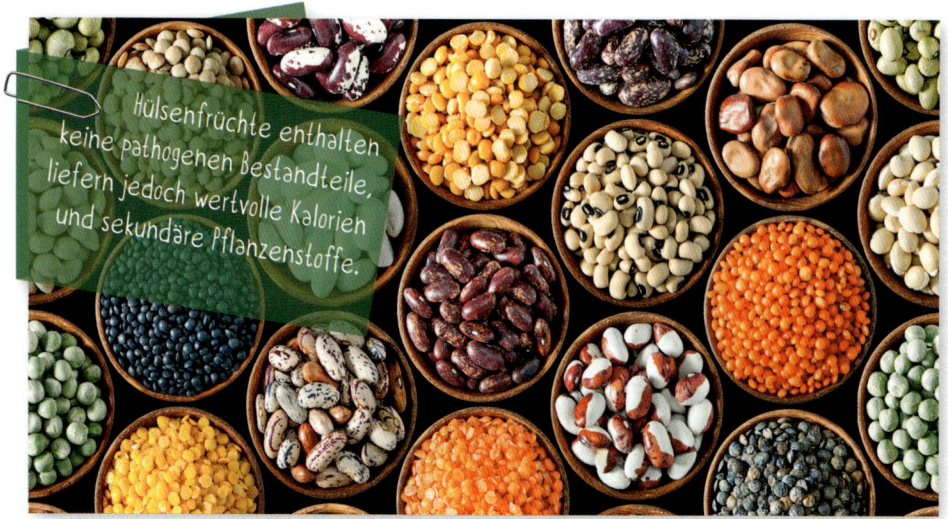

Hülsenfrüchte enthalten keine pathogenen Bestandteile, liefern jedoch wertvolle Kalorien und sekundäre Pflanzenstoffe.

reichlichem Genuss von Fleisch und Alkohol, Herz-Kreislauf-Erkrankungen und Krebs sind auf dem Vormarsch. Als sich fleißige Forscher auf die Suche nach den Ursachen begaben, stießen sie auf die bereits sattsam bekannten Dickmacher, die also nicht nur für das weitverbreitete Übergewicht sorgen, sondern auch für eine Reihe übler Leiden. So fand man zum Beispiel heraus, dass Darmkrebs bei einigen afrikanischen Völkern mit nahezu ausschließlich pflanzlicher Ernährung weitgehend unbekannt ist, während Argentinien als die Nation von Fleischessern schlechthin die höchsten Raten dieser oft tödlichen Krankheit aufweist.

Der Verzicht auf tierische Produkte schont also nicht nur unsere Umwelt, sondern auch unseren Körper und ist damit eine sowohl medizinisch sinnvolle als auch kulturell wegweisende Entscheidung.

Bekanntlich unterscheidet die Natur nicht zwischen Gewächsen, die satt, und solchen, die gesund machen. Was satt macht, macht in den meisten Fällen auch gesund – und umgekehrt. Was immer die Natur in ihren paradiesischen Gärten hervorbringt, erfüllt in vollkommener Weise beide Zwecke. Hülsenfrüchte, Getreide, Knollen oder Wurzeln enthalten keine pathogenen, krankheitserregenden Bestandteile, liefern jedoch wertvolle Kalorien für die Energieerzeugung und molekulare Substanzen für den Aufbau eines robusten und belastbaren Immunsystems.

In den Jahrmillionen biologischer Evolution hat dieses Gesetz den Stoffwechsel aller pflanzenfressenden Lebewesen geprägt. Auch jenen von uns Menschen, denn wir unterscheiden uns von unseren Mitgefährten auf der Erde, wie den Antilopen, Forellen, Bären oder Flamingos vor allem durch unser Bewusstsein und unseren Verstand, dem wir Flachbildschirme, Online-Banking oder Handys – und die Fähigkeit zu bewusster und umweltverträglicher Ernährung – verdanken. Was unsere Körperzellen betrifft, sind wir somatisch funktionierende, gengesteuerte Geschöpfe wie alle anderen Lebewesen auch.

UNVORSTELLBARE HEILKRÄFTE

- - - - - - - - - - - - -

Pflanzen müssen sich seit jeher mithilfe von Schutzstoffen gegen die Angriffe von Mikroben und Fressfeinden aller Art behaupten:

* Bakterien
* Viren
* Pilze
* andere mikrobielle Krankheitserreger
* Würmer
* Raupen
* Insekten
* Wühlmäuse
* Maulwürfe
* Vögel

und viele mehr

Gleichzeitig aber müssen sie für ihre Fortpflanzung sorgen, indem sie z. B. Bienen oder andere bestäubende Insekten mit Duftstoffen anlocken. Zu diesem Zweck bilden sie mehr als 11 000 verschiedene Flavonoide, 13 000 Alkaloide, rund 10 000 Terpene und 40 000 Terpenoide, insgesamt rund 100 000 therapeutisch nutzbare Inhaltsstoffe, je nach Klima, Bodenbeschaffenheit oder anderen äußeren Einflüssen wie der Sonneneinstrahlung oder dem jeweiligen Wasserangebot.

Der intensive Duft einer angeschnittenen Zwiebel oder eines gebrochenen Löwenzahnstängels verrät uns einiges über die Heilkräfte, die in Pflanzen stecken. Ärzte der uralten Traditionellen Chinesischen Medizin (TCM) oder der abendländischen Erfahrungsheilkunde nutzten

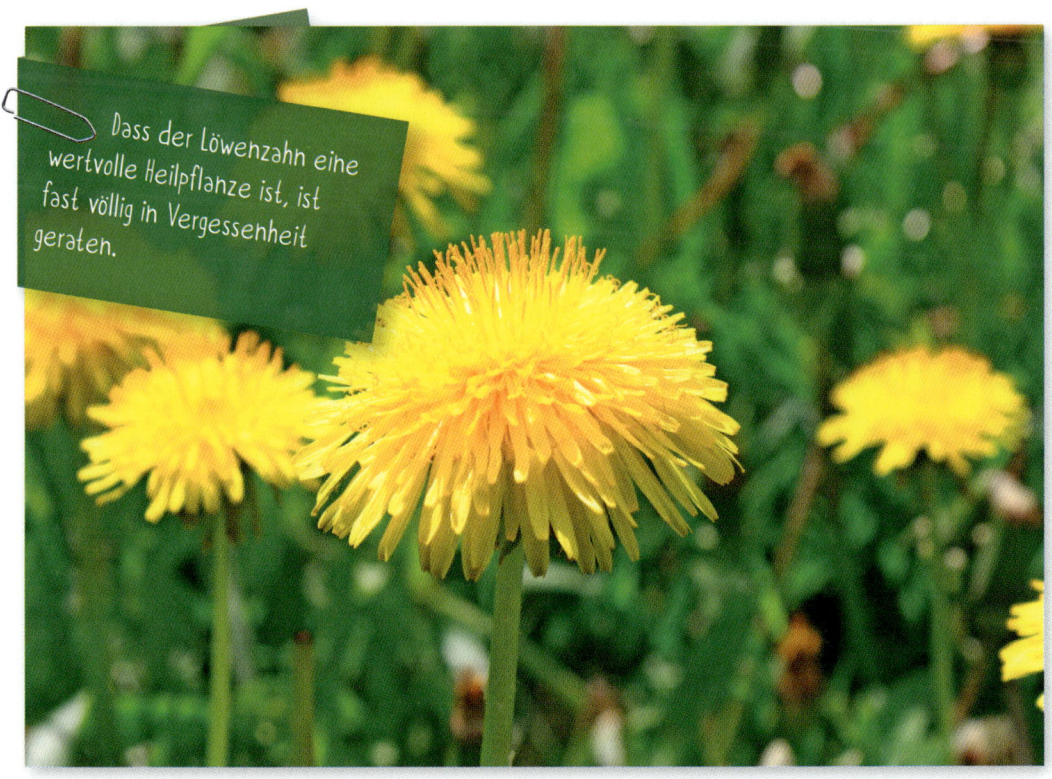

Dass der Löwenzahn eine wertvolle Heilpflanze ist, ist fast völlig in Vergessenheit geraten.

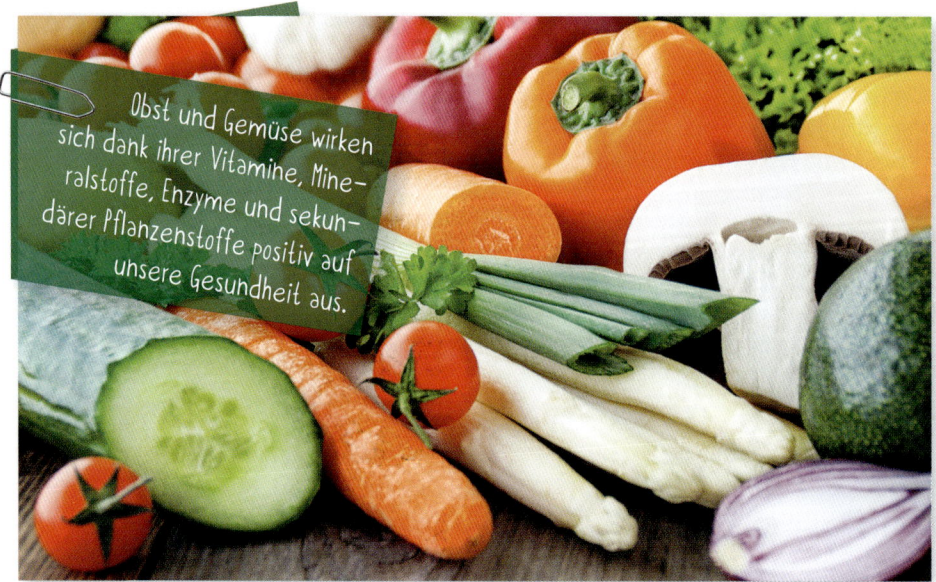

Obst und Gemüse wirken sich dank ihrer Vitamine, Mineralstoffe, Enzyme und sekundärer Pflanzenstoffe positiv auf unsere Gesundheit aus.

die therapeutische Potenz von Heilpflanzen schon vor Tausenden Jahren.

Doch nicht nur spezifische Arzneipflanzen wirken vorbeugend, lindernd oder heilend, sondern ebenso sämtliche Obst- und Gemüsesorten mit ihren Kraftpaketen aus sekundären Inhaltsstoffen, Vitaminen, Mineralstoffen, Hormonen und Enzymen und ihrem hohen Wasseranteil.

VEGANE IMMUN-POWER

Was immer an Leben auf der Erde existiert, besteht aus vergleichsweise verletzlichen Zellen. Pflanzen, Tiere und auch wir Menschen müssen diese Zellen ernähren und gleichzeitig gegen Gefahren wappnen. Addiert man dann noch den Auftrag zur Fortpflanzung hinzu, dann offenbart sich bereits das Grundprinzip allen Lebens:

* Zellen mit Energie füttern,
* sie gegen angriffslustige Feinde aller Art schützen,
* für eine möglichst lange Zeit die Erhaltung der Art sicherstellen.

Pflanzen haben es in mancher Hinsicht schwerer als Tiere oder Menschen, denn sie können vor Feinden nicht davonlaufen. Deshalb haben sie andere Formen des Überlebenskampfs entwickelt, nämlich ein Immunsystem, das jenem der Menschen etwa um das Hundertfache überlegen ist. Jede einzelne Pflanzenzelle ist ein Bollwerk, das pflanzliche Immunsystem selbst eines der rätselhaften Wunder der Natur.

Wir Menschen haben ein körpereigenes Abwehrsystem entwickelt, das sich auf eine große Vielfalt von Antigen-Rezeptoren stützt, die in unserem Blutkreislauf zirkulieren. Dieses Immunsystem verfügt über ein eigenes Gedächtnis, es merkt sich also, welche bakteriellen

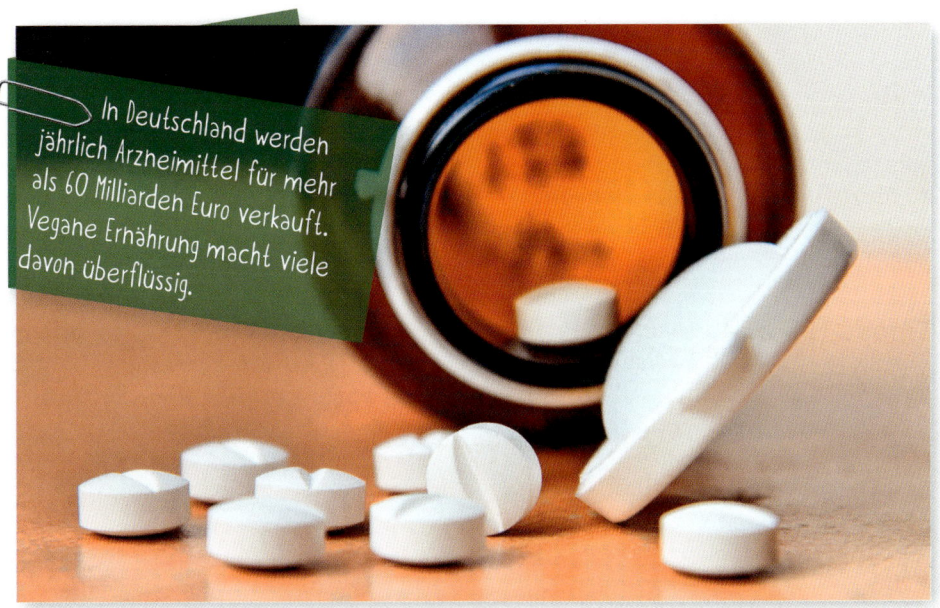

In Deutschland werden jährlich Arzneimittel für mehr als 60 Milliarden Euro verkauft. Vegane Ernährung macht viele davon überflüssig.

Feinde es schon einmal angegriffen und besiegt hat.

Pflanzen hingegen fehlt diese mobile, zirkulierende Immunpolizei. Stattdessen baut jede einzelne Pflanzenzelle ihr eigenes Abwehrsystem auf, kontrolliert von einem sensiblen Überwachungsapparat. Zu diesem Zweck ziehen die Pflanzen Bioflavonoide, Alkaloide und andere Schutzmoleküle heran, für deren Aufbau wiederum erhebliche Mengen an Mineralien und Spurenelementen, Eiweiß und Fettsäuren benötigt werden. Zu den pflanzlichen Schutzsubstanzen zählen nahezu alle Vitamine, außerdem Dutzende antimikrobielle Enzyme wie z. B. Chitinasen, Beta-Glucanasen oder Peroxidasen, die wir allesamt zu unserem Nutzen mit pflanzlicher Kost aufnehmen – genau so, wie es die Natur schon vor vielen Millionen Jahren konzipiert und vorgesehen hat. Jedes Mangoldblatt, jede Himbeere, jedes Radieschen, jede Tomate ist Immunabwehr pur. Dies ist

nur einer der Gründe, weshalb vegane Ernährung gleichzeitig Medizin ist und ein weiterer Grund dafür, weshalb nahezu alle im Handel erhältlichen Medikamente direkt oder indirekt pflanzlichen Ursprungs sind – auch wenn die meisten Wirkstoffe mittlerweile synthetisch hergestellt werden.

ZAHLEN & FAKTEN

In Deutschland werden jährlich Arzneimittel für mehr als 60 Milliarden Euro verkauft, in rund 1,5 Millionen verschiedenen Packungseinheiten. Der Umsatz pro verordnetem Medikament steigt seit Jahren kontinuierlich an, seit zwölf Jahren um insgesamt 150 Prozent. Während bei chemisch-definierten Arzneimitteln Diagnose und Indikation häufig nach hochgradig wirksamen Inhaltsstoffen verlangen, z. B. bei Krebs, Organleiden oder sehr starken Schmerzen, könnten Phytopräparate aus der Apotheke weitgehend durch eine sinnvolle pflanzliche Ernährung ersetzt werden. Stattdessen sorgen eine massive Werbung und ein verlockendes Angebot an Nahrungsergänzungsstoffen in Supermärkten oder Drogerien für steigende Umsätze. Offenbar kaufen viele Menschen lieber Vitamin-C-Kapseln aus industrieller Fertigung als Äpfel, die man erst mühselig kauen und verzehren muss, die aber wunderbar schmecken und der Gesundheit weit förderlicher sind.

So steigen auch die Indikationsbereiche für pflanzliche Medikamente Jahr für Jahr unbeirrbar an, während Obst- und Gemüsehändler oft Probleme haben, ihre viel kostbareren Produkte an den Mann zu bringen. Hat ein Familienmitglied Schlafstörungen, weil die Salami-Käse-Pizza extra large vom Abend zu lange in Magen und Darm verweilt, muss anderntags gleich ein rezeptfreies Schlafmittel mit in den Einkaufskorb, obwohl süßes Obst wie Feigen, Weintrauben, Kirschen oder reife Pflaumen

genauso oder viel besser helfen. Wer jahrelang vorwiegend von fett-, zucker- und weißmehlgesättigten Produkten lebt, zählt bald zur Lieblingszielgruppe von Pharmafirmen, die Laxanzien, also abführende Arzneien herstellen, z. B. in Form von Abführtropfen. Dabei könnte ein einziger Tag mit konsequent veganer Ernährung das Übel beseitigen. Die ballaststoffreichen Nahrungsmittel würden den gesamten Verdauungstrakt zu neuem Leben erwecken und in einem einzigen Peristaltik-Schub sämtliche Gift- und Schadstoffe, Schlacken, Säuren und Verdauungsmüll über den Stuhl aus dem Körper befördern.

Die Statistik dokumentiert, dass wir der Natur offenbar erst dann vertrauen, wenn sie in Pillen oder Kapseln verpackt ist, nicht aber, wenn sie uns in Gestalt von Blättern, Stängeln, Wurzeln oder Blüten begegnet. So vollzieht sich zunehmend eine Entfremdung des modernen Menschen von der ursprünglichen Einheit von Ernährung und Gesundheit:

Um uns und unsere Familie satt zu machen, kaufen wir im Supermarkt ein,

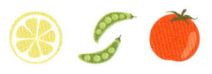

Indikation	Umsatz (ca., in Mio Euro)	Anteil (%)
Husten, Erkältung	600	25
Magen, Darm	350	16
Herz, Kreislauf	350	15
Beruhigung, Schlaf	300	13
Schmerzen	200	9
Blase, Geschlechtsorgane	180	8

DIE AM HÄUFIGSTEN VERKAUFTEN PHYTOPHARMAKA

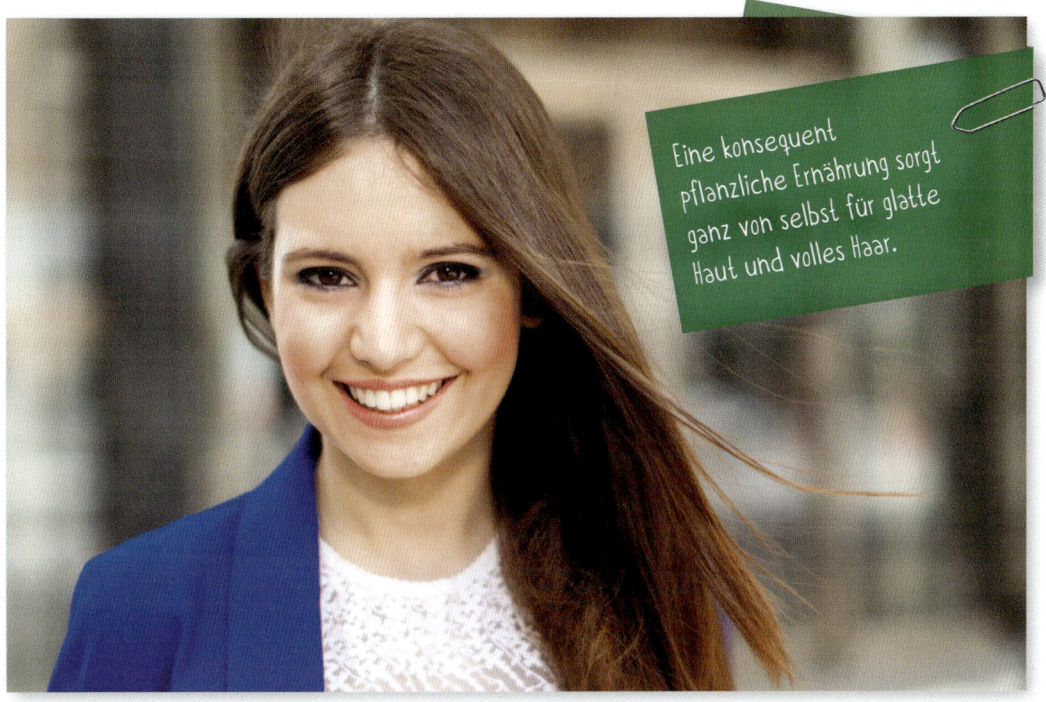

Eine konsequent pflanzliche Ernährung sorgt ganz von selbst für glatte Haut und volles Haar.

und um Wehwehchen oder Beschwerden loszuwerden, fahren wir anschließend bei der Apotheke vorbei. Dabei könnten wir es einfacher haben. Vegane Ernährung ist das Paket, in dem schon alles drinsteckt:

* ein unbezwingbares Immunsystem
* wohltuender Schlaf
* problemfreie Verdauung
* ein kräftig pulsierendes Herz
* flüssig zirkulierendes Blut
* ein Bollwerk an stabilen Nerven
* ungestörte Bildung von Glückshormonen
* ein üppiges Bindegewebe
* glatte, geschmeidige Haut
* volles, farbkräftiges Haar
* kerngesunde Gene in unseren Chromosomen

Vegan ist gleichzeitig ein Synonym für die Rückkehr zur Natur, zum genetisch programmierten Versprechen von Fitness und Lebensfreude. Gleichzeitig steckt in Vegan das Geheimnis der Idealfigur, nachdrücklich dokumentiert von den pflanzenfressenden Tieren (und auch Pflanzen) dieser Welt.

GUT GESCHÜTZT DURCH PFLANZEN

– – – – – – – – – – – – –

Mitunter hat man den Eindruck, die Pharmaindustrie möchte uns weismachen, dass sie die Heilkunde mit Arzneien erfunden hat, in Chemielabors ersonnen nach dem Motto »Wir können es besser als die Natur«. Pflanzen produzieren eine unglaubliche Vielfalt an sekundären Schutzstoffen, Bioflavonoiden, Vitaminen, Enzymen oder Hormonen zu ihrem eigenen Schutz und zur Stärkung

GEKLONTE NATUR

Pharmaunternehmen gehen seit Jahrzehnten nach dem gleichen Prinzip vor: Sie spüren noch in den entlegensten Urwald- oder Wüstengebieten Pflanzen auf und charakterisieren und isolieren deren Wirkstoffe. Die werden dann in industriellen Verfahren geklont und meist als Monopräparate auf den Markt geworfen.

Auf diese Weise herausgetrennt und gewissermaßen vereinsamt, fehlt den Monowirkstoffen jedoch die Unterstützung aller anderen Pflanzenschutzsubstanzen und somit auch ihre therapeutische Schlagkraft.

Ein Beispiel ist synthetisch hergestelltes Vitamin E. Die Moleküle sind zwar nach Konfiguration und Bauplan identisch, erfüllen aber gerade deshalb nicht den Anspruch der Natur, sich sinnvoll in die Komposition der Gesamtwirkstoffe einer Pflanze einzufügen, so etwa in Abstimmung mit anderen Vitaminen, Spurenelementen, Aminosäuren usw.

Für Bio-Science-Wissenschaftler ist es eines der unbegreiflichen Wunder der Natur, dass es seit Beginn der Evolution vor Milliarden Jahren noch nie zwei in ihrer molekularen Struktur und Fältelung identische Vitamin-E-Moleküle gegeben hat.

Hingegen sehen geklonte E-Moleküle unterm Mikroskop bis aufs letzte Atom gleich aus, ihre gesundheitliche Wirkung im Stoffwechsel von Tieren und Menschen ist bis zu 90 Prozent reduziert.

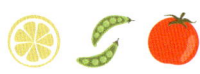

ihrer eigenen Immunabwehr. Sie wenden teilweise nur ein Drittel ihres Stoffwechsels für Wachstum und Zelltätigkeit auf, den Rest für ihre Gesundheit.

Ein typisches Beispiel ist Vitamin C (Ascorbinsäure), das sie zur Kräftigung ihres eigenen sensiblen Gefäßsystems hervorbringen. Wenn wir dieses einzigartige Vitamin mit pflanzlicher Nahrung zu uns nehmen, festigt es in gleicher Weise unsere Gefäßwände, damit diese nicht porös und durchlässig werden und ihre Gefäßwandspannung behalten. Bei einem Mangel an Vitamin C tritt Gewebswasser aus den Venen aus, und es bilden sich Besenreiser und Krampfadern. Die feinen Kapillaren in unserem Zahnfleisch, das bekanntlich durch die kräftige Bisstätigkeit besonders strapaziert wird, benötigen zu ihrem Schutz Extraportionen an Vitamin C. Bei einem Mangel kommt es zu Gingivitis und Zahnfleischbluten, und hält der Mangel zu lange an, kann er sogar zum Tod führen. Generationen von Seefahrern haben unter den Skorbut genannten Vitamin-C-Mangelerscheinungen gelitten und sind daran zugrunde gegangen, ehe man das Problem durch regelmäßige Ausgabe von Zitronensaft und getrocknetem Gemüse in den Griff bekam. Wir haben es heute leichter. Durch den Verzehr von frischem Obst wie Kiwi, Orangen oder Äpfel können wir Vitamin-C-Mangel zuverlässig vorbeugen.

Dr. Ruth Byrd von der Abteilung für Dental Health an der University of Southern California hat einen besonderen Tipp: »Ich viertele eine Zitrone und esse das Fruchtfleisch heraus. Das schmeckt nur anfangs sauer, hilft aber meistens prompt gegen Zahnfleischbluten.«

VEGAN – LIEBLINGSFUTTER FÜR MAGEN UND DARM

– – – – – – – – – – – – –

Neuerdings macht sich die Unsitte breit, möglichst überhaupt kein Obst und Gemüse mehr zu essen, sondern statt dessen deren wertvolle Inhaltsstoffe in Pulverform aus der Dose zu sich zu nehmen, möglichst eingerührt in irgendeine Flüssigkeit. Wozu erst umständlich Blumenkohl oder Erbsen zubereiten, wenn man die wichtigsten Nährstoffe konzentriert als sogenanntes Nahrungsergänzungsmittel in der Apotheke oder im Internet-Versandhandel kaufen kann? Unser Verdauungstrakt ist mit einem entsprechenden Angebot an Nährstoffen durchaus einverstanden, sie sollten aber in Ballaststoffen eingepackt sein, wie sie eben nur Äpfel, Mangold, Kohlrabi, Pfirsiche und andere liefern.

Ballaststoffe sind kompakte Ansammlungen von Teilen pflanzlicher Zellgerüste. Sie bestehen aus großen Kohlenhydratmolekülen und sind weitgehend unverdaulich. Bei veganer Kost bilden sie den Großteil des Nahrungsbreis, in dem sämtliche lebenswichtigen Nährstoffe in sinnvoller Zusammensetzung eingebettet sind. Verdauungsenzyme aus der Bauchspeicheldrüse lösen die für den Organismus verwertbaren Kohlenhydrate, Lipide, Proteine oder Nukleasen – den Rohstoff für die Zellkerne – heraus. Auch die lebenswichtigen Nährstoffe wie Vitamine und Mineralstoffe sowie das in den Pflanzen enthaltene Wasser werden aus diesem Nahrungsbrei resorbiert und über das Blut den Körperzellen zugeführt. Übrig bleibt eine breiige Fasermasse, die der Darm rasch über den Stuhl ausscheidet, zusammen mit Toxinen, Säuren und anderen Schadstoffen.

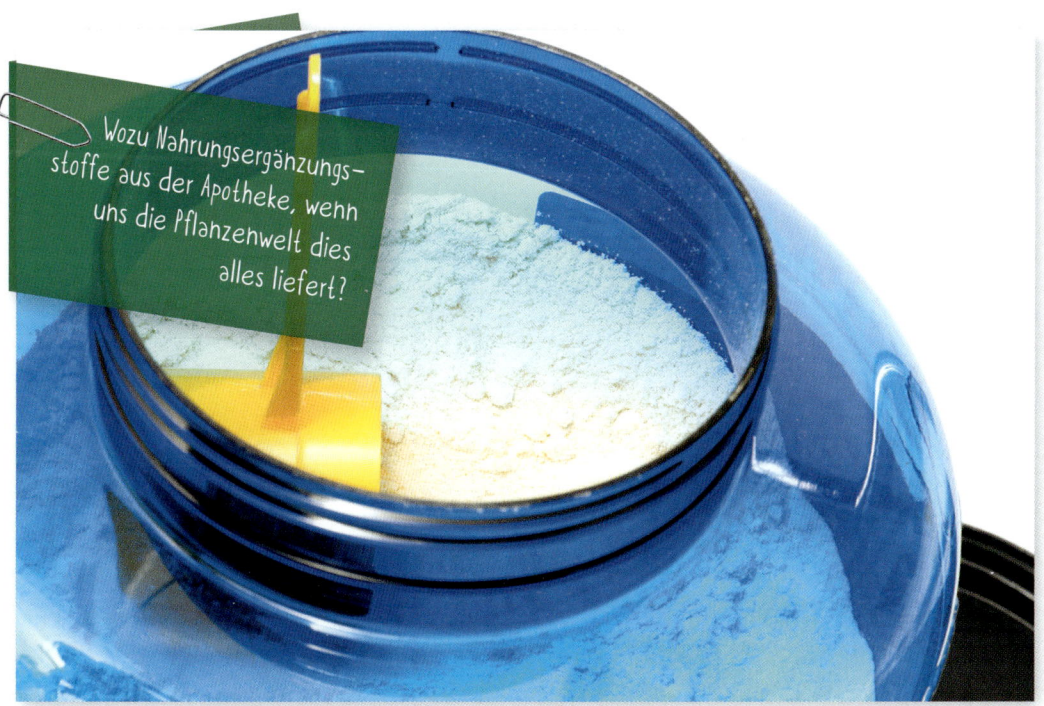

Wozu Nahrungsergänzungsstoffe aus der Apotheke, wenn uns die Pflanzenwelt dies alles liefert?

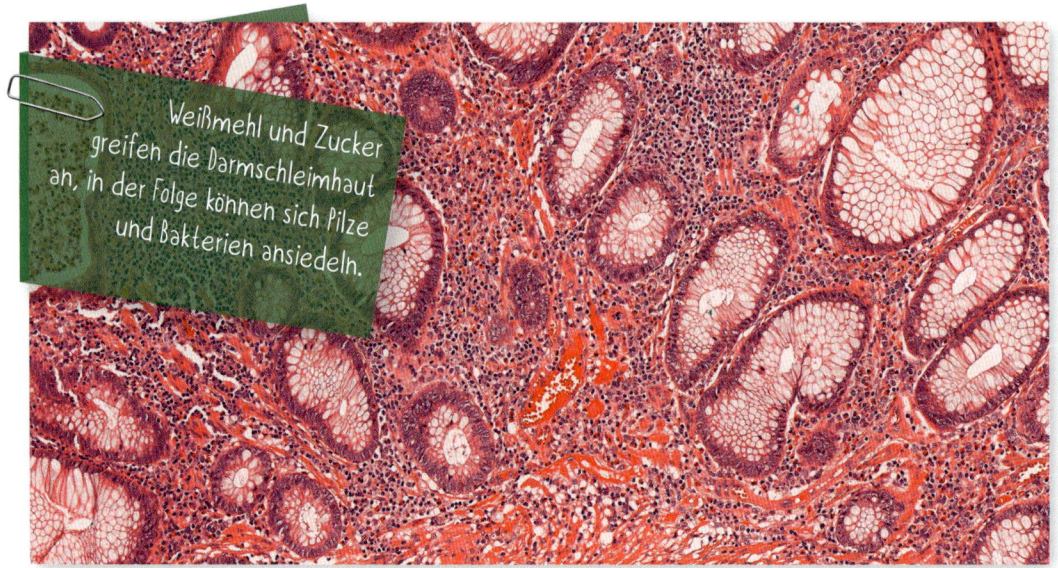

Weißmehl und Zucker greifen die Darmschleimhaut an, in der Folge können sich Pilze und Bakterien ansiedeln.

Von alleine schiebt sich die Ballaststoffmasse jedoch nicht durch den meterlangen Darmschlauch. Dafür sorgen Kontraktionen der Darmmuskulatur, die sogenannte Peristaltik, die die Darmpassage vorantreibt. Die zur Aufrechterhaltung dieses Vorgangs nötigen Reflexe liefern auf dem Weg über die Darmschleimhaut wiederum die Ballaststoffe. Wenn diese fehlen, weil die Nahrung lediglich aus einem in Wasser aufgelösten Pulver besteht, kommt die Darmpassage praktisch zum Stillstand – mit verhängnisvollen Folgen: Die Darmschleimhaut verdünnt sich und verhornt womöglich teilweise, weil sie für Transport und Abbau von Nährstoffen kaum noch benötigt wird. Dadurch haben Bakterien und Pilze leichtes Spiel. Sie setzen sich im Darm fest und breiten sich in Kolonien aus. Auch schnell lösliche Kohlenhydrate wie Weißmehlprodukte und Süßigkeiten tragen zu dieser Entwicklung bei – ein einleuchtender Grund mehr, auf eine vegane Ernährung mit viel Obst und Gemüse umzusteigen.

HERZ UND KREISLAUF MÖGEN´S PFLANZLICH

Ein kräftiges Herz und üppige Muskeln brauchen neben Blutzucker gesättigte Fettsäuren, sprich: Triglyzeride, für die Energiegewinnung, wenn sie ihre Funktion auf Dauer ohne Störung erfüllen sollen. Dies bedeutet aber noch lange nicht, dass ein fetter Schweinebraten oder Speckbrote stark machen, weil sie dem Körper konzentrierte Energie zuführen und so die Versorgung der Muskeln fördern. Eher ist das Gegenteil der Fall. Fettmoleküle sind nichts anderes als Brennstoff, der in Fettzellen (Adipozyten) gelagert wird und darauf wartet, in die Mitochondrien, die Brennkammern der Muskelzellen, abtransportiert zu werden. Unverzichtbar für Herz, Kreislauf und Muskeln ist hingegen ein ungestörter Blutfluss durch das insgesamt rund 100 000 Kilometer lange, eng verzweigte Adernsystem in unserem Körper.

Unser Blut soll und muss ungehindert fließen. Voraussetzung für diese Fluidität ist ein gesundes Verhältnis von Plasma (dem Blutwasser) und zellulären Bestandteilen. Bei einem Menschen, der sich vegan ernährt, macht die wässrige Plasmalösung rund 55 Prozent aus, Proteine, Zuckerstoffe, Salze, Hormone, Gase, Nährstoffe usw. 44 Prozent. Bei Fehlernährung verschlechtert sich die sogenannte Viskosität, das Blut wird dickflüssiger und damit weniger fließfähig. Es kann dann dazu kommen, dass der Blutfluss an manchen Stellen des Körpers stockt oder sogar zum Stillstand kommt, so etwa in den Zehen, wo die Blut führenden Kapillaren mitunter so hauchdünn sind, dass sich ein rotes Blutkörperchen gerade noch hindurchquetschen kann. Besonders betroffen sind Diabetiker mit hohen Konzentrationen an Blutglukose. Aber auch hohe Werte an Gesamteiweiß sowie an Lipiden können dazu führen, dass der Blutfluss

zu träge ist und den Nährstofftransport zu den Körperzellen nicht mehr ausreichend erfüllen kann. Nach Schätzungen von Experten leidet rund die Hälfte aller Erwachsenen unter zu stark verdicktem Blut. Dazu zählen vorwiegend alle Übergewichtigen und Dicken.

Eine vegane Ernährung ist das beste Mittel, um den Blutfluss wieder ordentlich in Schwung zu bringen. Fruchtsäuren in Obst und Gemüse sorgen bereits im Magen dafür, dass Nahrung vorverdaut wird, Ballaststoffe scheiden rechtzeitig Fettstoffe und Cholesterin aus dem Darm aus, komplexe Kohlenhydrate wirken regulierend auf Insulin-Werte und damit auf die Blutzuckerkonzentration. Alle scharf schmeckenden Kräuter und Gemüse tragen dazu bei, das Gerinnungspotenzial des Bluts zu mindern und dessen Fließgeschwindigkeit zu erhöhen. Besonders wirksam in dieser Hinsicht sind Curry, Ingwer, Senf, Paprika, Pfeffer, Zwiebeln, Knoblauch,

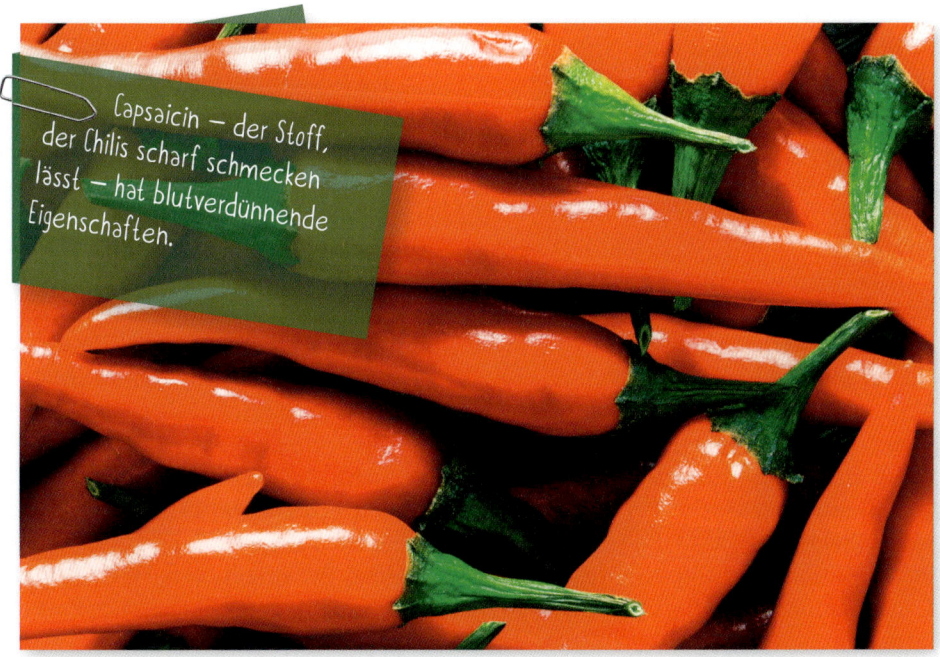

Capsaicin – der Stoff, der Chilis scharf schmecken lässt – hat blutverdünnende Eigenschaften.

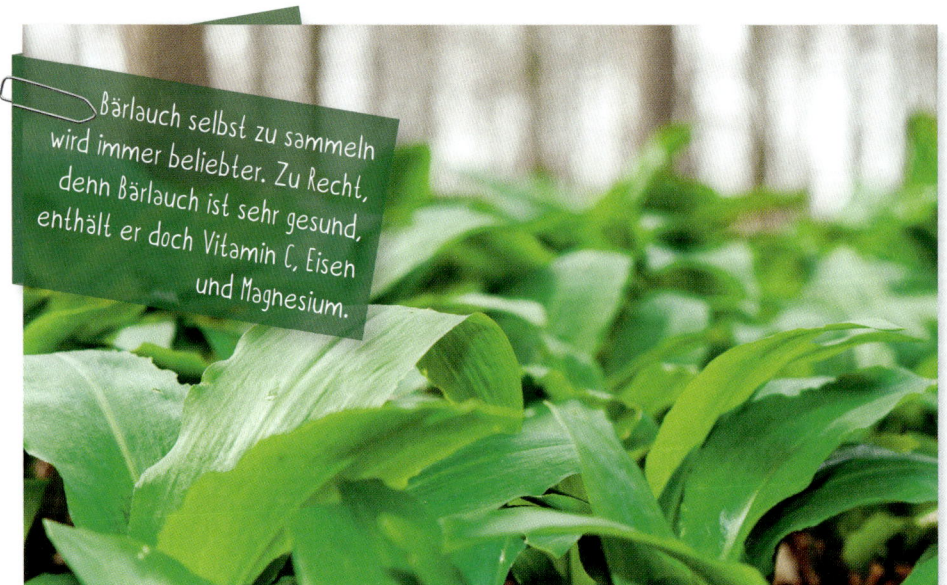

Bärlauch selbst zu sammeln wird immer beliebter. Zu Recht, denn Bärlauch ist sehr gesund, enthält er doch Vitamin C, Eisen und Magnesium.

Bärlauch, Rettich oder Radieschen. Jahrelanger übermäßiger Konsum von Salz als Hauptwürzmittel führt hingegen oft zu hohem Blutdruck mit dem Risiko von Herzinfarkt oder Schlaganfall. Ärzte verordnen dann nicht selten gerinnungshemmende, blutverdünnende Medikamente wie Marcumar oder Xarelto, die der Patient möglicherweise sein Leben lang einnehmen muss. Vernünftiger wäre es allemal, rechtzeitig auf eine vegane Kost umzusteigen, die den Blutfluss auf natürliche Weise reguliert.

GEHIRN & NERVEN STÄRKEN

Rund ein Viertel aller Nährstoffe, die wir mit der Nahrung aufnehmen, werden vom Gehirn beansprucht, das Tag und Nacht hochaktiv ist. Der Energiebedarf dieses unseres wichtigsten Organs mit seinen rund 200 Millionen Neuronen und einer Milliarde Glia-Zellen, in denen die eigentlichen Gehirnzellen eingebettet sind, ist beträchtlich. Immerhin spreizen und verästeln sich die Nervenbahnen im Gehirn eines erwachsenen Menschen über rund sechs Millionen Kilometer. Dieses enorm betriebsame biologische System muss in jeder Sekunde mit frischer Energie aufgeladen werden – und dies funktioniert bei unserer oft kümmerlichen Alltagskost mitunter nur begrenzt. Die Folge: chronische Müdigkeit, Antriebsarmut, Nervosität, Schlafstörungen, depressive Verstimmungen.

Mit Energie gefüttert wird das Gehirn durch Mitochondrien, eine Art winzige Brennkammern. Doch während Muskeln und andere Körperzellen auch Triglyzeride als Brennstoff akzeptieren, sind Gehirnzellen auf Glukose angewiesen, den Blutzucker. Denn während Fettmoleküle ähnlich wie Briketts lang anhaltend Energie liefern, werden Glukose-Moleküle innerhalb Zehntelsekunden

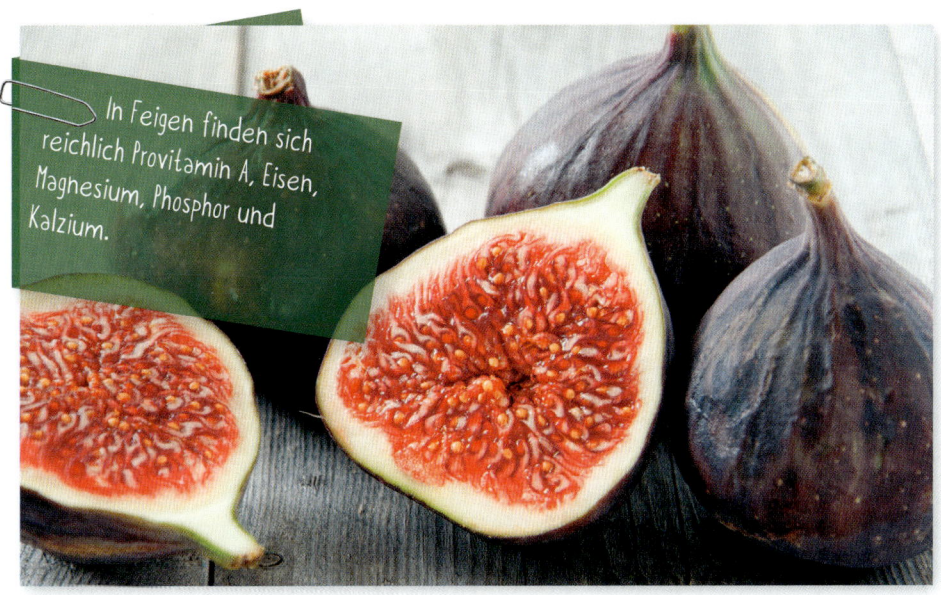

In Feigen finden sich reichlich Provitamin A, Eisen, Magnesium, Phosphor und Kalzium.

verheizt. Sie verpuffen geradezu in den Mitochondrien, liefern mentale Sofort-Power. Dies ist wichtig, denn das Gehirn muss oft innerhalb von Zehntelsekunden elektronisch schnell reagieren, etwa in Gefahrensituationen oder im psychischen Alltagsstress. Deshalb ist ein gesunder Blutzuckerspiegel Voraussetzung für die kraftvolle Dauerleistung des Gehirns.

Die vegane Ernährung garantiert dem Stoffwechsel ein ausgeglichenes Glukose-Angebot mit konstanten Blutzuckerwerten zwischen etwa 85 und 105 Milligramm Glukose pro Deziliter Blut als Voraussetzung für rasches, konzentriertes Handeln, Lebensfreude, Begeisterungsfähigkeit und Optimismus. Diese wünschenswerten Eigenschaften stellen sich ein, wenn Gehirn- und Nervenzellen ausreichend und nachhaltig mit ihrer Energienahrung versorgt werden.

Stimmungsaufhellende Neurotransmitter wie Noradrenalin, Dopamin oder Serotonin werden in Gehirn- und Nervenzellen aus jeweils nur einer Aminosäure in wenigen raschen Stoffwechselschritten gebildet, z. B. wenn wir vor einer kreativen Aufgabe stehen, uns über den Anblick einer schönen Blume freuen oder wenn wir verheißungsvolle Pläne für den bevorstehenden Urlaub schmieden.

Glücksgefühle entstehen also spontan und breiten sich über das Netzwerk der Neuronen sofort als angenehme Flut aus. Voraussetzung dafür ist eine möglichst ungebremste Eiweißversorgung mit pflanzlichen Proteinen, die bis zu 60-mal schneller verwertet werden. Glückshormone aus dem Rohstoff tierischer Proteine brauchen für ihre Freisetzung länger und verzögern oder hemmen sogar freudige, optimistische Impulse. Ebenso wichtig für die Produktion von Neurotransmittern sind die enzymatischen Hilfsstoffe Zink und Vitamin C, die ebenfalls besonders reich in veganer Kost konzentriert sind.

VEGAN-BEAUTY: SCHÖNE HAUT, VOLLES HAAR

- - - - - - - - - - - - - -

Wenn die Haut dünn, faltig und rissig ist, das Haar vorzeitig ergraut, meist begleitet von Spliss und Haarausfall, fehlen meist die Beauty-Stoffe Omega 3-Fettsäuren, Vitamin C und Wasser. Während die äußere Epidermis-Schicht der Haut keine Blutgefäße aufweist und zu rund 90 Prozent aus dem toten Hornstoff Keratin besteht, bezieht eine gesunde Haut ihr üppig-gepolstertes Erscheinungsbild aus dem darunter liegenden Bindegewebe, das viel Wasser enthält und der Haut Geschmeidigkeit verleiht. Mehrfach ungesättigte Fettsäuren, speziell Omega 3, tragen dazu bei, die Schutzmembranen der Hautzellen unversehrt zu erhalten, damit sie nicht porös und durchlässig werden. Auf diese Weise kann die Haut

ihr Zellwasser mithilfe von Glucosaminen, schwammartigen Großmolekülen, speichern. Das Spurenelement Zink sowie Vitamin C liefern die Enzyme für die stabile Verknüpfung von Proteinfasern zu einem außerordentlich reißfesten Gewebe, genannt Kollagen. Alle diese Rohstoffe sind besonders reich in veganen Lebensmitteln enthalten.

Schönheit kommt von innen. Unerlässlich für eine junge, üppige Haut ist Wasser. Äpfel, Tomaten oder anderes Obst und Gemüse konservieren ihren hohen Wassergehalt durch Lipidkonzentrationen in den Schalen. Unsere genetische Disposition ist in dieser Hinsicht ähnlich. Zellen benötigen hochwertige ungesättigte Fettsäuren, um sich abzudichten. Das nötige Zellwasser liefern Obst und Gemüse gleich mit. Es wird durch Kalium in die Hautzellen hineingepumpt, und dieses Mineral ist

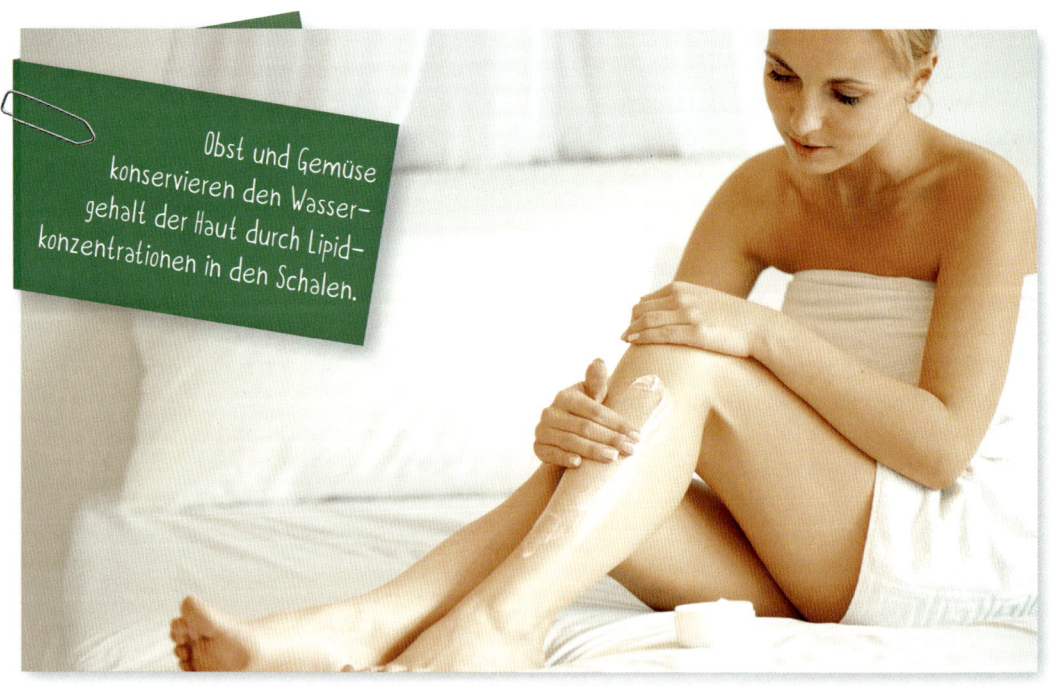

Obst und Gemüse konservieren den Wassergehalt der Haut durch Lipidkonzentrationen in den Schalen.

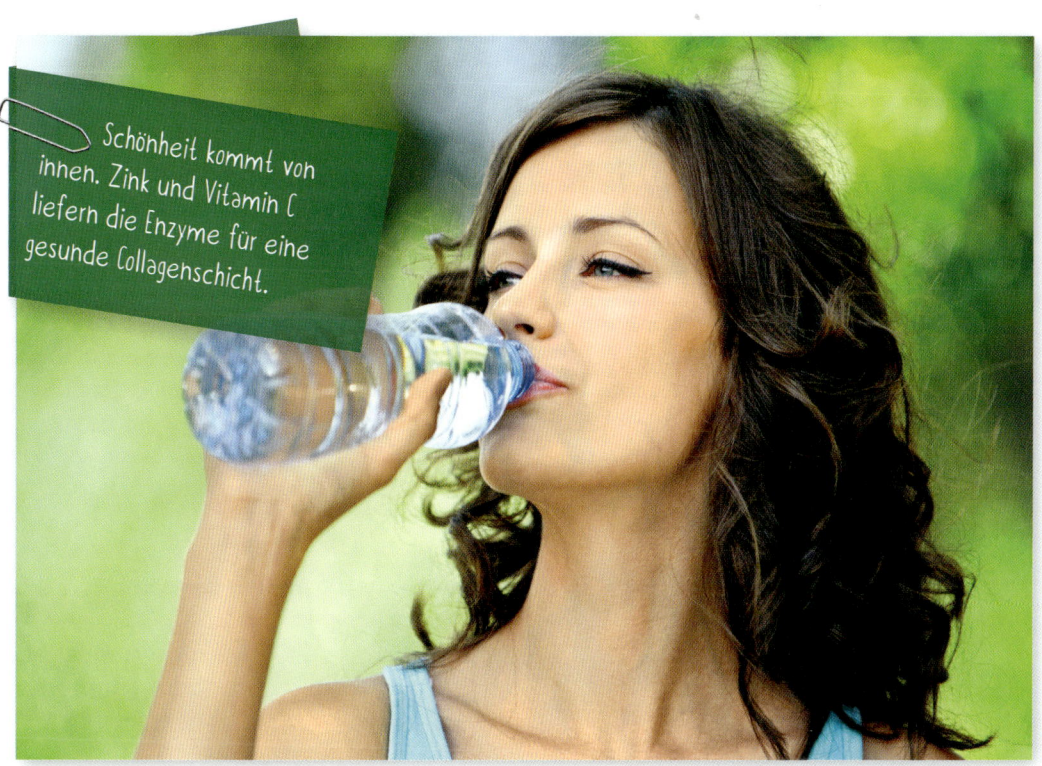

Schönheit kommt von innen. Zink und Vitamin C liefern die Enzyme für eine gesunde Collagenschicht.

praktisch ausschließlich in pflanzlicher Nahrung enthalten. Hingegen wird man in Schweineschnitzeln, Hamburgern, Barbecue-Hähnchen oder Currywurst mit Pommes das Wasser spendende Kalium vergebens suchen.

Hinzu kommt, dass tierische Produkte in aller Regel stark gesalzen werden, damit sie schmecken. Kochsalz besteht jedoch aus Natrium und Chlorid, die beide die Eigenschaft aufweisen, das Wasser aus den Zellen herauszusaugen, sie auszutrocknen. Dafür reichern sie aber das Bindegewebe mit Schlacken und Säuren an. Das Kollagen baut sich dann ab und verhärtet.

Es kommt aber noch viel übler: Bei Fehlernährung und damit verbundenem Eiweißmangel greift der Stoffwechsel unbarmherzig auf die Protein-Reserven im Bindegewebe zu und plündert sie aus. Dann bilden sich sehr schnell Falten, Runzeln und Krähenfüße. Nur zwei oder drei Tage mit konsequent veganer Ernährung können diesen Prozess stoppen und die Haut wieder verjüngen.

Jugendliches, kräftig gefärbtes Haar kann man mit gesunder Ernährung über viele Jahrzehnte des Lebens erhalten. Für die Farbpracht des Haares sorgen die Pigmente Eumelanin (für schwarzbraun) oder Phäomelanin (für blond oder rot). Die Melanine werden von Melanozyten gebildet, die sehr sensibel auf schwankende Konzentrationen hochpotenter Biostoffe reagieren, so speziell auf einen Mangel an der nicht essenziellen α-Aminosäure Tyrosin. Wenn diese Aminosäure in der Nahrung fehlt, lagern sich winzige Bläschen in den Haarschaft ein, die das Haar grau oder weiß erscheinen lassen. Es ist interessant, dass Tyrosin auch ein Baustein für die Glückshormone Dopamin und Noradrenalin ist. Ein Defizit führt demnach sowohl zu mentalen Problemen oder depressiven Verstimmugen als auch zu einem vorzeitigen Ergrauen des Haares – ein Zusammenhang, der die Richtigkeit einiger landläufiger Redensarten bestätigt. Auch dieser Vorgang ist aber keineswegs irreversibel. Ein dynamischer veganer Eiweißschub in die Haarfollikel sorgt für mehr Tyrosin und einen Neuaufbau der Haarpigmente.

UNSER ARMER DARM

Ein sicherer Beleg für eine ungesunde Ernährung ist Stuhlgeruch, verursacht durch mangelhafte Zersetzung und Verdauung von Nahrungsbestandteilen. Die nämlich landen im Dickdarm und beginnen spätestens hier zu faulen und zu gären. Zu den Verursachern dieser unangenehmen Prozesse zählen alle nicht naturbelassenen Lebensmittel, wie helle Mehlprodukte, Süßigkeiten, künstlich gesüßte Getränke sowie auch alle industriell denaturierten und meist schädlichen Inhaltsstoffe. Unvorstellbar, was sich alles an Schad- und Giftstoffen in unserem Dickdarm sammelt. Mehr und mehr wird er zur Müllhalde für krankheitserregende Substanzen:

3-MONOCHLORPROPANDIOL (3-MCPD)

Wenn Fette und Öle bei industrieller Lebensmittelverarbeitung auf sehr hohe Temperaturen erhitzt werden, bilden

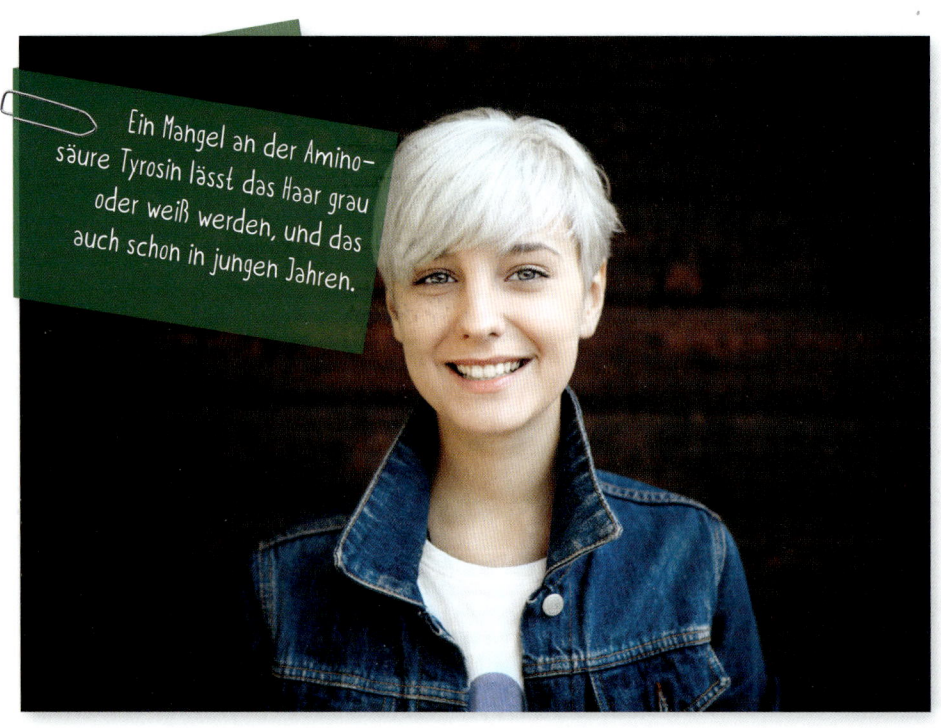

Ein Mangel an der Aminosäure Tyrosin lässt das Haar grau oder weiß werden, und das auch schon in jungen Jahren.

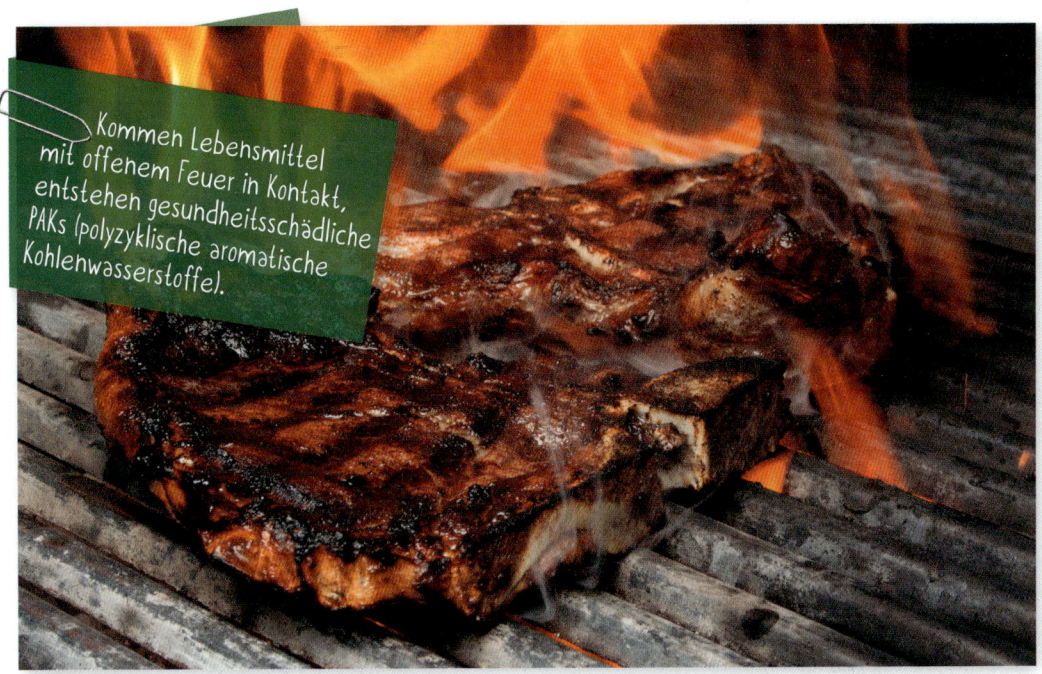

Kommen Lebensmittel mit offenem Feuer in Kontakt, entstehen gesundheitsschädliche PAKs (polyzyklische aromatische Kohlenwasserstoffe).

sich gesundheitsschädliche Fettsäure-ester, so z. B. bei der Herstellung von salz- und fetthaltigen Fertiggerichten. Diese Schadstoffe finden sich sogar in Säuglingsnahrung, aber auch in Brotrinden. Verursacher sind vor allem alle nicht naturbelassenen (nativen) Speiseöle und -fette, wie man sie aus Kostengründen bei der industriellen Lebensmittelverarbeitung verwendet.

POLYZYKLISCHE AROMATISCHE KOHLENWASSERSTOFFE (PAK)

Sie entstehen, wenn Lebensmittel mit offenem Feuer in Kontakt kommen, so etwa beim Grillen, Frittieren oder Räuchern. PAK ist fettlöslich, lagert sich deshalb nicht nur in den Darmschleimhäuten an, sondern wird im gesamten Körper in wachsenden Konzentrationen gespeichert.

ACRYLAMID

Die Substanz bildet sich, wenn kohlenhydratreiche Lebensmittel wie Getreideprodukte oder Kartoffeln trocken erhitzt werden, so z. B. beim Backen, Frittieren oder Rösten. Hohe Konzentrationen finden sich in Kartoffelchips, Kartoffelpuffern, Pommes frites, Knäckebrot oder Keksen.

FURAN

Auch Furan bildet sich beim Erhitzen von Lebensmitteln, so etwa beim Rösten oder generell bei der Herstellung von Fertiggerichten, Konserven oder Babynahrung in Gläschen. Auch getrocknete Nüsse, Getreideprodukte, gepuffte Frühstücksmüsli oder Popcorn, Knabber-Snacks oder sogar Trockenfrüchte enthalten oft hohe Konzentrationen an Furan.

Vorsicht ist also vor allem bei allen Fertig- und Mikrowellengerichten geboten. Unser Verdauungstrakt wünscht sich ausschließlich Nahrungsmittel, wie die Natur sie hervorbringt, also insbesondere pflanzliche Lebensmittel wie Obst und Gemüse oder Getreideprodukte. Auf die Verwertung solcher Nahrung sind Magen- und Darmschleimhäute genetisch programmiert. Dabei helfen die Enzyme der Bauchspeicheldrüse – aber eben auch nur dann, wenn das Pankreas selbst als Folge einer konsequent gesunden Kost leistungsfähig ist. Bei Fehlernährung kann sich die Bauchspeicheldrüse entzünden und dann nur noch begrenzt zum Abbau des Nahrungsbreis beitragen.

VORBEUGEN & HEILEN

Die Grundlagen für unsere Gesundheit werden im Darm mit seiner üppigen Darmschleimhaut gelegt. Der Darm hält uns gesund, muss zu diesem Zweck jedoch selbst leistungsfähig erhalten bleiben. Er ist das wichtigste Immunbollwerk in unserem Körper, ständig bedrängt und bedroht durch gesundheitsschädigende Stoffe, die ihm von außen mit der Nahrung zugeführt werden. Wenn Obst und Gemüse in der Nahrung fehlen, fehlen auch jene Ballaststoffe, die dafür sorgen, dass Toxine und andere Schadstoffe zügig durch den rund acht Meter langen Verdauungsschlauch befördert und ausgeschieden werden. Eine gesunde Darmschleimhaut ist schwer, ausgestattet mit unzähligen Darmzotten, sodass diese innere Epithel-Auskleidung eine Gesamtfläche von rund 500 Quadratmetern aufweist, etwa so viel wie ein halber Tennisplatz.

Wenn die Ernährung jedoch weitgehend aus Billig- und Fast-Food besteht, baut sich die Schleimhaut nach und nach ab, sie wird zusehends dünner, verliert an Gewicht und verhornt womöglich sogar teilweise. Sie wird dann zu einem Paradies für Pilze, die sich in

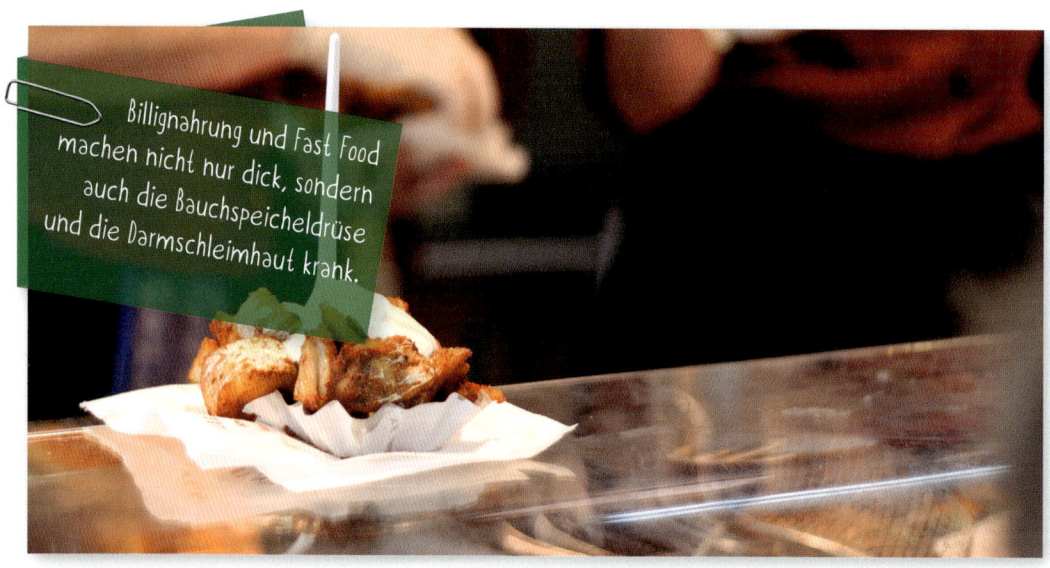

Billignahrung und Fast Food machen nicht nur dick, sondern auch die Bauchspeicheldrüse und die Darmschleimhaut krank.

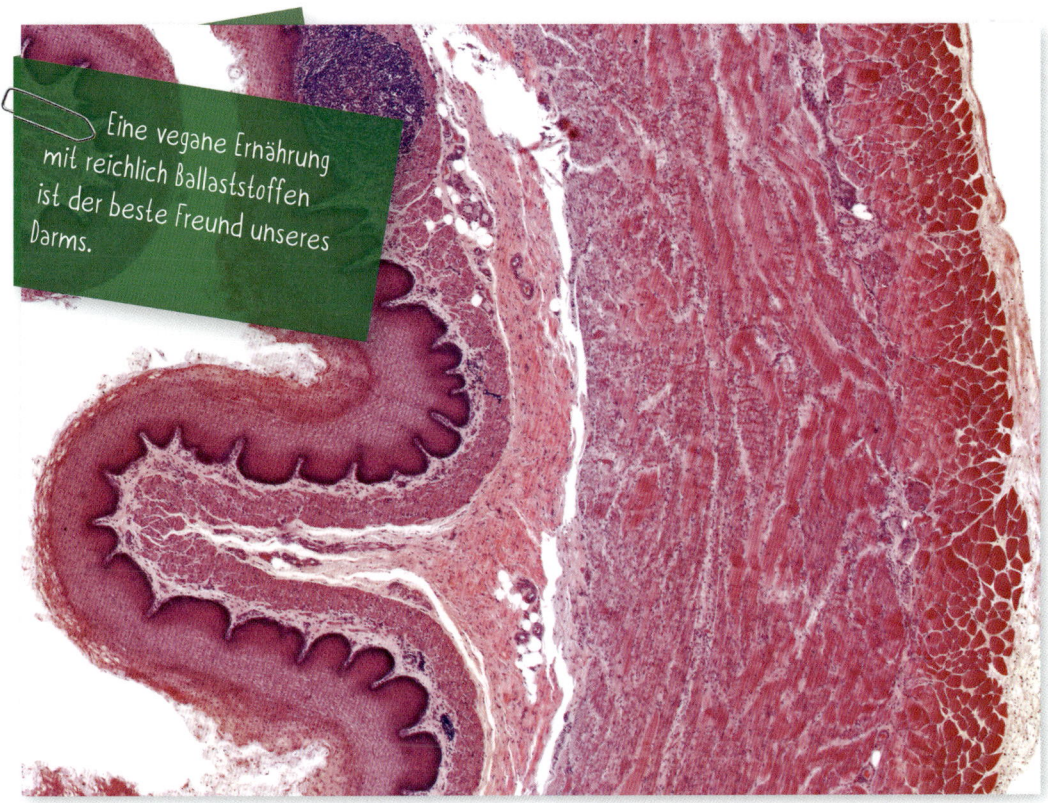

Eine vegane Ernährung mit reichlich Ballaststoffen ist der beste Freund unseres Darms.

ihr in oft gewaltigen Kolonien ansiedeln und mit ihren spitzen Krallen, den Rhizoiden, Löcher in die Darmschleimhaut beißen. Dann öffnen sich winzige Türchen für pathogene Fremdpartikel, die in die Blutbahn gelangen und überall im Körper Allergien oder Autoimmunerkrankungen auslösen können. Die Darmschleimhaut wird dann wehrlos, weil auch ihr sonst so potentes Immunsystem zusammenbricht.

Doch gibt es hierzu auch eine gute Nachricht: Schleimhautzellen leben stets nur kurze Zeit, meist nur wenige Tage. Danach sterben sie ab. Eine gesunde Darmschleimhaut kann täglich rund 200 Gramm und mehr an Epithelzellen in den Darmsaft abschilfern, aus denen dann noch etwa 60 Gramm biologisch verwertbares Eiweiß für den Stoffwechsel

zurückgewonnen werden kann. Eine erkrankte, verkümmerte Darmschleimhaut kann sich rasch regenerieren, jedoch ausschließlich mithilfe nährstoff- und ballaststoffreicher Nahrung.

Eine vegane Ernährung ist der beste Freund unseres Darms. Pflanzliche Kost und die Darmschleimhaut pflanzen- und allesfressender Tiere haben im Laufe der biologischen Evolution über Jahrmillionen hinweg zu einer produktiven Einheit zusammengefunden. So ähnlich wie das reich verästelte Wurzelwerk einer Eiche im tiefen Erdreich seine Nährstoffe findet, holt sich der Urwald aus Darmzotten seine Nährstoffe im Nahrungsbrei, den wir ihm zur Verfügung stellen. Damit gibt uns eine vegane Kost ihr Garantieversprechen für dauerhafte mentale und körperliche Fitness.

WARUM MACHEN TRIGLYZERIDE DICK?

Diese Fettmoleküle sind keinesfalls gänzlich überflüssig, sondern im Grunde lebensnotwendig, dienen sie doch als Brennstoff und Kraftreserven für körperliche Leistungen in Muskelzellen. Dort werden sie in das Power-Molekül Acetylkoenzym A umgewandelt, das uns vital und dynamisch macht und ein kraftvolles und gesundes Körpergefühl vermittelt.

Doch wohin mit all den Triglyzeriden, wenn wir uns kaum bewegen und deshalb eigentlich gar keine Muskelenergie brauchen? Einfach so aus dem Körper ausscheiden möchte unser Stoffwechsel die wertvollen Lipide auch wieder nicht. Also werden sie gespeichert, hauptsächlich im Bauchspeck um die Eingeweide herum oder bei Frauen gerne auch im Hüftspeck.

Das Dilemma vieler Übergewichtigen ist, dass Adipozyten (Fettzellen) praktisch unbegrenzt Triglyzeride aufnehmen und speichern – stets im fürsorglichen

SELBSTTEST: KANN ICH MIT DER SUPER-VEGAN-DIÄT ABNEHMEN?

Bitte beantworten Sie alle zehn Fragen ganz ehrlich und kreuzen Sie die Kästchen an.

	ja	nein
Haben Sie mehr als drei Kilo Übergewicht?	☐	☐
Sind Sie manchmal süchtig nach Süßem?	☐	☐
Ist Ihnen Weißbrot lieber als Vollkornbrot?	☐	☐
Haben Sie schon Diäten erfolglos ausprobiert?	☐	☐
Essen Sie gerne salzreich, z. B. Chips, Saucen, Pommes?	☐	☐
Gehen Sie spätabends gerne noch zum Essen ins Restaurant?	☐	☐
Verzichten Sie manchmal aufs Frühstück?	☐	☐
Greifen Sie öfter als sechsmal am Tag zu Snacks?	☐	☐
Sind Sie Raucher?	☐	☐
Gehen Sie hin und wieder nachts an den Kühlschrank?	☐	☐

Wenn Sie eine bis zwei Fragen mit ja beantworten, können Sie mit Ihren Gewohnheiten noch zufrieden sein. Bei drei- bis fünfmal ja ist Ihr Fettstoffwechsel bereits in einem katastrophalen Zustand. 6 bis 8 Ja-Kreuzchen bedeuten: höchste Zeit, Ihre Ernährung umzustellen, um schnell und auch dauerhaft Schwabbel-Triglyzeride loszuwerden. Bei 9 bis 10 Mal ja haben Sie beste Chancen, mithilfe der Super-Vegan-Diät verblüffend schnell abzuspecken und wieder richtig Spaß an Ihrem Spiegelbild zu haben.

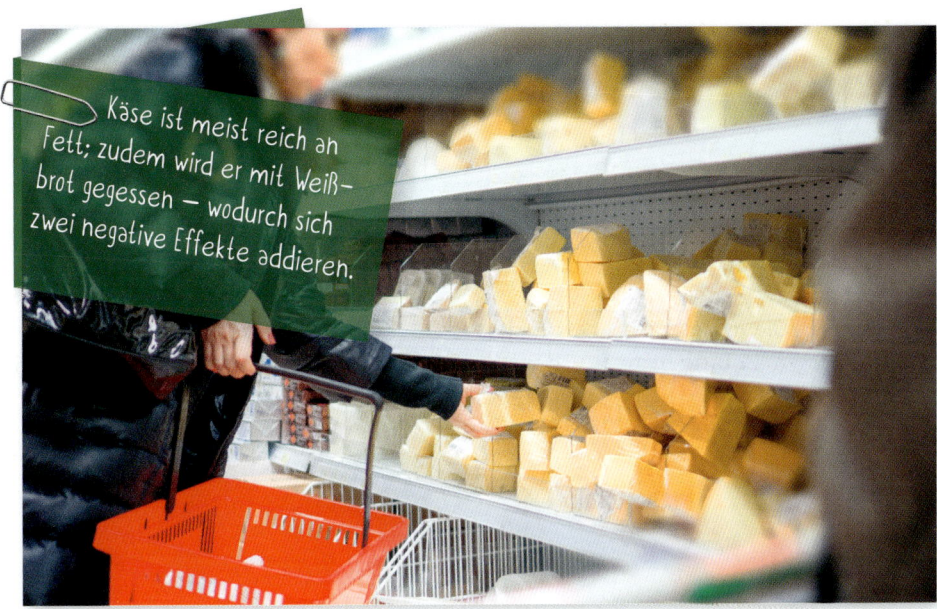

Käse ist meist reich an Fett; zudem wird er mit Weiß- brot gegessen – wodurch sich zwei negative Effekte addieren.

Auftrag der Natur, dass womöglich eine Hungersnot bevorsteht und das betreffende Lebewesen dann auch ausreichend mit Reserven ausgestattet sein muss.

So gesehen ist Dickwerden ein ganz natürlicher Vorgang, so seltsam dies auch klingen mag. Allerdings sieht es die Natur nicht gern, wenn Fettzellen über Monate und Jahre hinweg mit Triglyzeriden vollgestopft und nie entleert werden. Dann kann aus Übergewicht Adipositas (Fettleibigkeit) entstehen, mit all ihren verhängnisvollen Folgen wie etwa Diabetes oder erhöhten Risiken für Herzinfarkt oder Schlaganfall.

SOLL ICH WIRKLICH AUF KÄSE VERZICHTEN?

Tierische Produkte sind bei der Super-Vegan-Diät nicht vorgesehen – und dies gilt natürlich auch für Milchprodukte wie Käse. Menschen, die vegan leben, ernähren sich konsequent im Einklang mit der Natur allein von dem, was die Erde hervorbringt. Weich- oder Hartkäse, Gouda oder Parmesan hat die biologische Evolution nie hervorgebracht. Sie sind eine noch recht junge Erfindung des Menschen.

Hinzu kommt, dass Käse gewiss kein Lebensmittel ist, das für sich allein verzehrt wird. Wer käme schon auf die Idee, als Snack in eine Rolle Chavroux-Ziegenfrischkäse zu beißen? Käse wird daher fast immer zu Weißmehlprodukten gegessen, z. B. mit Baguette oder Brötchen oder auch als Pizzaauflage. Zu dem meist ohnehin hohen Fettanteil des Käses addiert sich also zusätzlich der lipogene (Fett einbauende) Carbo-Effekt von hellem Mehl.

Außerdem enthält Käse oft reichlich Salz, das Wasser im Körper bindet, den Blutdruck erhöht und zur Gewichtszunahme beiträgt.

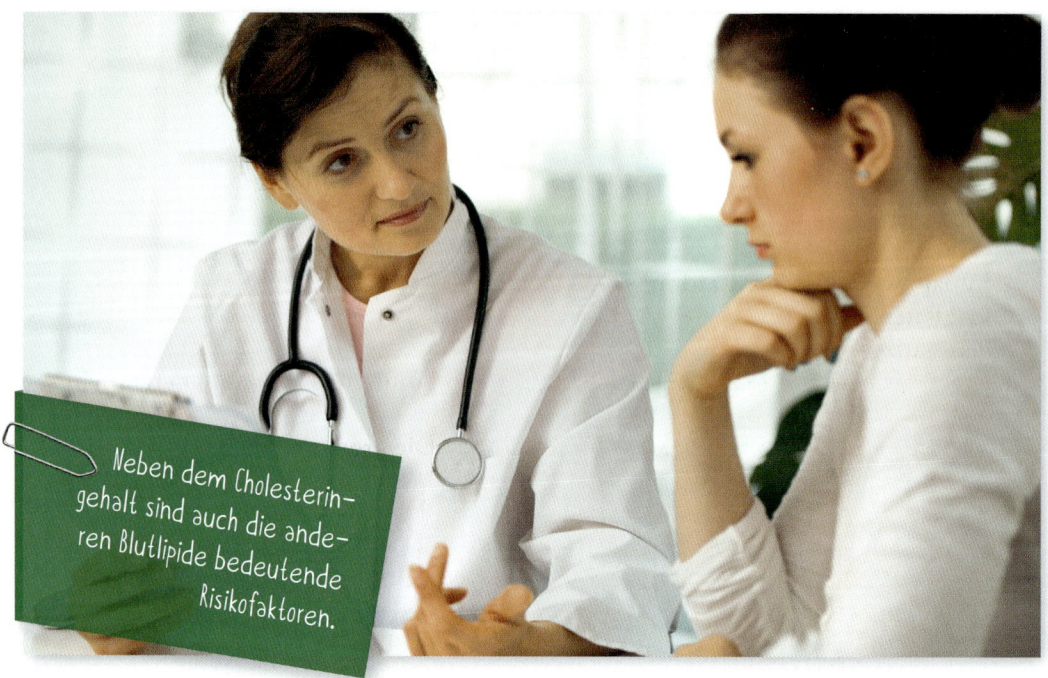

Neben dem Cholesterin-
gehalt sind auch die anderen Blutlipide bedeutende
Risikofaktoren.

FETT IM BLUT – DIE UNSICHTBARE GEFAHR

Fleisch- und Käse-Liebhaber weisen häufig zu hohe Werte an Blutfetten auf, wie z. B. Cholesterin oder Fettsäuren. Neben dem Speicherfett an Bauch, Hüften, Po und Oberschenkeln sammeln sich oft gehörige Konzentrationen an gesundheitsschädlichen Lipiden im Organismus an.

Die sollten eigentlich von den Körperzellen aufgenommen werden, doch bei Bewegungsarmut und einem zu trägen Stoffwechsel sind die Muskel- oder Bindegewebszellen ohnehin meist schon mit Fettsubstanzen vollgestopft. Sie schließen dann ihre Rezeptortürchen – und die unverbrauchten Lipid-Moleküle zirkulieren weiterhin nutzlos im Blutkreislauf.

Beim Arzt oder im Blutlabor wird zwar der Cholesteringehalt gemessen, äußerst selten jedoch die Werte an freien oder anderen Fettsäuren bzw. Triglyzeriden. Hohe Triglyzerid-Werte sind ein bedrohlicher Risikofaktor für Arteriosklerose. Blutlipide haben ihren Ursprung stets in den Nahrungsmitteln, die wir zu uns nehmen. Um die entsprechenden Konzentrationen abzusenken, muss die Ernährung umgestellt werden, auf Obst, Gemüse und Vollkornprodukte – also auf eine strikt vegane Diät.

GENE MACHEN DICK ODER SCHLANK

Epigenetik nennt sich eine noch junge Wissenschaft, die uns erklärt, wie das Abnehmen genetisch funktioniert. David

A. Sinclair, Professor für Genetik an der weltberühmten Harvard Medical School in Boston (US-Staat Massachusetts) führt dazu aus: »Eine weniger kalorienreiche Nahrung stimuliert die Synthese von Sir2-Genen in Zellkernen, die wiederum das Fatburning anregen. Würmer und andere Tiere reduzieren ihre Kalorienaufnahme, um dünner und fitter zu werden. Kleine Moleküle verschaffen uns den Nutzen einer Schlankheitskur, ohne dass wir eine strikte Diät einhalten müssen.«

Dies ist ein unmissverständliches Plädoyer aus erster Hand für die Super-Vegan-Diät ohne Carbo-Bremse. Denn die schnell löslichen Kohlenhydrate in Süßigkeiten, Süßspeisen oder Weißmehlprodukten sind es, die schlank machende Sir2-Gene blockieren und ein Abspecken erschweren.

Pflanzen produzieren 18 sogenannte Sirtuine (aus denen Sir-Gene hervorgehen), wir Menschen hingegen nur sieben. Eine vegane Kost liefert also reichlich Gen-Rohstoff für das Fatburning – im Gegensatz zu jeder anderen Diät. Professor Sinclair fährt fort: »Dies hilft vor allem älteren und kranken Menschen, die Schwierigkeiten haben, ihren Speiseplan umzustellen. Wir entwickeln jetzt eine wundervolle neue Art, Altersprozesse zu stoppen und das Abnehmen zu erleichtern.«

ICH BIN ZU DICK – FEHLT MIR KARNITIN?

Hohe Blutfettwerte und Übergewicht können eine Folge von Karnitin-Mangel sein. Die großkalibrigen, in Blut und Fettgewebe gespeicherten Triglyzeride schaffen nämlich nicht von allein den Weg in die Mitochondrien, die Brennkammern der Zellen. Dazu brauchen sie ein »Taxi«, und das heißt Karnitin.

Dieses Protein wird in unserer Leber aus den Eiweißbausteinen Lysin und Methionin gebildet, und zu diesem Zweck werden lediglich ein paar Kohlenstoffatome ausgetauscht.

Karnitin ist zwar in tierischer Kost in höheren Konzentrationen enthalten (z. B. in rotem Muskelfleisch), Veganer decken den Bedarf aber locker mit Gemüse, Vollkornprodukten und Früchten.

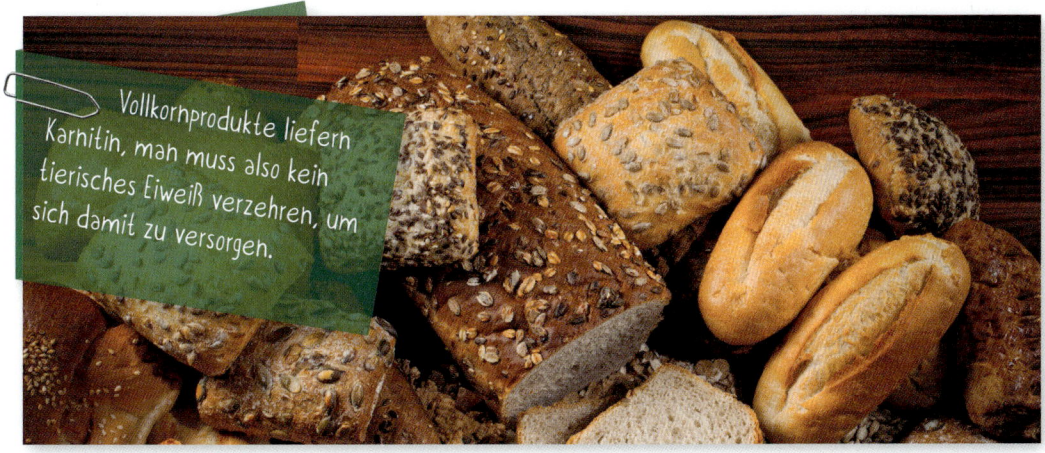

Vollkornprodukte liefern Karnitin, man muss also kein tierisches Eiweiß verzehren, um sich damit zu versorgen.

Keine Sorge also: Vegetarier und Veganer beziehen durchschnittlich immer noch täglich 100 bis 300 Milligramm Karnitin – und dies reicht völlig aus, zumal die Fans pflanzlicher Kost aufgrund ihrer gesunden Ernährung mehr Karnitin im eigenen Stoffwechsel selbst produzieren.

JOD – ZÜNDHOLZ FÜR DIE FETTVERBRENNUNG

Dass Küstenbewohner statistisch gesehen schlanker sind als Menschen fern den Meeren im Binnenland, liegt unter anderem daran, dass sie Tag und Nacht Jod-Moleküle einatmen, die der Seewind an Land trägt. Das Spurenelement ist für den Stoffwechsel unverzichtbar, stellt es doch so etwas wie den Anlasser für alles Leben in der Zelle dar.

Gewissermaßen verwaltet und weitertransportiert wird es von der nur rund 50 Gramm schweren Schilddrüse in Form ihrer Hormone Trijodthyronin und Tyroxin. Diese bestehen zu zwei Dritteln aus Jod und einem Drittel aus dem Eiweißbaustein Tyrosin.

Stimuliert wird die Schilddrüse durch das Ursprungshormon TRH aus dem Hypothalamus im Zwischenhirn. TRH gilt unter Biochemikern als Wunder der Natur, das Molekül wird aus nur drei winzigen Aminosäuren gebildet. Es ist eines der kleinsten Proteine und doch der Keim allen Lebens auf Erden.

Unsere Böden und Agrarprodukte enthalten nur wenig Jod, und deshalb fehlt vielen Menschen dieser Fatburner, der die Zellen dazu anregt, Triglyzeride in Mitochondrien (den Brennkammern) zu Energie zu verheizen. Jodmangel gehört also auch zu den Faktoren, die übergewichtig und dick machen.

Experten empfehlen, in der Küche Meersalz oder jodiertes Salz zu verwenden. Die beste natürliche Jodquelle sind Algen.

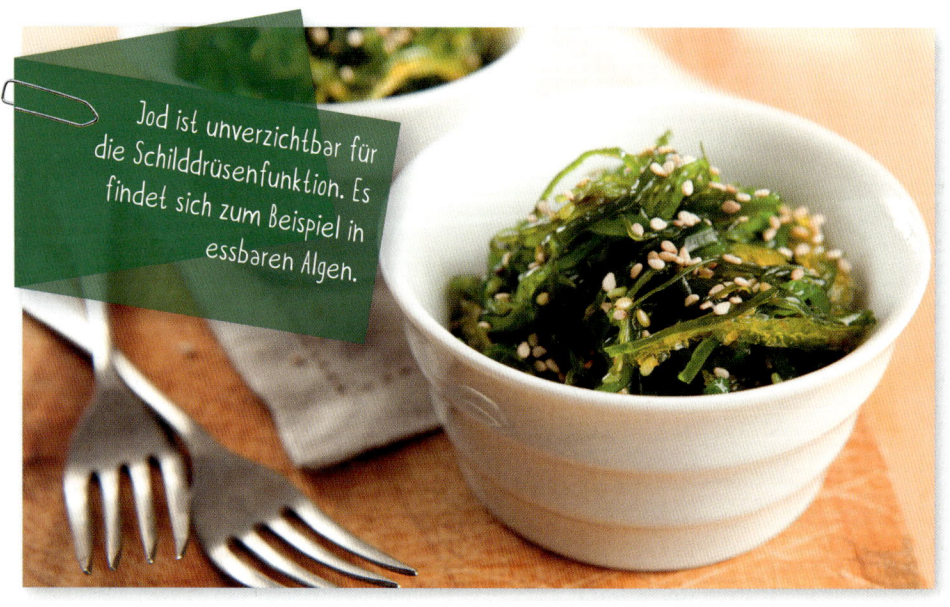

Jod ist unverzichtbar für die Schilddrüsenfunktion. Es findet sich zum Beispiel in essbaren Algen.

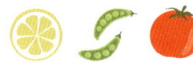

KOHLRABI & CO.: KALZIUM FÜR STARKE KNOCHEN

Viele Menschen glauben irrtümlich, dass Milch und Milchprodukte wie Käse oder Sahne die besten oder sogar einzigen nennenswerten Kalzium-Lieferanten sind. Dies stimmt aber nicht. Pflanzliche Lebensmittel sind oft erstaunlich reich an dem lebensnotwendigen Knochenmineral. Schließlich versorgen sie damit auch die milchproduzierenden Säugetiere in einem Ausmaß, dass diese viel davon an die Milch abgeben können, ohne selbst Mangel zu leiden.

Zu den besten Kalziumspendern gehört Kohlrabi, aber auch Kohl, grünes Blattgemüse, grüne Bohnen, Brokkoli und speziell auch Algen enthalten hohe Konzentrationen an dem Mineral, ebenso Nüsse, Mandeln und Tofu.

Milchprodukte haben zudem den Nachteil, dass sie den pH-Wert des Blutes saurer machen können. Der Stoffwechsel entzieht den Knochen dann Kalzium, um das Blut wieder basischer zu machen – und schwächt auf diese Weise sogar das Skelett.

FATBURNING-SMOOTHIES SELBER MACHEN

Nichts leichter als das! Verwenden lassen sich fast sämtliche Obst- und Gemüsesorten in allen nur denkbaren Kombinationen. Da ist Fantasie gefragt! Bei Smoothies passt alles zu allem: Äpfel zu Kohl, Orangen zu Bananen, Spinat zu Aprikosen, Lauch zu Weintrauben.

Die Zubereitung ist denkbar einfach: Biofrüchte bzw. -gemüse kaufen, sorgfältig waschen, Unreinheiten herausschneiden, das Fruchtfleisch in kleine Stückchen schneiden und im Mixer oder mit dem Pürierstab pürieren. Wenn das Produkt zu breiartig wird, kann man den Smoothie mit Obst- oder Gemüsesaft, aber auch mit Wasser nach Belieben verdünnen – aber nicht so viel, dass die cremige Konsistenz verloren geht, der das Getränk seinen Namen verdankt.

Um Smoothies zu süßen, keinen Zucker, sondern lieber natürliche Süßmacher verwenden, wie Agavendicksaft oder Ahornsirup. Wenn das Smoothie nicht süß, sondern würzig ausfallen soll, eignen sich Kräuter oder Gewürze wie

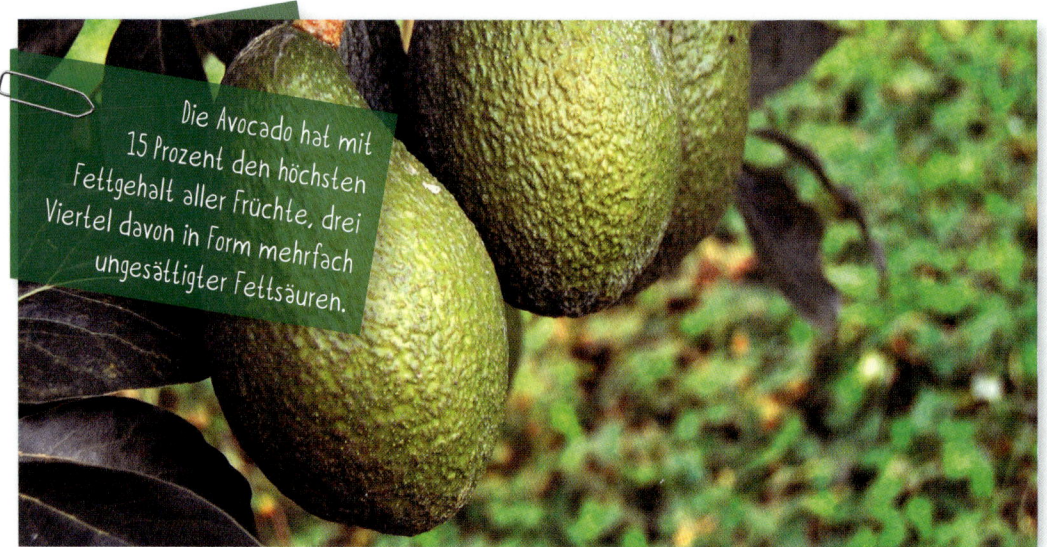

Die Avocado hat mit 15 Prozent den höchsten Fettgehalt aller Früchte, drei Viertel davon in Form mehrfach ungesättigter Fettsäuren.

Ingwer, Fenchel, Dill, Kerbel, Petersilie oder Schnittlauch zum Aufpeppen.

Smoothies halten sich meist nur im Kühlschrank längere Zeit (z. B. als köstliches Erfrischungsgetränk). Sie eignen sich ganz besonders als Snacks gegen den kleinen Hunger oder als Durstlöscher, nicht aber als Dauernahrung. Der hohe Anteil an Fruchtsäuren und Ballaststoffen könnte sonst zu Magen-Darm-Verstimmungen führen.

DAS SCHLANK-GEHEIMNIS DER AVOCADO

Dieses Geheimnis liegt in der Kombination von Vitamin C und mehrfach ungesättigten Fettsäuren. Die Avocado hat den höchsten Fettgehalt aller Früchte – bis zu 15 Prozent, drei Viertel davon in Form mehrfach ungesättigter Fettsäuren. Die tragen dazu bei, das Blut dünnflüssiger zu machen, und sorgen somit für eine optimale Stoffwechselrate –

Voraussetzung für die Verbrennung unerwünschter Triglyzerid-Polster an Bauch und Hüften.

Vitamin C ist einer der wichtigsten Fatburner in der Natur und als Enzymspender an nahezu allen Fett schmelzenden Prozessen im Körper direkt oder indirekt beteiligt.

Darüber hinaus bildet die Südfrucht im Laufe ihres Wachstums eine spezielle Art von Kohlenhydraten: Mannoheptulose, die den Blutzuckerspiegel reguliert, ohne ihn dramatisch anzuheben, wie dies nach dem Verzehr von Süßigkeiten und Weißmehlprodukten der Fall ist.

Damit hält die Avocado die Glukose-Werte im gesunden Referenzbereich. Das wiederum ist wichtig für Gehirn- und Nervenzellen, die sich praktisch ausschließlich von aus dem Blutzucker gewonnener Energie ernähren. Die erstaunliche Frucht hilft also nicht nur beim schnellen Abspecken, sondern hält auch mental fit. Die oft üblichen psychischen »Durchhänger«, die besonders von geistig Arbeitenden gefürchteten

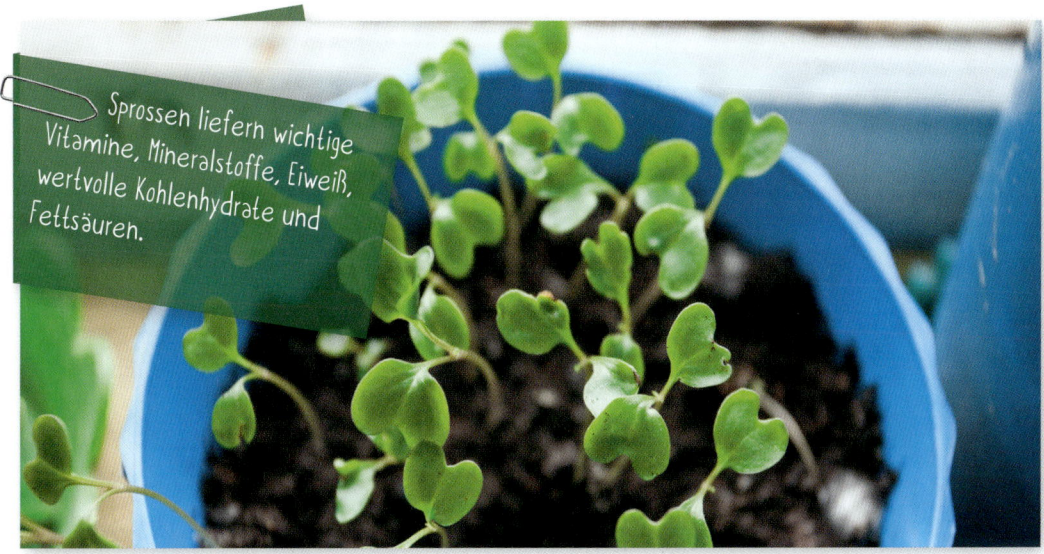

Sprossen liefern wichtige Vitamine, Mineralstoffe, Eiweiß, wertvolle Kohlenhydrate und Fettsäuren.

Müdigkeitsphasen am späten Vormttag oder am frühen Nachmittag fallen damit in der Regel aus.

Avocados gibt es das ganze Jahr über. Angeboten werden sie in den Farben Hellgrün bis Schwarzgrün. Harte Früchte reifen in der Küche nach, und wenn sie auf Fingerdruck leicht nachgeben, sollten sie gegessen werden, entweder mit Zitronensaft, Salz und Pfeffer angemacht, oder auch gänzlich unbehandelt.

SCHLANK-EXPRESS: SPROSSEN SELBST ZÜCHTEN

Kerne, Keime, Samen und Sprossen enthalten einen Schatz an biologischen Nährstoffen, den sie selbst für ihr rapides Wachstum bilden. Nie wieder erreichen Pflanzen eine solche Nährstoffdichte wie in der Phase ihres Wachstums. Dies bedeutet gleichzeitig, dass sie uns schon mit geringen Portionen und Kalorien alles liefern, was wir für unsere Gesundheit benötigen: Vitamine, Mineralstoffe, Eiweiß, wertvolle Kohlenhydrate und Fettsäuren, oder auch Wasser.

Das beim Sprossen aufquellende Samenkorn produziert Gibberellin, ein Hormon, das das Wachstum enorm beschleunigt. Ein gerade mal ein Millimeter großes Pflanzenkorn kann unter dem Einfluss entsprechender Enzyme überraschend schnell zu einer Pflanze von zehn Zentimetern Höhe werden.

Dieser Wachstumsschub treibt die Wurzel rasch ins Erdreich. Samen auf dem Fensterbrett züchten, ist lehrreicher und spannender Anschauungsunterricht. Licht, Wasser und Luft tragen zum schnellen Wachstum bei. Dabei kommt es zu erstaunlichen Leistungen der Natur: Der Vitamin-C-Gehalt von gesprossenem Hafer kann innerhalb 72 Stunden um 600 Prozent steigen. Mit einer Tasse Sonnenblumensprossen decken wir den halben Tagesbedarf an Eiweiß, bei nur etwa 15 Kilokalorien. Sprossen produzieren sogar Vitamin B_{12}, das sonst nur in tierischer Kost enthalten ist. Eine kleine

Mahlzeit an Kichererbsen- oder Mung-
bohnensprossen deckt unseren Tagesbedarf an diesem wichtigen Nährstoff.

Zum Aufbau einer kleinen Sprossen-
zucht benötigen wir lediglich ein Glas
mit etwa einem Liter Fassungsvermö-
gen. Auf die Glasöffnung kommen ein
Siebeinsatz, sodass man stets auf die
Sprossen zugreifen kann, und ein Baum-
wolltuch zum Abdecken. Die Sprossen
müssen stets mit Wasser bedeckt sein.

Die Samen sollen nachts quellen – so
wie sie es auch in der Natur gewohnt
sind. Am Morgen sind sie dann aufge-
quollen, und der eigentliche Keimvor-
gang kann beginnen. Überschüssiges
Wasser wird jetzt abgegossen, die
gequollenen Samen sorgfältig unter
frischem Leitungswasser sauber gespült.
Nun wird das Gefäß mit einem sauberen
Tuch abgedeckt, das mit einem Gum-
miband fixiert wird. Dann stellt man
den Behälter kopfüber in einem Winkel
von 45 Grad in eine Schüssel, sodass
überschüssiges Wasser durch das Tuch

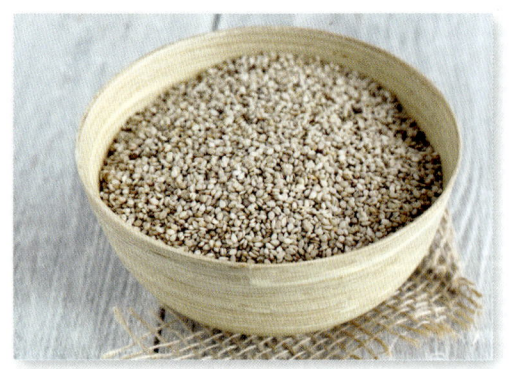

ablaufen und Sauerstoff in das Gefäß
eindringen kann.

Verwenden lassen sich praktisch alle
Samen: Erbsen, Linsen, Gerste, Reis
oder Rettich, Sesam, Kürbiskerne oder
Linsen. Man kann sie auch untereinan-
der mischen, um einen bunten Spros-
senmix zu erzeugen, etwa für den Salat
oder einen Rohkostteller, aber auch zum
Garnieren von Gerichten. Erkundigen
Sie sich nach entsprechenden Ratgebern.

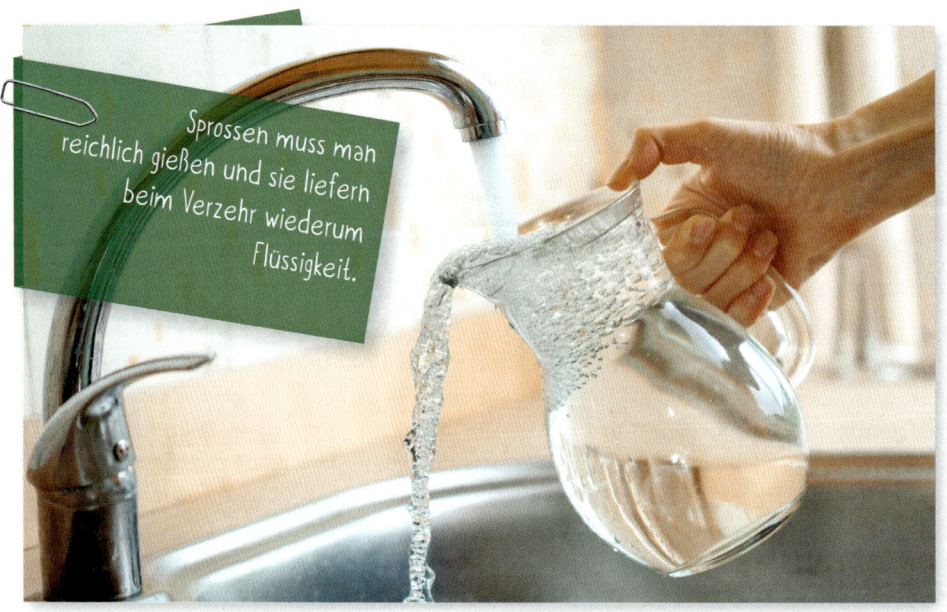

Sprossen muss man
reichlich gießen und sie liefern
beim Verzehr wiederum
Flüssigkeit.

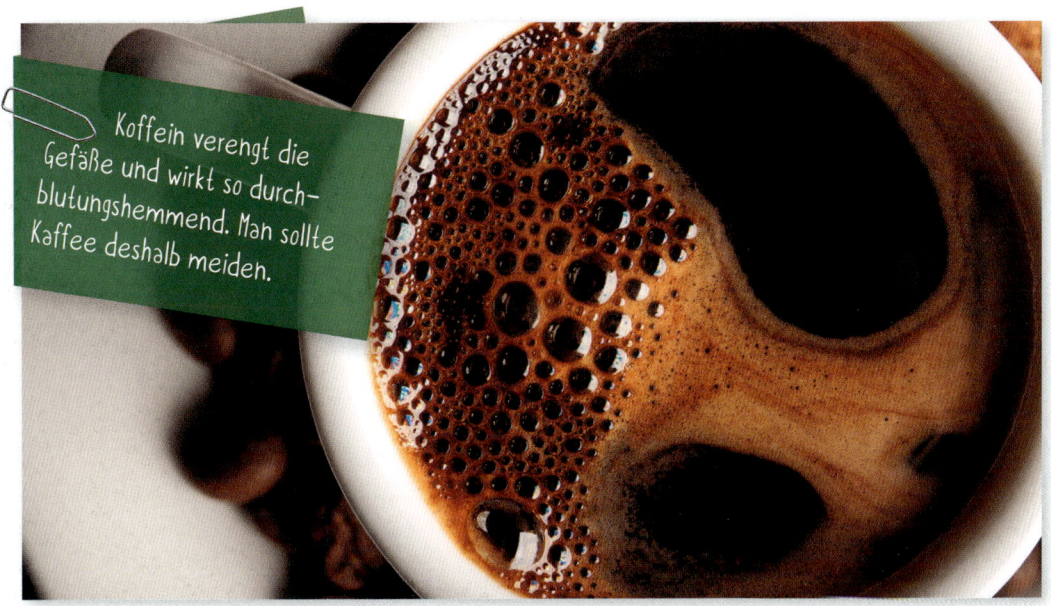

Koffein verengt die Gefäße und wirkt so durch-blutungshemmend. Man sollte Kaffee deshalb meiden.

KAFFEE, ALKOHOL & ZIGARETTEN

Vegan leben bedeutet Ernährung nach den uralten Regeln der Natur. Da sind Genussgifte fehl am Platz. Sie stören die unendlich fein abgestimmten Mechanismen unseres Zellstoffwechsels. Alkohol, egal ob Bier, Wein oder Destillate, ist kalorienreich, erhöht demnach die Energiezufuhr im Körper und trägt dementsprechend zur Entwicklung von Übergewicht bei. Nicht wenige Menschen beziehen bis zu zehn Prozent oder mehr von ihrer Kalorienaufnahme aus alkoholischen Getränken. Die ethanolreichen Drinks können außerdem süchtig machen.

Auch das im Kaffee enthaltene Koffein ist ein Giftstoff, der schon mit dem ersten Schluck gefäßverengend wirkt. Der Organismus versucht damit, den Toxin-Transport zu den Körperzellen zu drosseln – eine Selbstschutzmaßnahme.

Dasselbe gilt für Zigaretten und andere Tabakwaren mit ihrem schädlichen Mix an Nikotin, Teer und anderen gefährlichen Schadstoffen. Wenn aber 70 Billionen Körperzellen ungenügend mit Nährstoffen versorgt sind, sinkt zwangsläufig der Gesamtstoffwechsel – und es wird weniger Depotfett zu Zellenergie verheizt.

Zusehends beliebter bei Jugendlichen werden die E-Zigaretten oder E-Shishas. Das sind batteriebetriebene Geräte, die aromatisierte Flüssigkeiten verdampfen. Diese Dämpfe werden dann anstelle des Zigarettenrauchs eingeatmet. Solche E-Zigaretten unterliegen weniger strengen Verboten als normale Zigaretten, sind auch nicht so gesundheitsschädlich wie die üblichen Nikotinstängel. Für schlanke Zeitgenossen sind sie weniger ein Problem als für Übergewichtige, denn auch der moderne E-Dampf verengt die Adern und hemmt demnach die Lipolyse, den Fettabbau.

ENZYME UND HORMONE: VEGAN-POWER PUR

Kaum zu glauben, aber wahr: Pflanzen bilden bis zu hundertmal mehr Hormone als wir Menschen. Sie registrieren z. B. in der späten Nacht die ersten zaghaften Photonen, die die Sonne zur Erde sendet, wo wir Menschen immer noch nichts anderes als totale Finsternis wahrnehmen.

Auch der prozentuale Anteil an Enzymen im Verhältnis zu ihrer Zellmasse ist bei Pflanzen beeindruckend. Die winzigen stoffwechselaktiven Proteine steuern in unserem Körper nahezu sämtliche chemischen Reaktionen, von der Produktion von Tränenflüssigkeit bis hin zum Ausfiltern von Schadstoffen in der Leber.

Je mehr Enzyme er bekommt, desto fleißiger ist unser Stoffwechsel. Doch auch die kleinen Heinzelmännchen des Fettabbaus benötigen Rohstoffe für ihre Erneuerung, idealerweise pflanzliches Eiweiß sowie jede Menge Vitamine und Spurenelemente.

Selbst von einem scheinbar kümmerlichen Unkrautpflänzlein am Straßenrand oder Bahndamm können wir Menschen also viel lernen. Pflanzen konservieren ihr biologisches Vermächtnis und geben es an uns Menschen weiter. Wir müssen es nur nutzen.

HEILPFLANZEN FÜR DIE LEBER

Unsere Leber ist Tag und Nacht aktiv, um Schadstoffe zu neutralisieren, die wir unablässig mit der Nahrung zuführen. Das fleißige Organ hat es wirklich verdient, wenigstens hin und wieder mit einem Vegan-Tag belohnt und entlastet zu werden.

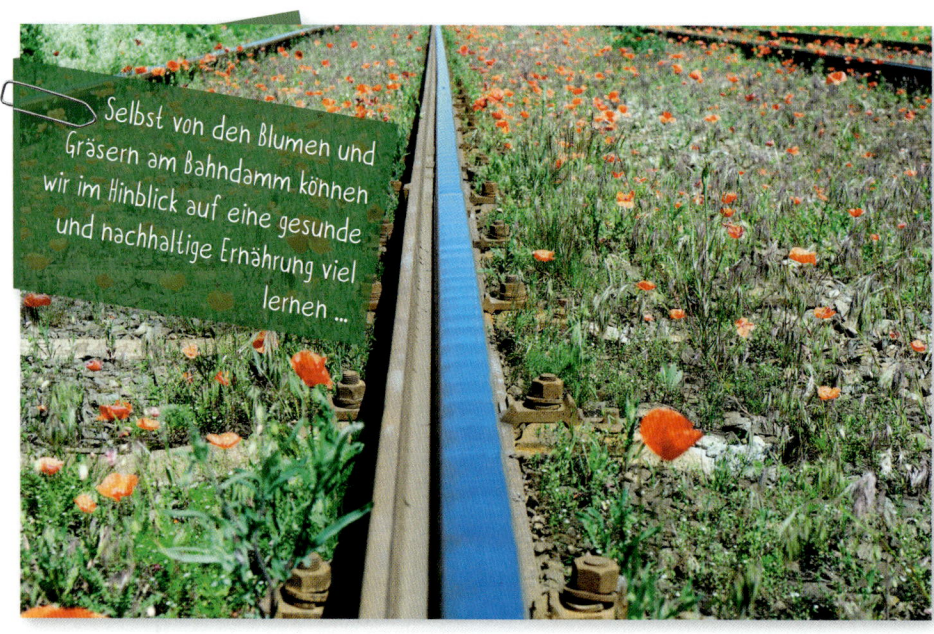

Selbst von den Blumen und Gräsern am Bahndamm können wir im Hinblick auf eine gesunde und nachhaltige Ernährung viel lernen …

Ingwer: Einer der besten natürlichen Fatburner. Seine ätherischen Öle Gingerol, Shoagol und Zingeron wirken nicht nur desinfizierend auf Mund- und Rachenschleimhäute, sondern aktivieren auch den Stoffwechsel.

Pfeffer: Die Frucht des Pfefferstrauchs hilft bei Verdauungsproblemen und beschleunigt die Darmpassage. Dadurch werden Cholesterin und Fettsäuren über den Stuhl ausgeschieden, ehe sie sich im Fettgewebe breitmachen können.

Senf: Schon die alten Chinesen kultivierten den Kreuzblütler als bewährtes Mittel gegen Übergewicht und erhöhten Blutdruck. Die enthaltenen Gerbstoffe wirken blutverdünnend und antimikrobiell.

Anis: Das mit dem Fenchel verwandte Kraut ist seit jeher populär als Gewürz und Heilmittel. Seine scharfen Pflanzenöle machen Pilz- und Bakterienkolonien im Darm den Garaus und fördern die Verwertung lipolytischer Nahrungsbestandteile.

Curry: Ist reich an hochwirksamen Terpenkohlenwasserstoffen und an Italidon, einer der besten Leberarzneien aus der indischen Ayurveda-Tradition. Macht dickes Blut dünnflüssig, entlastet somit das Herz und bringt einen verschlafenen Kreislauf wieder in Schwung – beste Voraussetzung für beschleunigtes Fatburning.

Fenchel: Nicht nur Gewürz, sondern auch schmackhafte Beilage zu Gerichten aller Art. Enthält kaum nennenswerte Kalorien, dafür viel Myricistin und andere Phytowirkstoffe, die bei der Verdauung in Magen und Darm und beim Abbau von Schwabbel-Triglyzeriden kräftig mithelfen.

Kardamom: Die kleinen Samen und Kapselfrüchte werden in Asien seit Jahrtausenden gerne gekaut. Sie helfen bei der Nahrungsverwertung, sodass die Menschen mit viel kleineren Portionen auskommen. Aber auch uns, die wir stets genug zu essen haben, helfen sie, schlank zu bleiben.

Artischocken, Mariendistel oder Löwenzahn sind das Lieblingsfutter der Leber. Mariendistel enthält Silymarin, das sich aus drei Flavonolignanen zusammensetzt. Es panzert die Leber gegen freie Radikale und entzündungserregende Leukotriene und aktiviert auch noch die Bildung von neuem Lebereiweiß.

Leukotriene (das sind spezielle Gewebshormone) entstehen beim Transfer von Sauerstoff zu ungesättigten Fettsäuren in den Leberzellen – typisch für viele Braten- und Würstchen-Fans. Mariendistel zerstört das Enzym, das

für derlei gesundheitsschädliche Reaktionen zuständig ist. Löwenzahn bringt einen trägen Gallenfluss in Schwung und beugt somit Entzündungen in Leber und Gallenblase vor. Artischockenblätter sind ein wahrer Schatz an sogenannten Kaffeoylchinasäuren, die Blutfettwerte senken und den Transport von Gallenflüssigkeit zur Gallenblase beschleunigen, was für unsere viel geplagte Leber ein wahrer Segen ist. Während man Mariendistelpräparate in der Apotheke kaufen muss, ist ein Löwenzahnsalat auch ein kulinarischer Genuss.

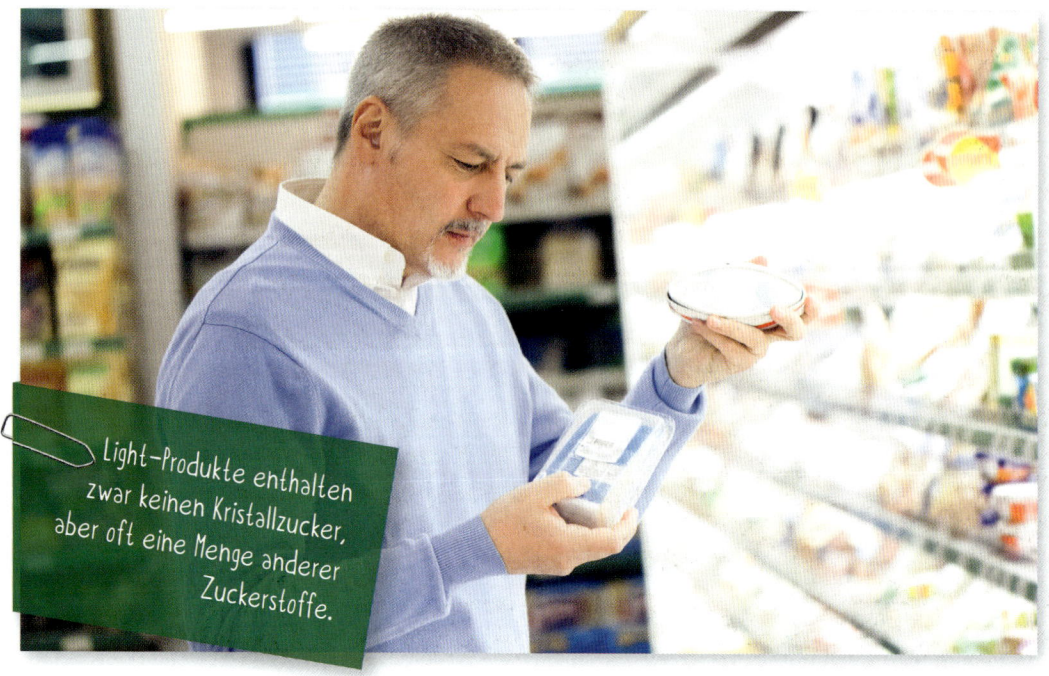

Light-Produkte enthalten zwar keinen Kristallzucker, aber oft eine Menge anderer Zuckerstoffe.

SIND LIGHT-PRODUKTE WIRKLICH »LIGHT«?

So leicht sollte man sich von den Werbeslogans der Vertriebsstrategen von Lebensmittelkonzernen nicht verführen lassen. Vermerke wie »light«, »fettfrei« oder »enthält kein Fett«, bedeuten noch lange nicht, dass sie keine gesättigten Fettsäuren enthalten oder dass aus ihnen keine dick machenden Triglyzeride entstehen.

Dem Etikett darf man also nicht immer glauben. Es gaukelt nämlich häufig vor, dass man problemlos genießen darf, dabei zählt das entsprechende Lebensmittel durchaus zu den Dickmachern, allein deshalb weil es viel schnell lösliche Glukose enthält, aus der die Leber in wenigen Stoffwechselschritten Fettmoleküle herstellt.

»Guck mal, light!« Da freut sich der Konsument beim Studium des Labels, dass er endlich ohne Reue etwas in den Einkaufswagen legen kann, das beim Schlankwerden hilft – und genau das Gegenteil ist der Fall.

Manche Light-Produkte enthalten zwar tatsächlich keinen Kristallzucker, aber dafür jede Menge andere Zuckerstoffe unter den verschiedensten Tarnnamen wie Dextrin, Dextrose, Sorbit, Maltodextrin, Xylit, Mannit, Maltit, Isomalt, Laktit, Isoglukose, Glukosesirup, Galaktose oder Laevulose. Diese stimulieren fast alle den Ausstoß von Insulin aus der Bauchspeicheldrüse, was kurz- oder mittelfristig zu einer Blockade der Fettverbrennung führt. Und sie sorgen nachhaltig für die Abhängigkeit von Süßigkeiten und Süßspeisen – ein Dilemma, unter dem sehr viele Dickerchen leiden.

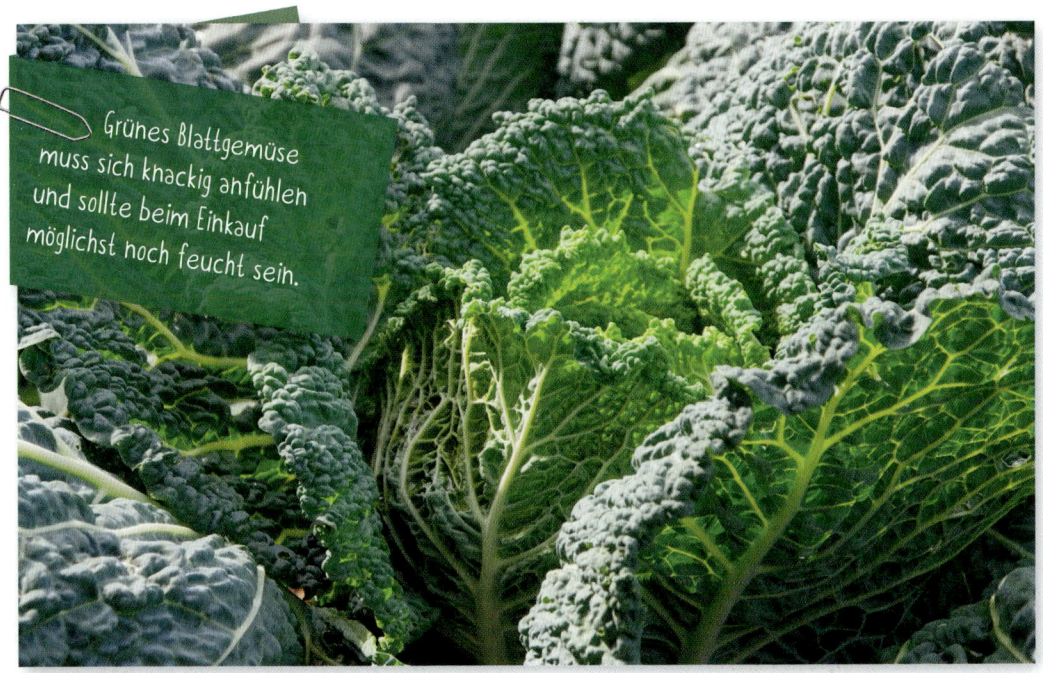

Grünes Blattgemüse muss sich knackig anfühlen und sollte beim Einkauf möglichst noch feucht sein.

EINKAUFSTIPPS FÜR OBST UND GEMÜSE

– – – – – – – – – – – –

Grünes Blattgemüse oder -salat müssen sich knackig anfühlen und sollten beim Einkauf noch möglichst feucht sein. Lieber morgens oder am Vormittag einkaufen, am Nachmittag ist die Ware oft schon welk.

Sellerie oder Kohlrabi sollten noch grüne Blätter haben. An ihnen kann man den Frischezustand ablesen. Dasselbe gilt für Karotten mit ihrem oft üppigen Grün.

Beim Kohl oder auch bei Chicorée entfernen Händler oft gerne braune oder verfärbte Blätter, um vorzutäuschen, dass das Gemüse frisch vom Feld kommt. Wirsing oder auch Bohnen und Erbsen müssen knackig brechen, nicht weich und biegsam sein.

Champignons und auch Steinpilze sollten prall, weiß und trocken sein, sodass die Schnittflächen vor dem Zubereiten glatt ausfallen. Feuchte Pilze lieber meiden, sie nehmen selbst im Kühlschrank noch zusätzlich Feuchtigkeit auf.

Paprika müssen in leuchtenden Farben prall, schön und appetitlich glänzen. Lieber zu roten oder gelben Paprika greifen als zu grünen, die beim Kochen eher an Farbe und Geschmack verlieren und dann weniger bekömmlich sind.

SCHLAFPROBLEME: DAS GESUNDE ABENDESSEN

– – – – – – – – – – – –

In Deutschland gehen jährlich rund 30 Millionen Packungen Schlafmittel über den Ladentisch, jeder zweite leidet ständig oder wenigstens zeitweise an Schlafstörungen. Die Ursachen dafür liegen vorwiegend in einer ungesunden Errnährung.

* Der Kippschalter vom Wach- zum Schlafzustand liegt in den Gefäßen, die den Blutdruck regulieren. Solange Adern verengt sind, steigt der Blutdruck leicht an, ähnlich dem Wasserdruck in einem Gartenschlauch, den man zusammenpresst. Wenn sich die Gefäße erweitern, sinkt der Blutdruck, und das Sandmännchen kommt ins Schlafzimmer und führt uns in das ersehnte Reich der Träume.
* Salz verengt die Gefäße, deshalb darf die letzte Abendmahlzeit nicht salzreich sein, der Salzstreuer bleibt unangetastet, Speisen werden mit Kräutern und Gewürzen schmackhaft gemacht.
* Wer unter Einschlafstörungen leidet, sollte seine letzte Abendmahlzeit möglichst vor 19 Uhr einnehmen. Sie sollte auch nicht zu kalorienreich sein, sonst benötigt der Stoffwechsel einen zu hohen Energieaufwand für die Verdauung und kommt nicht zur Ruhe.
* Schlimmste Sünde für Menschen mit Schlafstörungen ist das späte Schlemmen z. B. mit Freunden beim Italiener. Das schmeckt zwar alles verführerisch gut, vertreibt aber das Sandmännchen bis weit in die Nachtstunden hinein. Reden, Lachen, Spaß haben ist zusätzlicher Stress, der aufputschende Wachhormone produziert und das besänftigende Schlafhormon Melatonin unterdrückt, das in der Zirbeldrüse gebildet wird.
* Wenn wir abends die Schlafzimmertür hinter uns schließen, sollten Probleme, Konflikte, Sorgen und Kummer draußen bleiben. Die muss man dann ganz einfach auch mal verdrängen. Denn auch dieser mentale Nervenstress verengt Arterien, erhöht den Blutdruck und verscheucht das Sandmännchen.

VEGAN MACHT JUNG: NEUES AUS DER GENFORSCHUNG

Die Natur hilft mit ihren pflanzlichen Nahrungsmitteln tatkräftig mit, uns bis ans Lebensende fit und mental jung zu erhalten. Dabei entsteht Jugendlichkeit immer wieder neu aus den Zellkernen mit ihren Chromosomen und Genen, die sich vor allem nachts regenerieren und verjüngen. Unsere rund 30 000 aktiven Gene verändern sich nicht, sie bleiben stets gleich. Doch unter dem Einfluss der Umwelt und der Ernährung drosseln sie ihre Aktivität oder verschließen bzw. öffnen sich. Die wissenschaftliche Forschung über diese inneren Wunder unserer Existenz wird als Epigenetik bezeichnet. Demnach kann eine einzige Mahlzeit Gene blockieren mit der Folge, dass wir müde, antriebsarm, übernervös werden – oder Übergewicht ansetzen.

Eine positive Rolle spielen dagegen biologische Nährstoffe, wie sie in Kohl, Blumenkohl, Tomaten, Erdbeeren und zahlreichen anderen Boden-, Strauchoder Baumfrüchten enthalten sind.

Unsere Gene setzen sich aus Nukleotiden zusammen, Bausteinen der Nukleinsäuren. Für den Aufbau dieser Gen-Stränge werden Magnesium-Ionen benötigt, ebenso für die Freisetzung von Nukleotiden aus dem Nahrungsbrei im Darm. Bei Magnesiummangel stagniert dementsprechend die Verjüngung unserer Zellkerne, und es kommt zu Alterungsprozessen. Aus diesem Grund wird das Mineral von

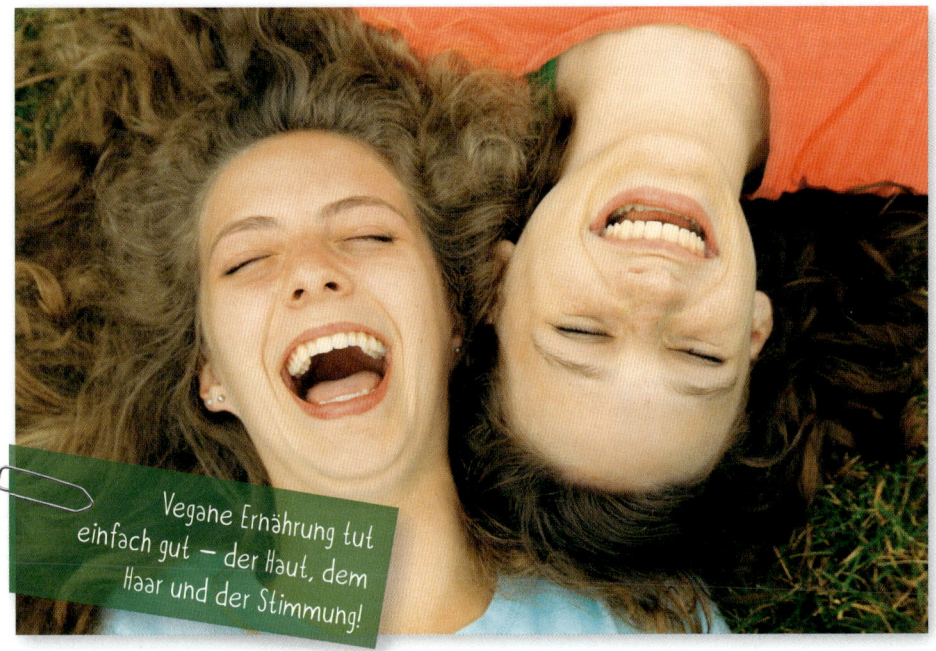

Vegane Ernährung tut einfach gut – der Haut, dem Haar und der Stimmung!

Bio-Science-Wissenschaftlern auch als Keimzelle allen Lebens bezeichnet.

Typische Warnzeichen für Magnesiummangel sind Muskelschwäche, Störungen der Herzfunktion, Zahnverfall, Osteoporose, Kribbeln in Armen und Beinen, Nervosität, vorzeitig ergrautes Haar sowie depressive Verstimmungen.

Besonders reich an Magnesium sind Samen, speziell Kürbissamen, Nüsse, Mandeln, grünes Blattgemüse, Hülsenfrüchte, Tofu, Bananen und Tomaten.

DIE 5 BESTEN VEGANEN BEAUTY-TIPPS

Wasserreiches Obst polstert das unter der Haut liegende Bindegewebe, macht es üppig und verjüngt es. Ideal sind alle Beeren, Äpfel, Birnen, Kiwi, Kirschen, Weintrauben, Pfirsiche und Pflaumen.

Damit die Zellen ihr Wasser nicht wieder verlieren, brauchen ihre Schutzhüllen zum Abdichten ungesättigte Fettsäuren aus Oliven, Avocado oder Nüssen. Deshalb haben Tomaten oder Äpfel auch so feste, glänzende, lipidreiche Schalen.

Die Haut muss gut durchblutet sein. Dafür sorgen Kräuter und Gewürze mit ihrem Reichtum an ätherischen Ölen und sekundären Pflanzenstoffen. Kollagen braucht für die nächtliche Verjüngung Enzymspender wie Vitamin C (in frischem Obst) und Zink (in Hülsenfrüchten, Nüssen und Vollkornprodukten).

Volles, farbkräftiges Haar benötigt eine Dauerversorgung mit wertvollen Proteinen. Pflanzliches Eiweiß, z. B. in Blattgemüse, Hülsenfrüchten oder Tofu, wird bis zu 60-mal schneller und besser verwertet als Fleischproteine, die erst mühsam in Magen und Darm freigesetzt werden müssen.

STATINE & CO.: DER UNSINN MIT DEN ABNEHMPILLEN

- - - - - - - - - - - - - -

Es wäre ja so herrlich einfach: täglich eine Pille schlucken und weiterschlemmen mit fettem Braten und süßen Desserts. Das Versprechen lockt so manchen Übergewichtigen in die Apotheke – als Kunde für ein pharmazeutisches Produkt, das Gewichtsreduzierung ohne Ernährungsumstellung verspricht.

Statine und andere Lipidsenker werden immer populärer. Sie hemmen die Wirkung eines Enzyms mit der Bezeichnung HMG-CoA-Reduktase. Dadurch produziert der Organismus weniger Cholesterin – für extrem Herzinfarktgefährdete oft die letzte Notlösung.

Allerdings sind die Nebenwirkungen beträchtlich. Sie reichen von Nierenschäden bis hin zu einem Abbau an muskulärer Fitness und einem erhöhten Diabetes-Risiko. Gewarnt seien vor allem auch Frauen in der Schwangerschaft.

Da heißt es, lieber mit veganer Kost vorbeugen. Denn alle Pflanzen haben hochwertige lipolytische (Fett fressende) Eigenschaften, die bereits während der Nahrungsaufnahme im Darm dafür sorgen, dass – mithilfe ihrer Ballaststoffe –

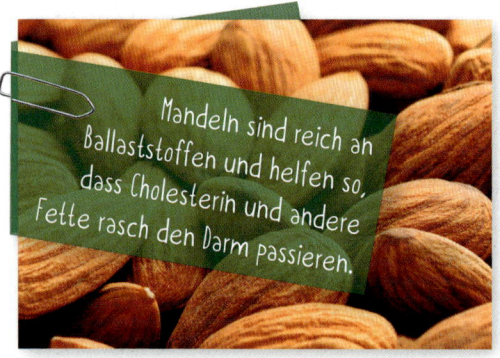

Mandeln sind reich an Ballaststoffen und helfen so, dass Cholesterin und andere Fette rasch den Darm passieren.

Cholesterin und andere schädliche Blutfette ausgeschieden werden, bevor sie sich im Fettgewebe und im Blutkreislauf festsetzen.

VEGAN – LIEBLINGSFUTTER UNSERER NIEREN

- - - - - - - - - - - - - -

Diese feinen Organe filtern das Blut und scheiden Schadstoffe sowie nicht benötigte Nährstoffe über die Blase aus. Dank ihrer genetischen Disposition erkennen sie aber auch Defizite und halten dementsprechend Vitamine, Mineralstoffe, Eiweiß oder Enzyme zurück.

Damit das Blut ungehemmt durch die rund zwei Millionen zarten Nierenfilterchen fließen kann, muss es dünnflüssig sein, also nicht verdickt durch Proteine oder Fett. Die Arbeitsleistung der Nieren ist enorm: An einem einzigen Tag strömt unser Blut rund 550-mal durch die Nieren. Da wird klar, dass Wasser die wichtigste Nahrung für unsere Nieren ist, vor allem wasserreiches Obst und Gemüse. Die Formel lautet demnach: Veganes Essen hält Nieren leistungsfähig und gesund wie keine andere Ernährungsform.

Jedes Nephron (Nierenfilterchen) ist ein wurmförmiges, hauchdünnes Gebilde, durchzogen von feinsten Blutgefäßen. Die Filterchen schließen sich eng an das Nierenbecken an, in dem sich der Urin sammelt. Stickstoffabfälle, Harnsäure und Toxine werden herausgefiltert.

Nieren- oder Blasenprobleme entstehen oft durch übermäßigen Konsum von tierischem Eiweiß. Derlei Beschwerden lassen sich aber leicht beheben, und zwar durch ein konsequentes Umsteigen auf rein pflanzliche Kost. Pflanzen entlasten die Nieren und stehen so mit diesen in einer Art Liebesbeziehung.

RICHTIG VEGAN LEBEN

Wer sich vegan ernährt, tut nicht nur seinem Körper und seiner Figur etwas Gutes, sondern auch der Umwelt. Deshalb ist die Frage einer fleischlichen oder fleischlosen Ernährung nicht nur eine Frage der Gesundheit, sondern auch der Ethik. Gerade die Zoologie hat in den letzten Jahrzehnten die Erkenntnis gewonnen, dass die überkommene traditionelle Auffassung vom Tier als eines gefühl- und emotionslosen Organismus nicht zutrifft. Vielmehr hat sich herausgestellt, dass Tiere zu erstaunlichen Lern- und Intelligenzleistungen fähig sind, dass sie Emotionen wie Liebe empfinden können und so etwas wie ein Ichbewusstsein besitzen. Um zu dieser Einsicht zu gelangen, hätte es allerdings gar keiner wissenschaftlichen Forschung

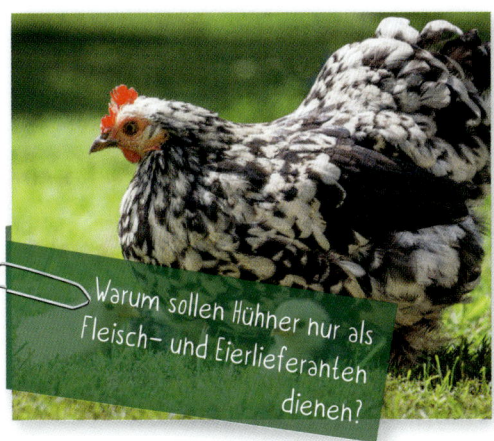

Warum sollen Hühner nur als Fleisch- und Eierlieferanten dienen?

bedurft, da sie zum Erfahrungsschatz eines jeden halbwegs sensiblen Haustierhalters gehört.

Der Gesetzgeber hat dieser Entwicklung Rechnung getragen, indem er Tierschutzgesetze erlassen hat, die den Tieren unnötige Qualen ersparen sollen. In der Praxis bewirken diese Gesetz freilich nur wenig und können es auch nicht, solange Tiere nur als Gegenstände, Handelsware und Rohstofflieferanten für die Lebensmittelindustrie betrachtet werden und nicht als Partner des Menschen in der Schöpfung.

Man muss dabei gar nicht so weit gehen wie der australische Philosoph Peter Singer, der mit seinem 1975 erschienenen Buch »Die Befreiung der Tiere« die moderne Tierethik begründet hat. Singer leugnet darin die für die meisten Menschen selbstverständliche absolute Präferenz des Homo sapiens und schließt in die allgemein ethische Grundforderung, Schmerz zu vermeiden und Wohlergehen zu fördern, auch die höheren Tiere mit ein. Eine Bevorzugung allein aufgrund der Zugehörigkeit zu einer bestimmten Spezies – ein Verhalten, das er als »Speziezismus« bezeichnet, sei nicht zu rechtfertigen. Und daher sei auch das Töten von Tieren im Interesse der menschlichen Ernährung grundsätzlich unmoralisch, da es den Interessen des Tieres zuwiderlaufe.

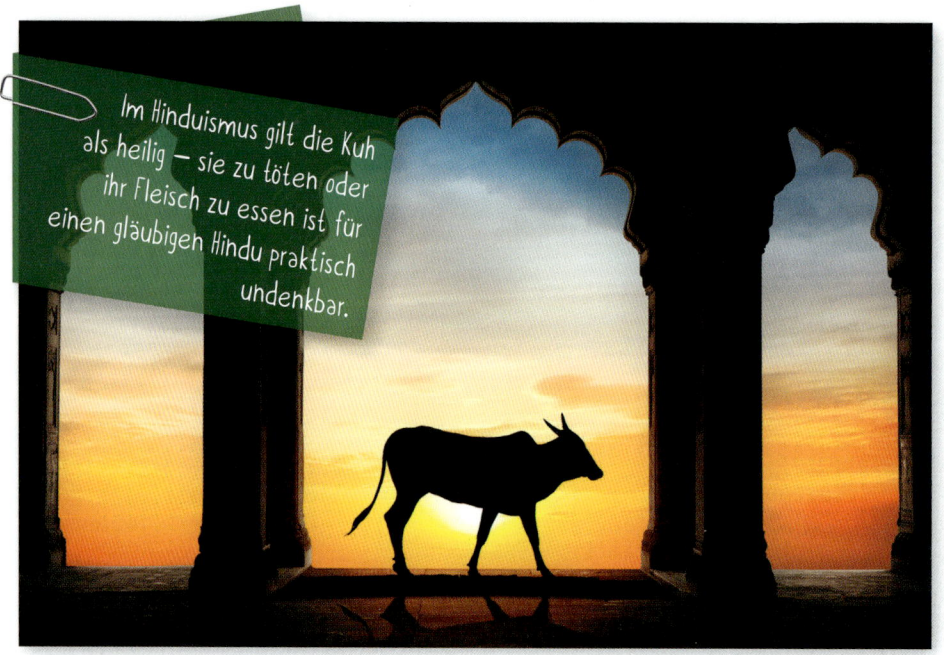

Die Wurzeln zur ethischen Begründung einer Ernährung ohne Ausbeutung von Tieren reichen jedoch viel weiter zurück. Sie finden sich vor allem in den uralten fernöstlichen Religionen, dem Buddhismus und dem Hinduismus, also Glaubensrichtungen, deren Grundlage das Samsara bildet, die Lehre vom Kreislauf der Wiedergeburten, deren Verlauf der Einzelne durch ethisches Verhalten und den damit verbundenen positiven Einfluss auf das Karma, die ewige Folge seines irdischen Handelns, selbst bestimmen kann.

In Europa ist der Vegetarismus eng verbunden mit dem Biozentrismus, einer Lehre, die während der Gründerzeit im späten 19. Jahrhundert entstand und allem Leben den gleichen Eigenwert zuordnet. Daher sei das Töten von Lebewesen grundsätzlich illegitim, das Schlachten von Nutztieren aber besonders verwerflich, da es überdies die Grausamkeit im Menschen fördere. Im englischsprachigen Raum wiederum verband sich der Vegetarismus mit Emanzipationsbewegungen wie den Suffragetten. Hier tritt die Forderungen nach Wahrung der Tierrechte also neben jene der Menschenrechte.

In Deutschland war es die Lebensreformbewegung, die in der zweiten Hälfte des 19. Jahrhunderts als Reaktion auf die zunehmende Industrialisierung auf Veränderung der Lebens-, Kleidungs- und Ernährungsgewohnheiten drängte. Im Zuge dieser Strömungen entwickelte sich der Vegetarismus zu einer eigenständigen Bewegung, die mit Gustav Struves 1869 erschienenem Buch »Pflanzenkost. Die Grundlage einer neuen Weltanschauung« theoretisch untermauert wurde. Auch in Teilen des »Wandervogels«, der ersten großen deutschen Jugendbewegung, die um die Wende zum 20. Jahrhundert vor allem in Schülern,

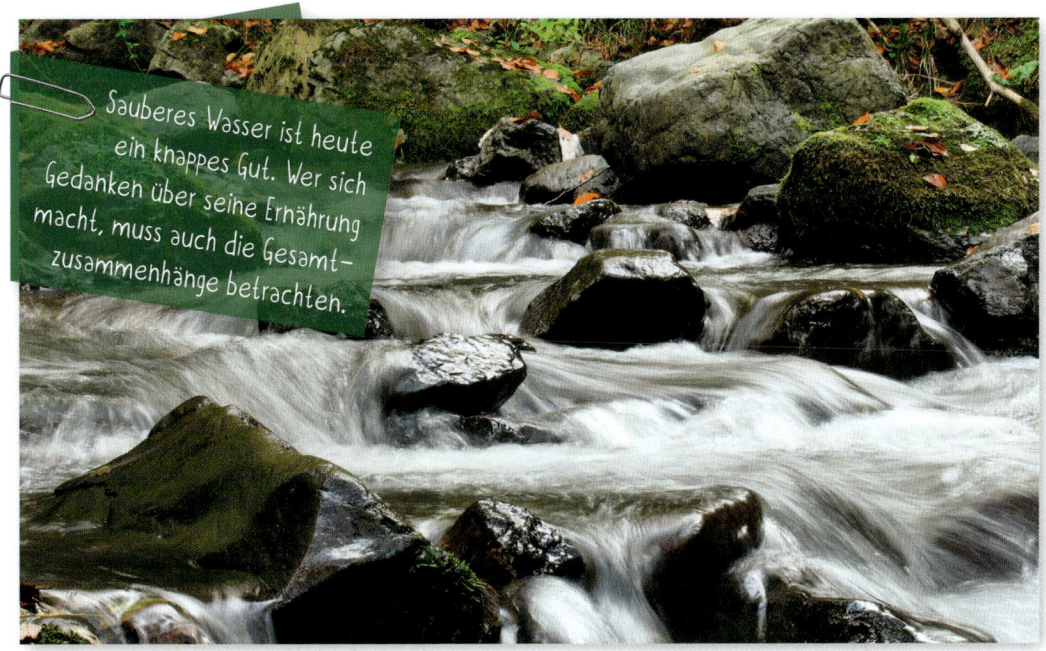

Sauberes Wasser ist heute ein knappes Gut. Wer sich Gedanken über seine Ernährung macht, muss auch die Gesamt-zusammenhänge betrachten.

Studenten und anderen Vertretern der bürgerlichen Jugend großen Anklang fand, spielte die Idee der vegetarischen Ernährung eine gewisse Rolle.

Demgegenüber ist der Veganismus als konsequente Ausformung des Vegetarismus eine verhältnismäßig junge Bewegung. Der Name geht zurück auf den Engländer Donald Watson und dessen 1944 gegründete »Vegan Society«. In einem Memorandum 1979 definiert diese den Veganismus als eine »Philosophie und Lebensart«, die versucht, »so weit wie möglich und praktisch durchführbar, alle Formen der Ausbeutung und Grausamkeiten an Tieren für Essen, Kleidung oder andere Zwecke zu vermeiden und darüber hinaus die Entwicklung tierfreier Alternativen zu fördern«.

Der Veganer wird also nicht nur in der Ernährung auf alle tierischen Produkte verzichten, sondern auch bei der Kleidung Wolle und Leder meiden und auf Biostoffe aus Baumwolle und Leinen setzen. Um sich von der Nützlichkeit einer veganen Lebensweise zu überzeugen, bedarf es aber gar keiner Ideologie, sondern nur eines Blickes auf den Zustand unserer Umwelt. So zählt die Nutztierhaltung zu den größten Verursachern von klimaschädlichen Emissionen, da besonders Rinder große Mengen des gefährlichen Treibhausgases Methan ausscheiden. Manche Studien halten die Nutzviehwirtschaft sogar für klimaschädlicher als das gesamte Transportwesen. Der Fleischkonsum belastet auch eine der wichtigsten Ressourcen, die wir haben: sauberes Wasser. Über 15 000 Liter davon verbrauchen wir mit der Produktion von nur einem Kilo Fleisch. Am gravierendsten ist aber, dass der Anteil der Feldfrüchte, den das Nutzvieh vertilgt, ausreichen würde, um mehr als die gesamte Erdbevölkerung zu ernähren. Welche Verschwendung!

REZEPTVERZEICHNIS

Arme Ritter vegan 70

Austernpilze 65

Avocado-Tomaten-Salat 71

Avocadosalat 67

Couscous und Banane 68

Früchtemüsli 64

Früchtetoast, exotischer 67

Grünkernfrikadellen 71

Haferflocken-Früchte-Müsli 72

Hirsesuppe 66

Karotten-Fenchel-Gemüse 64

Kartoffelsalat pikanter 70

Linsen und Spinat 68

Suppe mit Birnen und Sellerie 72

Toast 65

Tofu mit Pep 73

Tofu-Gemüse-Ragout 69

Tofu-Würstchen 69

Tofu, gebratener, mit Wildreis 67

Tomatensalat 65

Tomatensalat, warmer 73

1. Auflage 2014

© 2014 by Südwest Verlag, einem Unternehmen der Verlagsgruppe Random House GmbH, 81637 München

Hinweise

Die Ratschläge/Informationen in diesem Buch sind von Autor und Verlag sorgfältig erwogen und geprüft. Dennoch kann eine Garantie nicht übernommen werden. Eine Haftung des Autors bzw. des Verlags und seiner Beauftragten für Personen-, Sach- und Vermögensschäden ist ausgeschlossen.

Die Verlagsgruppe Random House weist ausdrücklich darauf hin, dass bei Links im Buch zum Zeitpunkt der Linksetzung keine illegalen Inhalte auf den verlinkten Seiten erkennbar waren. Auf die aktuelle und zukünftige Gestaltung, die Inhalte oder die Urheberschaft der verlinkten Seiten hat der Verlag keinerlei Einfluss. Deshalb distanziert sich die Verlagsgruppe hiermit ausdrücklich von allen Inhalten der verlinkten Seiten, die nach der Linksetzung verändert wurden und übernimmt für diese keine Haftung.

Bildnachweis

Titelabbildung: gettyimages/iStock Vectors; shutterstock/Lera Efremova und Petrov Stanislav

Alle Rezeptfotos sowie die Fotos auf den Seiten 42–63: Sandra Eckhardt, München

Fotolia.com: 4 (monticellllo), 6, 7 (Igor Mojzes), 25 (Robert Kneschke), 104 (Dmitry Pichugin), 108 (PhotoSG), 122 (Kaarsten), 132 o. (Eva Gruendemann), 136 (Minerva Studio), 141 (Dusan Kostic); Getty Images, München: 78 (Fernando Delvalle), 123 (Cultura Science/Alvin Telser, PhD); iStockphoto.com: 17 (Diane Labombarbe), 27 (hlphoto); Lizenzfrei: 11 (Fancy/Klaus Tiedge), 97 u.;

Shutterstock.com: 9 (Africa Studio), 14 (Dan Kosmayer), 15 (Andrzej Wilusz), 18 (antpkr), 19 (RoyStudio.eu), 21 (maradonna 8888), 23 (Georgios Alexandris), 26 (Aspen Rock), 28 (nuttakit), 31 (Ailisa), 32 (Lyudmila V.), 34 (Elena Schweitzer), 35 (CandyBox Images), 36 (18042011), 37 (RAYphotographer), 74, 75 (Maryna Pleshkun), 76 (Dzinnik Darius), 79 (MNStudio), 81 (Naypong), 83 (Joe Gough), 85 (Guryanov Andrey), 87 (Dmitry Kalinovsky), 88 (Radu Bercan), 89 (Lisa S.), 92 (FikMik), 93 (Olga Sapegina), 94 (Robyn Mackenzie), 95 (Maryna Kulchytska), 97 o. (Tobik), 98 (Lana Langlois), 99 (Chonlatip Hirunsatitporn), 100 (talseN), 101 (goodcat), 102, 103 (vita khorzhevska), 105 (Svend77), 106 (Andrii Gorulko), 107 (tinnko), 109 (Jeng_Niamwhan), 111 (Minerva Studio), 113 (Pelfophoto), 114 (AkeSak), 115 (zkruger), 116 (dkidpix), 117 (Letterberry), 118 (Sergey Mironov), 119 (BestPhotoStudio), 120 (Kuzma), 121 (BKingFoto), 125 (Aleph Studio), 126 (Alexander Raths), 127 (grafvision), 128 (Anna Hoychuk), 130 (lauraslens), 131 (Alex Sun), 132 u. (Gyvafoto), 133 (Dima Sobko), 134 (Cousin_Avi), 137 (LianeM), 139 (Pinkcandy), 140 (ievgen sosnytskyi), 142 (Pikoso.kz), 143 (ZoranKrstic); Stockfood: 38 (Campbell, Christopher)

Impressum

Redaktionsleitung: Silke Kirsch

Projektleitung: Sonya Mayer

Layoutgestaltung: Gunnar Musan, München

Redaktion, Producing und Satz: Verlagsservice Dr. Helmut Neuberger & Karl Schaumann GmbH, Heimstetten

Bildredaktion: Melanie Greier

Korrektorat: Susanne Langer

Reproduktion: Regg Media GmbH, München

Druck und Verarbeitung: Alcione, Lavis (Trento)

Printed in Italy

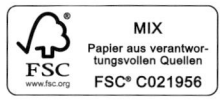

MIX
Papier aus verantwortungsvollen Quellen
FSC
www.fsc.org
FSC® C021956

Verlagsgruppe Random House FSC® N001967

Das für dieses Buch verwendete FSC®-zertifizierte Papier Profimatt liefert Sappi Ehingen.

ISBN 978-3-517-09318-5